AF252812

# TUMEURS DE L'ORBITE

PARIS.—TYP. HENNUYER, RUE DU BOULEVARD DES BATIGNOLLES, 7.

# TRAITÉ

## DES

# TUMEURS DE L'ORBITE

PAR

## M. DEMARQUAY,

Chirurgien de la maison municipale de santé, du Conseil d'État,
Membre de la Société de chirurgie et de la Société médicale d'émulation,
Membre correspondant de l'Académie de médecine de Turin
et de celle de Stockholm,
Chevalier de la Légion d'honneur, etc., etc.

PARIS

LIBRAIRIE VICTOR MASSON,
PLACE DE L'ÉCOLE DE MÉDECINE.

1860

A MONSIEUR

# LE DOCTEUR MONOD,

CHIRURGIEN HONORAIRE DES HOPITAUX,

CHIRURGIEN CONSULTANT DE LA MAISON MUNICIPALE DE SANTÉ,

MEMBRE DE LA SOCIÉTÉ DE CHIRURGIE,

CHEVALIER DE LA LÉGION D'HONNEUR.

Témoignage d'affection et de reconnaissance,

DEMARQUAY.

# PRÉFACE.

*Dans un espace aussi restreint que l'orbite,
on peut rencontrer toutes les maladies qui
attaquent le corps humain.*

**VELPEAU.**

Lorsque je publiai en 1853 une thèse sur *les
Tumeurs de l'orbite,* je n'ai pú utiliser tous les
matériaux que j'avais réunis sur cette matière.
Depuis cette époque j'ai étudié avec soin tous les
faits qui se sont présentés à mon observation, et
j'ai recueilli toutes les notes relatives à ce sujet
que j'ai trouvées dans les auteurs français ou étrangers. J'ai joint à cet ouvrage l'indication des
livres qui m'ont été utiles, afin de favoriser le
travail de ceux qui voudraient prendre les maladies de l'orbite comme sujet d'étude. Malgré
toutes ces recherches, cet ouvrage laisse beaucoup à désirer. Si les faits abondent sous certains

rapports, sous d'autres, au contraire, il y a pénurie complète; souvent les observations sont défectueuses, ou elles ont été recueillies avec des idées préconçues. J'ai dû laisser sans emploi beaucoup de matériaux, faute de détails suffisants. J'espère, néanmoins, que cet ouvrage, à défaut d'autre mérite, aura celui d'attirer l'attention sur un sujet très-intéressant, et de faire publier des faits bien observés, qui, dans un temps prochain, viendront combler les nombreux désiderata que nous avons signalés dans le courant de ce travail. Je remercie ceux de mes maîtres et de mes amis qui ont bien voulu me fournir des faits intéressants, et en particulier mon jeune ami M. Salva, pour toutes les recherches bibliographiques qu'il a bien voulu faire à ma prière, et qui m'ont été si utiles pour la rédaction de ce volume.

# TUMEURS DE L'ORBITE

## CONSIDÉRATIONS SUR L'ORBITE.

L'orbite est une cavité osseuse creusée dans les parties latérales de la face et à laquelle concourt la base du crâne ; elle est destinée à protéger l'appareil visuel.

L'orbite est proportionnellement plus grand chez l'enfant que chez l'adulte ; il a une étendue transversale plus considérable chez les personnes dont la figure est large ; sa forme est irrégulièrement conique, ayant son sommet en arrière et sa base en avant. Cette base est ordinairement plus large que haute. M. Vésigné[1] a démontré que le diamètre transversal l'emporte sur le vertical d'une à deux lignes.

Les parois de l'orbite sont au nombre de quatre. La paroi supérieure est formée par le frontal en avant et par la face inférieure de la petite aile du sphénoïde en arrière ; celle-ci est percée par le trou optique que traverse le nerf du même nom, et il est facile de comprendre, ainsi que le fait observer M. le professeur Malgaigne, qu'un coup violent porté sur le bord orbitaire supérieur, communiquant une forte commotion à toute cette paroi, le nerf optique en reçoive sa part, et se trouve par suite plus ou moins paralysé. Elle est légèrement concave et présente à sa partie externe une petite dépression, où vient se loger la glande lacrymale. Cette paroi est mince ; cette particularité est importante à noter au point de vue de la médecine opératoire et des tumeurs de l'orbite, qui, en raison de cette minceur, peuvent pénétrer dans la cavité crânienne et réciproquement. Chez les vieillards, comme j'ai pu le constater sur les pièces que l'on trouve au musée anatomique de l'École, les sinus frontaux, en se développant, dédoublent en quelque sorte la paroi supérieure

---

[1] *Essai sur la fistule lacrymale*, thèse ; Paris, 1824, n° 202.

de l'orbite et constituent à ses dépens une nouvelle cavité.

Formée par le maxillaire supérieur et l'os pa-
latin, la paroi inférieure est plane, légèrement
oblique en dedans et en haut, et présente une
gouttière pour le passage du nerf maxillaire supérieur ; elle est séparée du sinus maxillaire par
une lame tellement mince que, dans quelques
circonstances, elle a pu être perforée involontaire-
ment par le chirurgien dans certaines opérations [1].

La paroi externe, la plus courte et la plus résistante, est formée par l'os malaire et la grande
aile du sphénoïde ; elle sépare l'orbite de la région temporale. Elle est plane, très-oblique de
dehors en dedans et d'avant en arrière ; le bistouri
introduit dans la cavité orbitaire, en suivant
cette paroi, arrive sûrement sur les éléments
anatomiques qu'il importe de couper dans l'ablation de l'œil.

Composée de l'os planum et de l'unguis, la
paroi interne, la plus longue de toutes, mince et
peu résistante, sépare l'orbite de la partie supérieure des fosses nasales ; de plus, elle est dirigée
presque directement d'avant en arrière. Un bis-

----

[1] Velpeau, *Anatomie chirurgicale*, t. I⁻ʳ, p. 317.

touri conduit suivant cette paroi peut facilement
pénétrer dans la cavité crânienne, en passant par
la fente sphénoïdale.

Ces parois sont réunies les unes aux autres et
forment ainsi des angles plus ou moins ouverts.
A la réunion de la voûte orbitaire avec la paroi
externe, on trouve la fente sphénoïdale, large
ouverture par laquelle les éléments vasculaires
et nerveux pénètrent dans l'orbite; tels sont
la branche ophthalmique de Willis, le moteur
commun, le pathétique et le moteur oculaire externe; des branches artérielles pénètrent également à travers cette fente; la veine ophthalmique,
après avoir parcouru l'orbite, vient se jeter dans
le sinus caverneux.

La paroi supérieure, en se réunissant à la paroi
interne, forme un angle dans lequel on voit pénétrer, par deux conduits spéciaux, les nerfs et les
vaisseaux ethmoïdaux; inférieurement le plancher
de l'orbite, par sa réunion avec la paroi externe,
forme la fente sphéno-maxillaire par laquelle
des vaisseaux arrivent à l'orbite. Par cette fente,
d'ailleurs, la cavité orbitaire est en communication
avec les fosses temporale et ptérygo-maxillaire. La
réunion du plancher de l'orbite avec la paroi interne ne présente rien de particulier à noter[1].

[1] Ces rapports de voisinage et de continuité nous donnent la

L'axe de l'orbite est obliquement dirigé de dedans en dehors et d'arrière en avant, de sorte que la base ou mieux le pourtour de cette cavité est taillé obliquement de dedans en dehors. La paroi interne s'avance plus que la paroi externe. Il en résulte que l'œil, dans sa partie externe, n'est plus complétement protégé par l'orbite. Au sommet du cône formé par cette cavité, on trouve dans la paroi supérieure le trou optique, par lequel passent l'artère ophthalmique et le nerf optique, dont le névrilème se confond avec la dure-mère, laquelle traverse la fente sphénoïdale pour former le périoste orbitaire. Cette membrane, de nature fibro-séreuse, comme la dure-mère dont elle n'est qu'un prolongement, tapisse tout l'orbite et va se perdre au pourtour de cette cavité, d'une part dans le périoste frontal, et d'autre part dans l'aponévrose orbito-palpébrale.

Le périoste est peu adhérent à la paroi supérieure. Cette disposition est importante à noter; car, dans certains cas, on a vu des abcès siéger entre cette membrane et la partie horizontale du frontal; sur les parois interne, inférieure et externe, l'adhérence est infiniment plus marquée.

raison des influences morbides qui peuvent s'exercer sur les organes contenus dans la cavité orbitaire.

L'œil se trouve contenu dans la cavité orbitaire, plus rapproché de la paroi inférieure. Ce
fait anatomique permet au chirurgien, à l'aide
de certaines incisions, d'arriver à pratiquer des
opérations graves dans la cavité orbitaire, sans
intéresser l'œil.

La disposition anatomique à l'aide de laquelle
l'œil se trouve maintenu dans la cavité orbitaire a
été bien étudiée par Ténon, MM. Hélie, Bonnet,
Guérin et surtout par M. Lenoir, dans sa thèse
sur le strabisme. Je veux parler de l'aponévrose
oculaire, membrane mince, délicate en arrière
du bulbe oculaire, plus forte à mesure qu'elle se
porte en avant, et dont il est facile de se faire une
juste idée par les pièces que nous avons faites,
MM. Richet, Jarjavay et moi, en 1843, pour le
concours du prosectorat. Cette membrane, comme
toutes celles de nature fibro-séreuse, est susceptible d'hydropisie [1]. On doit à M. Carron du Villards la connaissance de cette affection, laquelle
permet de constater parfaitement la disposition
de l'aponévrose oculaire à la partie postérieure
du globe de l'œil.

Il est toujours facile d'en démontrer l'existence ;
pour cela, il suffit d'enlever le globe oculaire,

---

[1] Voir le chapitre TUMEURS ENKYSTÉES.

après avoir fait la section des muscles à leur insertion. Une dissection délicate permet d'en observer le prolongement sur le nerf optique. Si, après avoir constaté son existence sur ce nerf et à la partie postérieure de l'organe de la vision, on la suit en avant, on observe qu'elle est traversée par les muscles droits de l'œil, et que, dans le point où ces muscles la traversent, elle se confond avec leur gaîne aponévrotique. Après avoir reçu le renforcement des gaînes musculaires, elle arrive à la conjonctive, et là, se divisant en deux parties, se comporte de la manière suivante : l'une passe sous la conjonctive oculaire et arrive au pourtour de la cornée; l'autre passe au-dessus du repli conjonctival et va se perdre en haut et en bas dans les paupières, tandis que, transversalement, elle va s'insérer en dedans et en dehors de l'orbite, dans le ligament palpébral lui-même. Cette aponévrose ne contient pas seulement le globe oculaire; elle limite complétement la cavité orbitaire en avant; aussi peut-on enlever l'œil sans intéresser les éléments musculaires qui traversent l'orbite, si ce n'est dans le point où ils adhérent à l'œil. La cavité orbitaire ainsi limitée en avant par l'aponévrose oculaire elle-même, tel est le champ dans lequel nous aurons à étudier les maladies de l'orbite.

L'aponévrose oculaire va donc nous servir, en quelque sorte, de barrière : tout ce qui se trouvera en avant d'elle sera éliminé de notre sujet.

Quand on compare cette cavité sur le squelette au volume du globe oculaire, on est, au premier abord, frappé de la disproportion qui existe entre ces deux parties ; mais on en saisit facilement la raison, si l'on songe qu'un organe aussi délicat et aussi important que celui de la vue devait être protégé efficacement contre les chocs extérieurs ; ce que font d'ailleurs les parois et le pourtour de la base de cette cavité.

D'un autre côté, un appareil musculaire et nerveux très-riche est destiné à la sensibilité et aux mouvements de l'organe visuel, en même temps que des éléments vasculaires non moins riches concourent à sa nutrition. Les parties importantes sont à la fois réunies et isolées par une couche cellulo-adipeuse, dans laquelle se trouvent contenus des nerfs nombreux et délicats ; tantôt destinés à l'œil et aux parties contenues dans l'orbite seulement, comme le pathétique, le moteur externe, le moteur commun et les nerfs ciliaires ; d'autres fois ayant une double destination, comme la branche ophthalmique de Willis. Cette richesse nerveuse, jointe à la résistance des

parois, explique la douleur causée par les phlegmons orbitaires et par les opérations pratiquées
sur cette région. L'artère ophthalmique, jointe à
quelques artères nées de la maxillaire interne,
nourrit l'œil et les éléments contenus dans la
cavité orbitaire, et en partie les *tutamina oculi* de
Haller.

Cette artère avec ses divisions infinies, dont un
certain nombre, les artères ciliaires, se trouvent
groupées autour du globe oculaire, d'après la
disposition indiquée par M. le professeur Denonvilliers, explique jusqu'à un certain point l'origine des tumeurs dites fongueuses sanguines, que
l'on rencontre dans cette région ; elle donne la
raison des hémorrhagies abondantes que le chirurgien doit redouter dans les opérations pratiquées en ce point. Une particularité a frappé les
pathologistes, c'est l'isolement, en quelque sorte,
de l'appareil circulatoire artériel de l'orbite, particularité qui rend compte, jusqu'à un certain
point, des succès obtenus par la ligature de la
carotide primitive dans le traitement des tumeurs
anévrysmales de cette région.

Une veine volumineuse ramène au sinus caverneux le sang des parties contenues dans l'intérieur de l'orbite. Il ressort des observations
faites par Blandin, et répétées par M. Thibault,

ancien interne des hôpitaux, que cette veine
peut être le siége d'une inflammation.

On a décrit, dans la cavité orbitaire, des synoviales destinées à favoriser les mouvements de
l'œil : nous avons vainement cherché des synoviales autour du globe oculaire, dans le point
où cet organe est en contact avec les quatre
muscles droits.

Est-ce à dire pour cela qu'il n'en existe aucune ? Je ne le pense pas : préoccupé du siége
de prédilection des kystes orbitaires, j'ai cherché
à en trouver la raison anatomique dans la disposition des parties, et j'ai pu me convaincre que,
sur certains sujets, on trouve entre la paupière
supérieure et l'élévateur de ce voile d'une part,
ce muscle et le droit supérieur de l'autre, de petites bourses synoviales destinées à favoriser les
glissements. J'ai refait les mêmes recherches devant M. le docteur Sée, prosecteur à l'École de
médecine, et j'ai constaté le même fait anatomique. Je ne doute pas que le tissu cellulaire lâche
que l'on rencontre dans cette région, et surtout
les synoviales que j'y ai vues, ne soient le point de
départ des kystes qui se rencontrent souvent dans
ce point : bien que Mascagni ait parlé de lymphatiques de la cavité orbitaire, je dois ajouter que
M. Sappey, dont l'habileté dans ce genre de re-

cherches est bien connue, n'a pu en trouver aucun.

La glande lacrymale, divisée en deux parties, l'une supérieure et orbitaire, l'autre inférieure et palpébrale, est placée à la partie externe de l'orbite, enveloppée d'une gaîne propre qui l'isole des parties voisines. Les canaux excréteurs en ont été bien étudiés par M. le professeur Gosselin, qui a démontré que le nombre de ces canaux, admis par les anatomistes qui l'ont précédé, devait être notablement diminué.

# LIVRE I.

## TUMEURS AYANT LEUR ORIGINE
### HORS DE LA CAVITÉ ORBITAIRE.

---

Nous étudierons successivement :

1° Les tumeurs étrangères à l'orbite, venant faire saillie dans cette cavité, et donnant lieu alors aux mêmes phénomènes que les orbitocèles proprement dites ;

2° Les tumeurs des parois orbitaires.

---

## CHAPITRE I.

### TUMEURS EXTRA-ORBITAIRES VENANT FAIRE SAILLIE
### DANS L'ORBITE.

Les tumeurs nées dans le voisinage de l'orbite peuvent, à la longue, pénétrer dans cette cavité et produire des désordres plus ou moins graves du côté de l'organe de la vision.

Les auteurs qui se sont occupés des tumeurs de l'orbite et de l'exophthalmos, comme MM. les professeurs Cloquet, Velpeau, Mackenzie, Chélius, etc., ont insisté sur le passage de certaines tumeurs des parties voisines dans la cavité orbitaire : on en trouve des exemples dans la plupart des traités de chirurgie.

Ces tumeurs se dirigent vers l'orbite de bien des points différents ; tantôt, en effet, leur origine est dans le crâne, tantôt dans les fosses nasales : ici, c'est dans le sinus maxillaire qu'elles prennent naissance ; là, dans le sinus frontal ; et il n'est pas jusqu'aux tumeurs de la région temporale et même du pharynx qui ne viennent quelquefois chasser le globe oculaire de son orbite, comme le prouve un fait observé par **M. Gosselin**.

### A. — **Tumeurs venant de la cavité crânienne.**

Les tumeurs qui viennent de l'intérieur du crâne sont de plusieurs espèces :

1° *Encéphalocèles.* — D'abord le cerveau lui-même et ses membranes peuvent faire hernie dans l'orbite. Dans la séance de la Société de chirurgie du 9 juin 1858, M. Guersant présenta un enfant de cinq ans affecté d'une tumeur siégeant au grand angle de l'œil, tumeur du volume d'une petite noix et dans laquelle il était facile de re-

connaître des battements isochrones aux pulsations artérielles. Cette tumeur, d'après M. Guersant (et ce fut aussi l'avis de la Société), était
formée par les membranes du cerveau faisant
hernie à travers la suture fronto - ethmoïdale.
Quelques membres de la Société pensèrent qu'elle
devait contenir de la substance cérébrale.

Dans un cas rapporté par M. Lyon [1] il existait
une encéphalocèle à l'angle interne de chaque
œil; on aurait dit que de chaque côté du nez le
sac lacrymal était fortement dilaté.

« Tantôt la hernie sort au niveau de l'os unguis
et fait saillie du côté de l'angle interne de l'œil ;
à cet ordre appartiennent, outre le cas de M. Guersant, les faits suivants : Breschet [2] a vu les deux
hémisphères confondus ensemble faire saillie à
l'angle interne de l'œil droit ; Richoux [3] a vu une
hernie située au niveau de l'angle externe de l'œil
droit ; M. Breslau, de Munich [4], en a vu une au niveau de l'angle interne de l'œil gauche. D'autres
fois, la hernie fait saillie en arrière du globe
oculaire, et c'est par la fente sphénoïdale qu'elle

---

[1] *Edinburgh Journal of med. sc.*, mai 1842, p. 406.

[2] *Archives générales de médecine*, t. XXVI, p. 76, observation 24.

[3] *Presse médicale de Bruxelles*, 1851, n° 23.

[4] *Bulletin de la Société anatomique*, 1855, p. 109.

pénètre (Walter [1]). La pièce démontrant ce fait est déposée dans le Musée de Bonn, n° 1372. » (Houel, *Mémoire sur l'encéphalocèle* [2].)

2° *Tumeurs de la dure-mère.* — Arrivons maintenant aux tumeurs formées par des produits morbides :

« Il serait facile de citer beaucoup de cas d'affection de la dure-mère ayant amené la destruction de l'orbite par compression et absorption. La plupart de ces cas paraissent avoir succédé à des lésions traumatiques de la tête, tels que coups, chutes, etc. Dans quelques-uns, la dure-mère était malade sans que le cerveau parût s'éloigner de l'état normal ; dans d'autres, cet organe participait à la maladie. Quelquefois l'affection de la dure-mère était de nature fongueuse ; dans d'autres circonstances il s'agissait d'hydatides, de tumeurs enkystées [3]. »

Pour ce qui est des tumeurs dites fongueuses, Louis [4], M. le professeur Velpeau [5], Chélius [6],

[1] *Systeme der. Chirurgie*, t. II, p. 86.

[2] *Archives générales de médecine,* octobre et novembre 1859.

[3] Mackenzie, *Traité des maladies des yeux*, 4ᵉ édition, traduction Warlomont-Testelin, t. Iᵉʳ, p. 103.

[4] Mémoire sur les tumeurs fongueuses de la dure-mère : *Mémoires de l'Académie de chirurgie*, t. III ; Paris, 1774.

[5] *Dictionnaire en trente volumes*, t. X, art. DURE-MÈRE.

[6] *Archives générales de médecine*, t. XXVIII, p. 422.

Mackenzie [1] dans son ouvrage si riche en faits, ont rapporté un certain nombre d'observations de ces tumeurs arrivant dans la cavité orbitaire à travers sa paroi supérieure, et venant faire saillie au grand angle de l'œil.

OBSERVATION [2]. — Un homme âgé de cinquante et un ans tomba de cheval et reçut une violente contusion à la tête. Quatre ans après, la mémoire commença à lui manquer ; elle continua à baisser à tel point qu'il oubliait en un moment les paroles qu'il venait de prononcer. Il fut pris ensuite d'accès épileptiformes intenses et fréquents ; une céphalalgie violente et continue se déclara bientôt.

Six mois plus tard le malade mourut. Six semaines avant sa mort, l'œil gauche avait été déplacé de sa position naturelle dans l'orbite.

*Autopsie.* Une tumeur fongueuse adhérente à la dure-mère avait produit l'absorption de la voûte de l'orbite gauche et s'était ainsi frayé une voie à l'intérieur de cette cavité. Cette tumeur avait aussi détruit la lame criblée de l'ethmoïde ; la portion correspondante du cerveau était affectée.

Citons encore un cas remarquable, rapporté dans le Journal de Leroux et Boyer [3], dans lequel l'ablation de la tumeur fut, trois fois de suite, immédiatement suivie de récidive, et une obser-

[1] *Loc. cit.*, observations 107, 109 et 111.
[2] Extraite de Jauchius par Louis, *loc. cit.*, p. 62.
[3] Juillet 1807, t. XIV, p. 56.

vation du *Giornale della R. Academica di Torino*[1], dans laquelle la tumeur avait envahi la totalité de l'orbite et chassé l'œil de sa cavité.

Enfin, en voici un cas intéressant rapporté par M. Sichel :

OBSERVATION [2]. — Un malade, affecté d'une exophthalmie considérable de l'œil droit, causée par une tumeur squirrheuse de la glande lacrymale, fut opéré par M. Jules Cloquet à la Maison municipale de santé, et mourut subitement dans la nuit qui suivit l'ablation de la tumeur.

« A l'autopsie, on trouve l'hémisphère cérébral droit considérablement hypertrophié ; un liquide sanieux et rougeâtre en baigne toute la surface inférieure, surtout en avant.

« A la partie moyenne de la voûte orbitaire existe une ouverture considérable, irrégulièrement ovalaire, entourée d'une espèce de crête et de pointes osseuses très-saillantes. Les bords de cette ouverture sont en partie usés et comme nécrosés. »

. . . . . . . . . . . . . . . . . . . . .

« Au niveau de l'os frontal, la dure-mère est le siége d'un épaississement considérable, d'une véritable dégénérescence en un tissu fongueux, d'un aspect semblable à celui des fibres musculaires ; mais c'est surtout au-dessus de la voûte orbitaire que cette dégénérescence est le plus marquée : là prend naissance une tumeur énorme qui, après avoir dé-

---

[1] Juillet 1849. Voir les *Archives de médecine*, janvier 1850, p. 89.

[2] Sichel, *Iconographie ophthalmologique*, observation 253, p. 719. Voir l'observation au chapitre : TUMEURS DE LA GLANDE LACRYMALE.

truit une partie de cette voûte, a pénétré dans l'orbite et remplit la partie postérieure de cette cavité. En se développant, elle a amené la destruction du plancher orbitaire et pénétré d'un côté dans le sinus maxillaire, de l'autre dans les fosses nasales.

« Cette tumeur présente dans sa totalité une structure fibreuse ; on y trouve plusieurs petites cavités qu'on dirait formées par des prolongements ou des lames de tissu cellulaire dégénéré. Enfin c'est un de ces cancers qu'on a appelés fongus de la dure-mère. »

3° *Tumeurs diverses.* — D'autres produits morbides intracrâniens peuvent faire irruption dans l'orbite ; tels sont les cancers, les exostoses, les tumeurs fibreuses. Au dire de M. Carron du Villards, il existe plusieurs exemples de ces dernières dans la collection de l'université de Florence et dans celles de Paris. Quant aux cancers, on en trouve d'assez nombreux exemples dans les *Annales d'oculistique.* Nous citerons entre autres deux observations : dans l'une, due à M. Rahn, de Zurich, il s'agit d'un cancer orbitaire ayant repullulé plusieurs fois. A l'autopsie, on trouva les plus grands désordres dans le cerveau, dont le lobe antérieur gauche était recouvert de pus. La partie antérieure était intimement unie aux masses fongueuses qui faisaient saillie hors de l'orbite. La partie orbitaire de l'os frontal était complétement détruite du côté gauche et remplacée par une masse fongueuse partant de la dure-mère.

Dans l'autre cas, il s'agit d'un enfant de quatre ans opéré par M. Heyfelder, d'Erlangen. L'affection cancéreuse de l'orbite venait du cerveau, où elle occupait le lobe antérieur de l'hémisphère gauche.

Dans l'observation 110 de l'ouvrage de Mackenzie, empruntée à Landmann, c'est une masse cartilagineuse qui est venue du crâne chasser l'œil de sa cavité.

OBSERVATION [1]. — Un homme, à la suite d'un violent coup reçu sur la tête, lequel lui permit cependant de continuer pendant cinq semaines son travail ordinaire, éprouva des douleurs céphaliques avec fièvre suivie bientôt d'accès fréquents d'épilepsie ; quinze mois après l'accident, l'épilepsie cessa, les douleurs de tête s'accrurent, une fièvre violente et le délire survinrent.

La douleur descendit graduellement à l'œil droit, qui s'enflamma, se gonfla et fut chassé de l'orbite.

Après dix-huit mois environ, les accès d'épilepsie revinrent plus fréquents et plus violents qu'auparavant. Le malade mourut enfin dans de violentes convulsions.

A l'autopsie, outre diverses autres altérations, on trouva le ganglion de Gasser et ses trois branches environnés par une masse cartilagineuse, qui pénétrait dans l'orbite par la fente sphéno-orbitaire, entourait le nerf optique et remplis-

[1] Landmann, *Commentatio exhibens morbum cerebri oculique singularem*, Lipsiæ, 1820.

sait si exactement l'espace situé entre les muscles droits supérieur externe et inférieur, qu'elle enveloppait leur origine et leurs vaisseaux, la partie postérieure du nerf naso-ciliaire, la branche inférieure du moteur oculaire commun et le ganglion ophthalmique. On pouvait suivre cette même substance cartilagineuse, à travers la fente sphéno-maxillaire, jusque dans la fosse zygomatique.

*4° Kystes, abcès.* — Les tumeurs dont nous venons de parler sont des tumeurs solides. Il en est d'autres qui, quoique liquides, peuvent venir de la cavité crânienne faire saillie dans l'orbite. Tels sont les abcès du cerveau.

Tels sont encore les kystes.

J'ai pu recueillir deux faits de ce genre ; l'un est emprunté à Jean-Louis Petit, l'autre à un journal allemand.

Observation[1]. — Il y a vingt-sept ou vingt-huit ans, dit Jean-Louis Petit, M. Maréchal, chirurgien du roi, me fit voir un jeune homme de vingt ans qui avait l'œil gauche proéminent et jeté en dehors de plus d'un travers de doigt, en conséquence d'une tumeur qui paraissait au grand angle de l'œil, accompagnée de douleur de tête, d'étourdissement, de larmoiement et de sécheresse de la narine du même côté. Ce célèbre chirurgien attaqua la tumeur avec un grain de cautère ; l'escarre fut incisée jusqu'au fond ; il sortit deux ou trois cuillerées de lymphe un peu roussâtre, l'œil se remit presque dans son lieu naturel.

Les chairs brûlées par la pierre à cautère étant tombées,

[1] Jean-Louis Petit, *OEuvres complètes*, p. 231.

on crut voir cicatriser la plaie ; mais huit ou dix jours après la chute des escarres, il parut, dans le milieu de l'ouverture, une éminence qui semblait être une vessie par sa mollesse, sa surface unie et sa facilité à rentrer ; elle fut ouverte avec une lancette : l'humeur qui en sortit était semblable à la première, mais un peu plus abondante. Deux jours après, il en parut une troisième qui fut ouverte de même ; il en sortit peu de chose. L'œil s'éloigna du nez et devint saillant en dehors comme il l'avait été dans les commencements ; la tête devint pesante, la fièvre s'alluma, et, en peu de temps, le malade mourut dans l'assoupissement léthargique.

A l'ouverture du crâne, « quand j'approchai de la portion du coronal qui forme la voûte de l'orbite (continue Jean-Louis Petit), je la trouvai cartilagineuse, puis, ayant enlevé la dure-mère avec le scalpel, je trouvai trois hydatides ; elles avaient chacune la grosseur d'une noix ; l'une était dans l'orbite, l'autre moitié dans l'orbite et moitié dans le crâne, la troisième dans la partie de la cavité du crâne formée par l'os des tempes, la base de l'os sphénoïde et la moitié de l'apophyse pierreuse. »

Dans ce fait, les kystes existaient sous la dure-mère ; dans le fait suivant, le kyste paraît avoir pris sa source dans la substance cérébrale.

Sur un enfant dont l'observation est rapportée dans le Journal de Schmidt [1], on trouva, à l'ouverture du crâne, sur le côté droit, entre la dure-mère et la paroi crânienne, un kyste qui s'était en grande partie développé dans la substance cé-

---

[1] *Schmidts Jahrbücher*, 1834.

rébrale, passait à travers la fente sphénoïdale et se continuait dans l'orbite, dans l'étendue d'un travers de doigt ; en dedans, il soulevait les prolongements antérieurs de la tente du cervelet, et passait sous la selle turcique, dans l'épaisseur du sphénoïde.

Un autre genre de tumeurs orbitaires dues à des affections du cerveau, c'est l'affaissement de la paroi supérieure de l'orbite, occasionné par les hydropisies du cerveau. M. Carron du Villards dit en avoir observé plusieurs cas. Il arrive alors que les os de la voûte orbitaire sont amincis et papyracés, au point qu'on pourrait évacuer par cette voie le liquide renfermé dans la boîte crânienne.

### B. — Tumeurs venant des paupières.

On conçoit qu'à la rigueur les tumeurs des paupières puissent tendre à se développer du côté de l'orbite ; mais il nous semble que le ligament large des paupières doit être un obstacle difficile à franchir, même pour celles qui, comme les kystes sébacés dermoïdes, sont situées derrière le muscle orbiculaire.

Dans une leçon très-intéressante faite à l'Hôtel-Dieu [1] sur les kystes congénitaux de la région or-

---

[1] Voir l'*Union médicale* du 12 février 1859.

bito-nasale, M. Robert a particulièrement insisté sur le soin à prendre, lors de l'ablation de ces kystes, de ne pas perforer le ligament large ; car si plus tard il se développe de l'inflammation au dehors de l'orbite, cette lame de tissu fibreux étant intacte peut préserver le tissu cellulaire intra-orbitaire contre l'extension de la phlegmasie.

### C. — Tumeurs venant du canal nasal.

Il n'est pas jusqu'au canal nasal qui ne puisse servir de point de départ à des tumeurs, qui se développent tout naturellement du côté de l'orbite. M. Richet a présenté à la Société de chirurgie [1] une tumeur développée au grand angle de l'œil et ayant son point de départ dans le canal nasal. Cette tumeur, qu'un examen superficiel aurait pu faire prendre pour un kyste sébacé, était formée par une hypertrophie des glandules que l'on rencontre dans le canal nasal.

### D. — Tumeurs venant des fosses nasales.

Les tumeurs orbitaires peuvent naître des fosses nasales. Mon excellent maître et ami, M. Lenoir, a présenté à la Société anatomique [2] un polype

[1] Séance du 23 mars 1859.
[2] *Bulletin de la Société anatomique*, 1834, p. 90.

de nature sarcomateuse, qui, développé d'abord à la partie postérieure du méat moyen des fosses nasales, avait pénétré dans l'orbite par suite de la destruction de l'os planum, et s'était propagé jusqu'au grand angle de l'œil, en déterminant l'atrophie du globe oculaire.

M. Gosselin [1] a pratiqué à l'hôpital Cochin l'extirpation d'un polype muqueux, dont l'implantation principale était sur le plancher des fosses nasales. Ce polype avait pris un développement tel que l'orbite et la joue étaient confondus en une tumeur, dont le sommet débordait de deux centimètres environ le niveau du front et était occupé par l'œil.

M. Morel-Lavallée a présenté à la Société de chirurgie [2] un malade atteint d'une exophthalmie causée par une tumeur encéphaloïde, occupant à la fois l'orbite et la fosse nasale correspondante.

Il n'est pour ainsi dire pas de praticien qui n'ait eu l'occasion de voir ou d'opérer des cas analogues. Nous-même avons déjà plusieurs fois pratiqué l'ablation de tumeurs de ce genre, soit à la Maison municipale de santé, soit dans notre clientèle particulière. Nous renverrons le lecteur

[1] *Gazette des hôpitaux*, 12 avril 1856.
[2] Séance du 16 février 1859.

au Mémoire que nous avons publié en 1857, dans la *Gazette médicale de Paris*.

### E. — Tumeurs venant du sinus maxillaire.

De toutes les tumeurs qui arrivent dans la cavité orbitaire, les plus communes sont les tumeurs du sinus maxillaire. Jean-Louis Petit [1], Bordenave [2], Mackenzie [3], Louis [4], Demours [5], Gerdy [6], en rapportent un grand nombre d'observations; il suffit de compulser les traités de chirurgie pour en rencontrer de nombreux exemples.

Tantôt ces tumeurs sont nées de l'intérieur du sinus, d'autres fois ce sont les parois qui sont le lieu d'implantation. Ces tumeurs fort variées, ayant pris naissance dans le point que nous venons d'indiquer, soulèvent d'abord le plancher de l'orbite; tel est le cas de polype fibreux que l'on trouve dans la *Médecine opératoire* de Sa-

[1] *OEuvres complètes*, observation 5, p. 230.

[2] *Mémoires de l'Académie de chirurgie*, observation 8, t. VI.

[3] *Traité pratique des maladies des yeux*, observations 86 à 106.

[4] *Mémoires de l'Académie de chirurgie*, t. VI, p. 503.

[5] *Maladies des yeux*, observation 409, 411.

[6] *Des polypes.*

batier,[1], qui remplissait le sinus maxillaire et la narine, soulevait le plancher de l'orbite et faisait saillir l'œil.

A une période plus avancée, la paroi inférieure de l'orbite est détruite. « J'ai vu, dit Louis [2], un homme de quarante et un ans, à qui un fongus carcinomateux dans le sinus maxillaire avait détruit la lame osseuse qui forme le plancher de l'orbite; le globe de l'œil était presque entièrement sur la joue. »

On trouve dans le *Bulletin de la Société de chirurgie* [3] l'observation due à M. Gerdy d'une tumeur cancéreuse ayant envahi le sinus maxillaire gauche, la fosse nasale du même côté et l'orbite. Dans ce cas, remarquable en ce sens que la sensibilité persistait malgré la destruction complète du nerf sous-orbitaire, le plancher de l'orbite n'existait plus; il n'y avait pas trace de gouttière sous-orbitaire. L'opération fut suivie de récidive.

D'autres fois, la paroi inférieure et la paroi interne de l'orbite ont été détruites avant la production de l'exophthalmos.

---

[1] *Médecine opératoire*, édition Bégin, t. III.
[2] *Mémoires de l'Académie de chirurgie*, t. VI, p. 503.
[3] Vol. III, p. 119, 394 et 400.

Tels sont les quelques faits si bien étudiés par M. le professeur Gerdy (*Des Polypes*).

Les tumeurs de nature diverse, polypes ou cancers, dont nous venons de parler, ne sont pas les seules qui, du sinus maxillaire, vont envahir la cavité orbitaire.

M. Michon[1] a extrait avec succès du sinus maxilliaire une tumeur osseuse volumineuse qui avait refoulé le plancher de l'orbite et poussé l'œil en haut et en avant d'un centimètre et demi environ. Astley Cooper[2], Mackenzie[3], Boyer[4], rapportent des cas analogues.

Des hydropisies du sinus maxillaire peuvent encore déformer l'orbite et amener la propulsion de l'œil. Boyer[5] en cite un exemple qui fut pris pour un polype du sinus maxillaire.

Il en est de même des accumulations de mucus ou de pus dans cette cavité.

« Il y a quelques années, dit Mackenzie[6], je donnai des soins à un malade chez lequel le sinus maxillaire du côté gauche était affecté de

[1] *Mémoires de la Société de chirurgie*, t. II, p. 615.

[2] OEuvres chirurgicales, *Mémoire sur les exostoses*, observation 539.

[3] Observations 102 à 106.

[4] *Traité des maladies chirurgicales*.

[5] *Ibid.*

[6] Observation 87.

cette maladie à un tel degré que la face était déformée d'une manière frappante et l'œil en partie déplacé. »

Dans quelques cas on a vu un abcès de cette cavité s'ouvrir dans l'orbite.

### F. — Tumeurs venant des sinus frontaux.

Voir plus bas, chap. III.

### G. — Tumeurs venant de régions éloignées.

Des tumeurs viennent de points plus éloignés. Je trouve dans Louis[1] et Mackenzie une observation de tumeur ayant détruit la paroi postérieure de l'orbite et chassé l'œil de sa cavité. Ces tumeurs naissaient de la fosse temporale. M. Velpeau[2] dit avoir vu faire saillie dans l'orbite une tumeur de la fosse ptérygo-maxillaire.

« On prit pour un polype du sinus maxillaire, dit M. Gerdy[3], une tumeur enkystée des fosses temporale et zygomatique qui chassait l'œil de

---

[1] *Mémoires de l'Académie de chirurgie,* Des maladies du globe de l'œil, etc.

[2] *Dictionnaire en trente volumes.*

[3] *Traité des polypes,* p. 129.

sa cavité ; ce n'est qu'après avoir perforé le sinus qu'on s'aperçut de la méprise. »

Dans le Musée d'Amsterdam on voit encore un orbite divisé en deux compartiments par une tumeur ostéo-fibreuse qui, après avoir pris naissance à la partie externe et auriculaire de l'os de l'oreille, a soulevé l'articulation de l'os maxillaire avec l'apophyse orbitaire externe du coronal, ainsi que l'os de la pommette, et est venue dans l'orbite qu'elle a divisé en deux. (*Annales d'oculistique*, 1858, t. XL, p. 114.)

Il n'est pas jusqu'aux polypes du pharynx qui ne puissent amener de pareils désordres. M. Velpeau[1] rapporte un cas de tumeur fibreuse du pharynx qui avait envahi la totalité de l'orbite.

En résumé, les tumeurs que l'on voit s'étendre des cavités voisines à l'orbite sont presque toujours des cancers ou des kystes, quelquefois des abcès ou des exostoses, jamais des anévrysmes ou des tumeurs érectiles.

Lorsque les tumeurs envahissantes de l'orbite naissent de cavités superficielles et accessibles, comme les fosses nasales et les sinus frontaux ou

[1] *Dictionnaire en trente volumes*, t. XXII, p. 317.

maxillaires, on reconnaît en général assez bien
leur siége primitif et leur marche, parce que,
avant même de s'être fait jour du côté de l'orbite,
ou en même temps qu'elles y apparaissent, elles
trahissent leur origine par des symptômes particuliers faciles à constater, tels que la saillie de
la bosse frontale, la dépression de l'arcade dentaire ou de la voûte palatine, la projection en
avant de la paroi du sinus maxillaire, la gêne
de la respiration, le nasonnement de la voix,
l'écoulement par le nez de mucosités sanguinolentes ou purulentes, etc.

Il n'en est plus de même, lorsqu'elles proviennent de lieux profonds d'un accès impossible,
comme la cavité crânienne, ou très-difficile,
comme les fosses temporales zygomatique, zygo-
mato-maxillaire. Divers troubles fonctionnels, tels
que des étourdissements, des céphalalgies opi-
niâtres et dont le malade rapporte le siége à l'intérieur du crâne, l'affaiblissement ou la perte de
la mémoire ou des autres facultés intellectuelles,
des accès d'épilepsie, etc., peuvent sans doute
quelquefois mettre le chirurgien sur la voie d'une
tumeur intracrânienne. Mais l'observation montre que ces phénomènes manquent dans des cas
non-seulement de fongus de la dure-mère et de
tumeurs intracrâniennes, mais même de tumeurs

simples ou multiples, nées au centre de la masse encéphalique, et dont quelqu'une s'est étendue jusqu'à l'orbite. Ils n'existent jamais d'ailleurs pour les tumeurs d'origine temporale ou zygomatique.

# CHAPITRE II.



## TUMEURS DES PAROIS ORBITAIRES.

Nous partagérons les tumeurs des parois orbitaires en deux chapitres différents. Dans le premier viendront se ranger les tumeurs qui se développent sur toutes les parois indistinctement; dans le second nous placerons les tumeurs spéciales à la paroi supérieure, qui viennent des sinus frontaux[1].

Quand elles sont liées à un état phlegmasique, les tumeurs des parois orbitaires ont leur siége dans le périoste ou dans le tissu osseux.

Si à la suite de l'inflammation le périoste reste

---

[1] « Il y avait autrefois (dit M. Carron du Villards), dans la collection des pièces pathologiques conservées dans les catacombes de Paris, collection qu'une ignoble et antipatriotique cupidité vendit à des étrangers; il y avait, dis-je, une série de pièces pathologiques concernant les maladies de l'orbite. Le docteur B***, du Kentucky, qui les avait achetées, me permit, sans m'en dissimuler l'origine, de les étudier avec soin, et ma collection de dessins renferme un exemplaire des cas les plus remarquables de ces pièces pathologiques. » (*Annales d'oculistique*, 1858, t. XL, p. 98.)

épaissi, on donne à ce gonflement le nom de *pé-riostose*. S'il reste à l'intérieur ou à la surface de l'os un excès de matière osseuse, on l'appelle *hypérostose*.

Enfin la périostite et l'ostéite peuvent se terminer par suppuration et formation d'abcès entre le périoste et l'os.

Nous allons étudier successivement ces diverses affections. Puis viendront l'exostose et l'ostéosarcôme, enfin les kystes osseux.

### A. — Abcès.

Le pus provenant des maladies des parois de l'orbite peut fuser dans la cavité orbitaire (nous en parlerons plus loin), ou rester confiné entre le périoste et les os. Nous empruntons au récent ouvrage de M. Chassaignac (*De la suppuration et du drainage chirurgical*) les considérations suivantes sur les abcès sous-périostiques de l'orbite.

« Les abcès sous-périostiques de l'orbite débutent souvent par une petite tumeur douloureuse, qui se manifeste, soit sur l'une des paupières, comme dans un cas rapporté par Abercrombie (*Maladies de l'encéphale*), soit sur l'un des côtés du nez, soit sur un point quelconque de la joue, correspondant au côté malade. Bientôt la douleur s'irradie vers l'orbite et se propage à l'œil et à ses dépendances. En même temps surviennent de la fièvre, de l'insomnie, de l'inappétence, et, au bout de quelques jours, un délire violent.

« Les paupières deviennent le siége d'une tuméfaction intense ; le globe de l'œil fait une saillie inaccoutumée. Ces phénomènes locaux s'accompagnent habituellement de symptômes généraux graves : délire, coma, fièvre intense, accès convulsifs, bientôt suivis d'une terminaison funeste.

« L'examen cadavérique fait reconnaître l'existence des lésions suivantes : les paupières, et quelquefois la peau des parties voisines de l'orbite, sont infiltrées de pus. Cette cavité elle-même renferme une quantité plus ou moins considérable de ce liquide dans sa partie postérieure. Les os qui concourent à la formation de l'étui orbitaire sont dénudés dans une étendue plus ou moins grande, le plus souvent cariés ou nécrosés. La dure-mère est détachée dans une étendue variable, qui correspond à l'étendue de l'altération osseuse. Elle est séparée de la table interne par une couche plus ou moins épaisse de pus verdâtre.

« Le jeune âge est une des causes prédisposantes les mieux établies de l'affection qui nous occupe. Parmi les causes déterminantes, il faut mentionner les lésions traumatiques susceptibles

de déterminer une fracture de l'orbite, le froid,
l'extension à l'orbite d'une inflammation qui se
serait produite dans les parties voisines[1]. »

OBSERVATION [2]. — Un garçon de quinze ans portait une tumeur à la joue droite et était atteint de mal de dents. Au
bout de quelques jours, la douleur passa au côté gauche de
la tête et occupa entièrement l'œil et ses dépendances. Il fut
alors pris d'attaques irrégulières de fièvre, avec insomnie et
perte d'appétit, et, vers le septième jour, d'un délire intense.
Le huitième jour, la paupière supérieure était gonflée au
point de cacher l'œil; en la soulevant, on voyait celui-ci
plus proéminent que de coutume : nausées, céphalalgie intense et fièvre modérée, mais avec conservation de la connaissance ; il survient un peu de délire la nuit, et le gonflement s'étend au delà des paupières, sur le front. Le neuvième
jour, le délire est permanent ; le dixième jour survient le
coma, puis la mort.

La paupière gauche et les téguments du même côté sont
infiltrés de pus ; le frontal est dénudé et carié dans une
étendue considérable ; l'abcès pénétrait dans l'orbite, et l'on
trouva du pus dans la partie postérieure et inférieure de
cette cavité ; l'os était aussi dénudé dans ce point. La carie
du frontal occupe toute son épaisseur et s'étend en hauteur
un peu au delà de la naissance des cheveux ; transversalement, elle va de l'apophyse orbitaire externe jusqu'à l'os
du nez.

[1] Chassaignac, *Traité pratique de la suppuration et du drainage chirurgical*, t. II, p. 50.

[2] Extraite par Abercrombie de la nouvelle série du *Journal de
médecine*, t. XI, p. 523.

La dure-mère est détachée et recouverte de pus dans un espace qui correspond à l'affection externe, mais elle n'est point séparée de la voûte de l'orbite. L'arachnoïde est recouverte de matière purulente ; il n'y a que très-peu de liquide dans les ventricules, et le cerveau, sous tout autre rapport, paraît sain.

Les considérations précédentes ont trait aux abcès, suite d'inflammation aiguë. Dans les cas d'inflammation chronique ou de mortification osseuse marchant avec lenteur, les symptômes généraux n'ont pas la même intensité. Un peu de tuméfaction des paupières, une douleur fixe et profonde dans l'orbite, un sentiment de tension, quelques élancements passagers, une sensibilité plus ou moins vive à la pression exercée sur le globe oculaire, tels seront souvent les seuls signes permettant de soupçonner une carie ou une nécrose de l'orbite, jusqu'au jour où le pus viendra faire saillie au dehors, soit à l'angle interne de l'œil, soit sous l'une ou l'autre paupière. L'abcès une fois ouvert, soit spontanément, soit par le chirurgien, l'introduction du stylet permettra de constater le siége et l'étendue de l'altération osseuse.

Cependant, bien que la carie de l'orbite s'accompagne ordinairement d'un abcès venant faire saillie au dehors, ou y aboutissant par des trajets

fistuleux, il peut se rencontrer des cas où l'altération osseuse siégeant très-profondément dans
l'orbite, dans le sphénoïde par exemple, détermine l'amaurose par compression du nerf optique
et peut même amener la mort avant que la suppuration des parties, longtemps cachée, se révèle
au dehors par aucun indice [1].

Les lésions des parois orbitaires peuvent s'accompagner de suppurations diverses du côté de
l'encéphale. On a vu la matière cérébrale venir
faire saillie entre les lèvres de la plaie extérieure.

OBSERVATION [2]. — Chez un sujet de vingt-deux ans, il s'était
formé un abcès de la paupière supérieure droite, qui avait
été ouvert par le médecin. L'incision faite à l'abcès ayant été
ouverte de nouveau avec la sonde, il s'en écoula une grande
quantité de pus épais de bonne nature. A l'autopsie, on
trouva un abcès sous-périostique de l'orbite, coïncidant
avec un abcès du cerveau, mais ne communiquant pas
avec lui.

OBSERVATION [3]. — Une petite fille de quatre ans se fit, en
tombant sur une chaise, une contusion de l'œil, avec ecchymose de la paupière supérieure. Plus tard, il survint de
nouveau du gonflement, accompagné d'une légère exoph

---

[1] Il est à regretter que Mackenzie, à qui nous empruntons
cette remarque (p. 46), ne donne aucun fait à l'appui.

[2] Publiée par M. Rossier, de Lausanne, dans *l'Echo médical
suisse*; reproduite par la *Gazette des hôpitaux*, du 6 avril 1858.

[3] *Archives d'ophthalmologie allem.*, von Græfe; Berlin, 1855.

thalmie ; les mouvements de l'œil en dehors devinrent à peu près impossibles. L'exophthalmie augmenta progressivement ; il survint de la fièvre ; on fit une ponction le long du bord supérieur de l'orbite : il en sortit un pus séreux ; à l'aide d'un stylet, on put reconnaître une carie de la voûte de l'orbite. Au bout de quelque temps la malade sembla guérie ; mais neuf mois plus tard une scarlatine s'étant déclarée, la cicatrice de la plaie palpébrale se rouvrit ; une grande quantité de pus s'en écoula, et l'on rencontra entre les lèvres de la plaie une matière blanche qui n'était autre que de la substance cérébrale.

A l'autopsie, on trouva la paroi supérieure de l'orbite perforée, et un foyer purulent considérable en communication avec le lobe antérieur du cerveau.

Parmi les abcès provenant d'altérations osseuses de l'orbite, une variété intéressante est due à la carie syphilitique.

On a rarement occasion d'observer le début et les progrès de cette affection ; le plus souvent les malades ne réclament les conseils de l'art que lorsque l'abcès est déjà ouvert depuis un certain temps. Presque toujours, d'ailleurs, d'autres os sont affectés en même temps ; souvent la carie de l'orbite n'est que l'extension de celle des os du nez ou du front, lesquels ont bien plus de tendance que les parois orbitaires à subir l'influence de la syphilis.

La maladie débute généralement dans l'orbite par une douleur sourde, mais peu intense, au niveau du point affecté ; puis survient un gonflement de la paupière, s'accompagnant au début de peu de rougeur, et d'une faible sensibilité à la pression ; mais peu à peu la douleur s'exaspère, surtout la nuit : la rougeur et la tuméfaction augmentent lentement jusqu'à ce qu'arrive la fluctuation et que l'abcès s'ouvre spontanément ou soit incisé par le chirurgien.

Rarement le traitement antisyphilitique est assez puissant pour enrayer les progrès de la maladie.

Comme exemple de carie syphilitique, nous donnerons l'observation suivante, publiée par M. Hamilton comme cas de périostite, mais dans laquelle l'inflammation du périoste a donné lieu à une carie de la voûte orbitaire.

OBSERVATION [1]. — Une dame de trente ans vint consulter M. Hamilton, le 4 janvier 1858, pour une tuméfaction considérable de l'œil gauche ; cette tuméfaction était le résultat d'un gonflement œdémateux et d'un rouge pâle des paupières, et principalement de la paupière supérieure qui cachait presque entièrement la cornée. Cette portion de l'œil ne paraissait nullement enflammée, mais il était facile de voir que le globe oculaire était fortement refoulé en avant et en dehors ; la vue était perdue de ce côté ; tous les objets paraissaient noirs à la malade ; sensibilité très-vive au niveau

[1] *Dublin medical Journal*, juillet 1845 ; reproduite dans les *Archives de médecine*, décembre 1845, p. 478.

du bord orbitaire et sur l'os frontal ; le gonflement œdémateux avait un peu envahi la joue correspondante et l'aile du
nez. Cette dame avait eu, trois ans auparavant, des accidents syphilitiques : une ulcération phagédénique de la
vulve, qui avait résisté à divers traitements ; plus tard, des
périostites du tibia, des doigts et des métacarpiens : dès lors,
l'auteur admit comme une chose probable l'inflammation du
périoste du rebord et du plancher orbitaire de l'os frontal,
ainsi que l'existence d'une tumeur par épanchement, formée entre le périoste et l'os, et refoulant l'œil en dehors.

L'application de vésicatoires à la tempe, l'emploi du mercure et de l'iodure de potassium, amenèrent d'abord beaucoup de soulagement. Peu à peu, la rougeur et le gonflement
abandonnèrent les paupières. Cependant la malade ne pouvait ouvrir l'œil que très-imparfaitement ; elle était néanmoins dans un état assez satisfaisant, au commencement de
février, lorsqu'à cette époque elle prit froid. La tumeur recommença à augmenter et à devenir douloureuse ; ensuite
elle devint fluctuante. Quelques jours après il lui survint
une laryngite aiguë, qui fut combattue par les mercuriaux à
haute dose. Pendant que la salivation avait lieu, la tumeur
de l'orbite se réduisit peu à peu jusqu'au volume d'une petite fève de marais ; elle resta stationnaire pendant quelque
temps, puis s'ouvrit et donna issue à de la matière sanieuse.
Une petite tumeur, qui s'était montrée vers l'orbite du côté
opposé, ne faisait aucun progrès.

L'auteur perdit cette dame de vue pendant quelque temps ;
mais le 5 août il fut appelé en toute hâte auprès d'elle ; il la
trouva dans un état à demi léthargique, ne répondant que
d'une manière très-imparfaite aux questions qu'on lui adres-
sait. Le pouls était lent, embarrassé, à 76 ; elle se plaignait
encore de douleurs au-dessus de l'orbite. Malgré un traitement énergique, elle tomba dans le coma et succomba quelques jours après.

A l'autopsie, le cerveau ne présentait qu'une congestion médiocre, la voûte de l'orbite du côté gauche était rugueuse, ramollie, et présentait des traces d'une carie très-avancée. La dure-mère et l'arachnoïde, qui correspondaient à cette portion de la base du crâne, étaient fortement épaissies.

*Pronostic.* — Le pronostic de cette affection varie nécessairement suivant l'intensité de l'inflammation et la nature de la cause productrice, suivant les âges et les constitutions, etc. Les abcès orbitaires liés à la carie, *ossifluents*, suivant l'expression pittoresque de M. Gerdy, sont généralement une affection grave, à cause de la lagophtalmie qui résulte presque inévitablement d'une perte de la substance osseuse.

*Traitement.* — Il y a tout naturellement ici deux indications à remplir : 1° évacuer le pus au dehors ; 2° remédier à la cause qui lui a donné naissance. Cette dernière indication rentre dans le traitement général de la périostite ou de l'ostéite, de la carie ou de la nécrose, de la scrofule ou de la syphilis. Au début il est clair qu'un traitement antiphlogistique est nécessaire s'il y a des phénomènes inflammatoires.

Quant aux abcès eux-mêmes, leur traitement ne présente rien de particulier ; il faut donner issue au pus dès que sa présence se manifeste. Quand la cavité orbitaire est remplie de pus, le-

quel repousse en avant le globe de l'œil, c'est à
l'aide d'un bistouri acéré ou d'un trocart que l'on
pénétrera dans le foyer purulent. On choisira de
préférence, pour exécuter la ponction, le grand
angle de l'œil; on y plongera l'instrument, en
ayant soin de le pousser parallèlement à la paroi
interne de l'orbite, jusqu'à ce qu'on soit arrivé
dans le foyer. Si celui-ci tarde à se cicatriser, ou
si le pus acquiert une mauvaise odeur, il sera bon
de faire des injections avec de la teinture d'iode
étendue d'eau.

« Il peut arriver que, dans certains abcès développés sur le rebord de l'orbite, l'os se trouve
complétement dénudé. Une large incision faite
de bonne heure empêche souvent la maladie de
l'os de s'étendre, comme ne manquerait pas de
le faire la temporisation. On a recommandé d'ouvrir ces abcès, quand ils sont scrofuleux, avec la
potasse caustique de préférence au bistouri [1]. »

### B. — Périostose.

Nous avons vu que dans l'orbite, comme ailleurs, l'inflammation du périoste peut se terminer par induration et constituer une sorte de tu-

[1] Mackenzie, p. 49.

meur plus ou moins bien circonscrite que l'on a désignée sous le nom de *périostose*.

Ces périostoses elles-mêmes sont assez souvent affectées d'inflammation secondaire; elles deviennent douloureuses au toucher; on y perçoit de la fluctuation; à l'incision il en sort du pus, ou un sérum rougeâtre [1].

Où finit la périostite? où commence la périostose? Y a-t-il des caractères nets et précis qui distinguent cette dernière affection de la périostite chronique? Telles sont les questions que l'on est amené tout naturellement à se faire, et nous croyons qu'il n'est pas facile d'en donner une solution satisfaisante.

Pour ce qui est de la région orbitaire en particulier, nous devons signaler une assez grande pauvreté de documents, surtout de documents probants. Tous les ouvrages d'ophthalmologie sont à ce sujet d'une concision fort obscure, ou, s'ils risquent quelques détails descriptifs, ces détails semblent être purement théoriques.

Ainsi on y voit que la périostose orbitaire peut se développer sous l'influence d'une cause locale traumatique [2], sans qu'aucun fait soit allégué à l'appui de cette assertion; mais que le plus sou-

---

[1] Desmarres, *Malad. des yeux*, t. Ier, p. 216.—Mackenzie, p. 54.
[2] Desmarres, *loc. cit.*

vent elle reconnaît pour cause une diathèse,
comme la scrofule, le rhumatisme ou la syphilis.

*Périostose syphilitique*. — L'influence de la
syphilis sur le périoste peut se faire sentir à la
région orbitaire comme en tout autre point de
l'économie ; cependant, et ce fait est digne de
remarque, tandis que la syphilis affecte si souvent les os de la face, ceux du pourtour de l'orbite, comme l'apophyse montante du maxillaire
supérieur et l'os unguis, elle affecte très-rarement
la cavité orbitaire. Cette remarque, pleine de
justesse, a été souvent présentée par M. Ricord
dans son brillant enseignement clinique. L'émi-
nent chirurgien de l'hôpital du Midi n'a eu, en
effet, que rarement l'occasion d'observer la périostose orbitaire.

Des trois variétés de périostose que décrit
M. Ricord : 1° l'inflammatoire ; 2° la gommeuse ;
3° la plastique ou épigénique, les deux premières
seulement ont été observées par lui dans l'orbite.

1° Il a rencontré une périostose *inflammatoire*
chez un colonel âgé de cinquante-cinq ans, affecté d'accidents tertiaires. Il existait chez ce
malade un double exophthalmos en bas très-marqué. Il était facile de constater que le déplacement des deux yeux était dû à une tuméfaction
du périoste tapissant la paroi supérieure de l'or-

bite. Pendant le traitement spécial à ces accidents il survint un abcès qui fit saillie à la paupière supérieure de chaque œil ; on l'ouvrit ; l'examen le plus attentif ne fit découvrir aucune altération osseuse. Après l'ouverture de cet abcès, l'œil reprit sa place normale et le malade guérit avec une rétraction considérable de la paupière supérieure en arrière. Pour la faire cesser, M. Ricord fit sous la bride cicatricielle une incision sous-cutanée qui remédia à cette difformité choquante.

2° Ce même observateur a encore eu l'occasion de voir une périostose *gommeuse* située à la partie interne de l'orbite ; un examen attentif lui permit d'établir un diagnostic certain ; il existait un exophthalmos en dehors. Le malade était affecté de plusieurs tumeurs gommeuses développées dans le tissu cellulaire sous-cutané. La périostose orbitaire céda promptement à la médication rationnelle instituée par M. Ricord pour combattre ce genre d'accidents syphilitiques.

3° Enfin, on trouve dans Mackenzie une courte assertion paraissant se rapporter à la troisième variété, la périostose *plastique.* « J'ai vu, dit-il, un gros nodus vénérien occupant le bord supérieur de l'orbite [1]. » On peut regretter que l'observation ne soit pas plus explicite.

[1] Mackenzie, t. I<sup>er</sup>, p. 64.

*Périostoses tenant à d'autres diathèses.*—Quant aux autres diathèses, leur influence nous paraît jusqu'ici purement théorique. Nous ne connaissons aucun fait de périostose rhumatismale. Reste la scrofule. Le fait suivant, publié par M. Sichel[1], peut-il se rattacher à cette cause? L'auteur lui-même ne semble pas le croire.

Il s'agit d'un enfant de douze ans, d'un tempérament lymphatique, chez lequel existait, à la partie supérieure et externe de l'orbite, une induration inégale, bosselée, qui semblait avoir son siége dans le périoste. M. Sichel fit plusieurs questions pour savoir s'il n'y avait pas chez cet enfant d'antécédents scrofuleux ; le résultat de cet interrogatoire ne parut pas favorable à l'existence de ces antécédents.

*Diagnostic.* — Il ne sera pas toujours très-facile de constater la tuméfaction du périoste ; à moins qu'elle ne soit assez prononcée pour faire saillie au rebord orbitaire. Quant aux périostoses syphilitiques, la connaissance exacte des antécédents du malade et des accidents concomitants peut seule en faire soupçonner l'existence ; le résultat du traitement viendrait confirmer le diagnostic.

[1] *Iconographie ophthalmologique,* observation 257.

On pourrait confondre cette affection avec une forme particulière de carie orbitaire signalée par M. Sichel [1], forme dont il a souvent rencontré des exemples : c'est le soulèvement du périoste orbitaire par un liquide sécrété entre lui et l'os; liquide dont la pression produit l'épaississement de cette membrane et donne lieu à une sorte de tumeur pseudo-fibreuse. De pareilles tumeurs guérissent toujours très-lentement; elles sont très-longues à s'affaisser et à perdre leur forme, à cause de l'épaisseur considérable acquise par le périoste.

*Traitement.* — Mackenzie et les chirurgiens anglais conseillent de traiter cette maladie par des applications réitérées de vésicatoires sur la tumeur, et une médication altérante à l'intérieur. Ils prétendent par ces moyens réussir assez souvent à provoquer l'absorption du fluide épanché et à déterminer l'adhésion du périoste et des téguments à la surface de l'os. Nous ne savons si cette espérance est bien fondée.

On a conseillé aussi de pratiquer sur la tumeur une incision jusqu'à l'os; ce moyen, utile pour soulager les douleurs du malade, a l'inconvénient d'être suivi d'une longue suppuration, quelque-

---

[1] *Gazette des hôpitaux*, 1853, n° 84.

fois même d'exfoliation de l'os. Pour obvier à cet inconvénient, le docteur Addinel Hewson recommande la section sous-cutanée du périoste au moyen d'un petit ténotome. C'est à l'expérience de prononcer sur la valeur de ce dernier mode de traitement, qui, théoriquement, nous semble assez avantageux.

Il va sans dire que si l'on soupçonnait à la périostose une cause diathésique, on devrait insister sur le traitement général.

### C. — Hypérostose.

La science possède des cas d'hypérostose de tous les os de la face, comprenant aussi la cavité orbitaire.

La *Gazette hebdomadaire* [1] contient l'observation curieuse d'une hypérostose de la moitié gauche de la tête chez un sujet de vingt-quatre ans. Cette tumeur, en se développant du côté de l'orbite, avait produit une saillie considérable du globe oculaire, un affaiblissement graduel de la vision, par suite de la distension du nerf optique. Elle remontait à onze années et n'avait jamais occasionné

---

[1] Numéro du 28 mai 1858. L'observation est empruntée au journal *OEsterreich. Zeistschrift*, n° 12.

de douleurs : l'intelligence, la motilité et la sensibilité n'étaient point altérées.

Dans une observation de tumeur fibro-plastique
des os du crâne, observation recueillie sur un sujet
de cinquante-neuf ans, et présentée à la Société de
chirurgie [1] par le docteur Dumas, on trouva à
l'autopsie une hypérostose avec éburnation de la
portion écailleuse du temporal. Cette hypérostose
s'était étendue à la voûte orbitaire, qui présentait
une épaisseur de près d'un centimètre, et offrait
la même densité que la portion écailleuse du
temporal. Il résultait de là un grand affaissement
de cette voûte, ce qui rendait compte de la saillie
de l'œil observée sur le malade.

On trouve dans Jourdain [2] la description d'un
cas remarquable d'hypérostose des os du crâne
et de la face obstruant les orbites. Le dessin de
cette tête est reproduit par M. Lebert [3], dans les
planches si remarquables de son récent ouvrage.

Sur une tête portant le numéro 378 du Musée
Dupuytren [4], laquelle présente une hypérostose

---

[1] Séance du 13 janvier 1858.

[2] Jourdain, *Traité des maladies de la bouche*, t. Ier, p. 189 ;
1778.

[3] Lebert, *Traité d'anatomie pathologique générale*, pl. XXXIII,
fig. 1 ; 1857.

[4] Catalogue du Musée, p. 519.

de la voûte du crâne, les os de la base n'ont pas augmenté d'épaisseur, à l'exception de la voûte de l'orbite, qui a plus de 1 centimètre d'épaisseur à droite et 5 ou 6 millimètres à gauche.

### D. — Exostose.

L'exostose des parois de l'orbite forme un chapitre important, et pour l'étude duquel nous avons pu recueillir quelques matériaux.

Il ne s'agit pas ici des exostoses ayant pris naissance soit dans le sinus maxillaire, soit dans les fosses nasales. Celles-là ont trouvé place dans la catégorie des tumeurs extra-orbitaires venant faire saillie dans l'orbite.

*Etiologie.* — Les exostoses des parois orbitaires reconnaissent des causes diverses :

1° Elles peuvent se développer sous l'influence d'un travail phlegmasique, à la suite d'une violence extérieure : c'est après un coup donné par la corne d'une vache que Lucas [1] vit se développer au côté externe de l'orbite une exostose d'un pouce de diamètre vertical et d'un pouce et demi de diamètre transverse. Cette exostose remplissait la plus grande partie de la cavité

---

[1] *Edinburgh medical and surgical Journal,* 1805.

orbitaire. **Dans** l'observation 71 de Mackenzie, un coup de râteau fut la cause déterminante de la maladie.

2° D'autres fois elles sont liées à cet état inconnu de l'organisme, en vertu duquel l'exostose se produit. Schott[1] rapporte le cas d'un jeune homme de vingt ans, chez lequel le globe de l'œil était entièrement poussé en dehors et en haut par une exostose remplissant les cinq sixièmes de l'orbite. On creusa avec la gouge et le maillet, avec le trépan et le ciseau, un nouvel orbite, et le globe de l'œil fut reporté dans la cavité fraîchement taillée, sans avoir souffert ni dans sa forme ni dans l'intégrité de ses mouvements.

3° D'autres fois encore, comme dans deux faits rapportés par M. Carron du Villards[2], c'est dans le virus syphilitique qu'il faut chercher la cause de l'exostose : « J'ai guéri par la préparation d'or, dit cet auteur, un porteur du journal *le Figaro*, atteint d'exostose syphilitique avec commencement d'exophthalmie. »

Voici une observation bien complète de tumeur osseuse orbitaire due à l'influence de la syphilis.

---

[1] Chélius, *Ophthalmologie*, p. 428.

[2] *Annales d'oculistique*, 1858, t. XL, p. 102. Carron du Villards, *Maladies des yeux*, t. I<sup>er</sup>, p. 484.

Nous la devons à notre illustre maître et ami
M. Ricord.

Observation. — M^me ***, âgée de cinquante et un ans, se
présente à mon observation dans les premiers jours de décembre 1859. Elle était affectée alors d'une exostose frontale du côté gauche, du temporal du côté droit, et d'une
tumeur de même nature de l'os malaire du même côté.
L'œil droit était saillant, en partie chassé de l'orbite, et dévié en dehors de manière à donner lieu à un strabisme
fortement divergent.

Il résultait de ce déplacement de l'œil une diplopie, lorsque la malade cherchait à regarder du côté gauche. L'œil
droit, dont la pupille est parfaitement semblable à celle du
côté opposé, était aussi frappé d'un certain degré d'amblyopie.

Les tumeurs du frontal, du pariétal et de l'os malaire,
avaient été précédées et étaient encore accompagnées de
douleurs intermittentes nocturnes, s'exaspérant par la chaleur du lit et par la pression.

Il ne pouvait y avoir aucun doute sur la nature des tumeurs osseuses dont cette malade était affectée. Il s'agissait
bien chez elle de périostoses plastiques ou d'exostoses épi-
géniques. Cette dame avait eu en 1854 un chancre induré
avec adénopathie indolente multiple, par conséquent *chancre infectant*. Elle avait alors subi un traitement mercuriel
et ioduré, mais insuffisant. En 1856 je lui avais donné des
soins pour une syphilide pustuleuse de la face, pour des
ulcérations profondes de la langue, et pour une syphilide
ulcérante serpigineuse de la cuisse et du dos. Un traitement
par le protoiodure de mercure et l'iodure de potassium
amena la guérison de ces accidents au bout de quatre mois.

Depuis cette époque, M^me X*** n'avait présenté aucun

accident jusqu'au moment où nous la vîmes en décembre 1859.

En se reportant aux antécédents de la malade, aux accidents concomitants si bien déterminés, il était évident que l'exophthalmos devait être produit par une tumeur intra-orbitaire de même nature, ayant pour siége la portion de l'os malaire qui concourt à la formation de la paroi externe de l'orbite. L'œil, en effet, était chassé en avant et avait éprouvé un mouvement de rotation de dedans en dehors sur son axe vertical.

La tumeur périostale ou osseuse de cette portion de l'os malaire présentait cette particularité, qu'elle n'avait été ni précédée ni accompagnée de douleurs ostéocopes de cette région profonde.

J'avais d'abord attribué le strabisme externe à une paralysie partielle de la troisième paire, c'est-à-dire du droit interne. La parfaite intégrité du diamètre de la pupille aurait pu permettre de croire à une rétraction ou à une contracture du droit externe. Mais la facilité avec laquelle la malade pouvait, sous l'empire de la volonté, faire exécuter à l'œil tous les mouvements, me permit de conclure qu'il n'y avait qu'un déplacement mécanique de l'œil, sans lésion nerveuse ou musculaire. Le peu d'amblyopie existant était le résultat d'une simple compression sur le globe oculaire et d'un peu de tension du nerf optique.

Du reste, cette malade soumise, le 13 décembre 1859, à l'usage des tisanes amères et de l'iodure de potassium, successivement porté de 1 à 3 grammes par jour, s'est représentée à nous, le 15 janvier 1860, dans les conditions suivantes : les douleurs ostéocopes ont complétement cessé; il existe à peine encore du strabisme ; l'œil droit n'est pas plus saillant que le gauche, la diplopie et l'amblyopie ont complétement disparu. Il existe encore une légère saillie de la portion faciale de l'os malaire et des tumeurs crâniennes. — Un mois de traitement a presque suffi pour amener la guérison de ces accidents.

4° Enfin, d'après M. Sichel[1], le travail phlegmasique de la périostite chronique, ayant déjà causé la périostose, pourrait, en se continuant, amener la production d'une exostose. Ainsi cet auteur dit, à propos de la malade qui fait le sujet de l'observation 256 : « Son affection nous parut être une périostose causée par une périostite chronique, et déjà sur le point de se transformer en exostose, ou plutôt une exostose encore accompagnée de périostite, avec sécrétion entre le périoste et l'os, dans le voisinage des points formés par l'exostose. »

*Anatomie pathologique.* — Tous les points des parois orbitaires peuvent être le siége de ces tumeurs osseuses. Il semblerait, *à priori,* qu'elles dussent, en raison de l'épaisseur plus considérable des os, se rencontrer de préférence à la partie inférieure et externe de l'orbite ; cependant c'est en dedans et en bas qu'on les trouve le plus souvent. C'est au côté nasal de l'orbite que siégeait l'exostose observée par Travers[2]. Il en était de

[1] Sichel, *Iconographie ophthalmologique,* p. 726.

[2] Travers, *Synopsis of the diseases of the eye,* p. 227 ; London, 1820.

même chez un malade opéré à la Charité par
M. Velpeau, dans l'observation de Middlemore
que nous rapporterons plus loin, et chez une des
malades de M. Carron du Villards. Le cas de
Brassant[1] occupait l'os *planum*. Dans celui de
M. Maisonneuve, que l'on trouvera plus bas,
toute la masse latérale de l'ethmoïde était envahie par l'exostose. La tumeur osseuse occupait l'orbite et la fosse nasale correspondante
dans un cas publié par le *the American journal*[2].

Rognetta[3], Lucas[4], Schott[5], Schon[6], Ammon[7],
l'ont observée sur la paroi externe et inférieure.
Jean-Louis Petit[8] en a vu une à la paroi externe.

Elle adhérait à la paroi supérieure dans l'observation consignée dans les *Annales de la chirurgie française et étrangère*[9] et dans le fait que
nous mentionnons plus bas; il en est de même
dans les observations 68 et 71 de Mackenzie; à la

---

[1] *Mémoires de l'Académie de chirurgie*, article de Louis sur
les maladies de l'œil.

[2] Voir la *Gazette médicale*, 1858, p. 149.

[3] *Gazette médicale*, 1836.

[4] *Loc. cit.*

[5] Dans Chélius, *op. cit.*

[6] *Idem.*

[7] Ammon, *Atlas des maladies de l'œil humain.*

[8] J.-L. Petit, *OEuvres complètes*, art. EXOSTOSE.

[9] *Annales de la chirurgie française et étrangère*, t. III, p. 242.

paroi supérieure, en même temps qu'au fond de l'orbite, dans l'observation 74 du même auteur.

On trouve trois faits d'implantation au fond de cette cavité. Tel est le cas rapporté par Baillie [1] ; tels sont aussi ceux qu'on trouve dans le *Journal médical de Glascow*, vol. Ier, et dans les *Annales de la chirurgie française et étrangère*.

Dans les faits dont l'*Atlas des maladies de l'œil humain* d'Ammon nous a offert l'image, l'exostose partait du bord orbitaire inférieur.

Enfin, le docteur Acrel [2] a rapporté un cas d'exostose de tout le contour de l'orbite, lequel formait une telle saillie qu'il offrait l'aspect d'un cône tronqué de quatre travers de doigt à sa base.

Toutes ces productions morbides m'ont paru appartenir à la classe des exostoses éburnées.

On trouve dans les *Annales d'oculistique* un exemple d'exostose ostéo-cartilagineuse, *ostéochondrome*, comme l'auteur [3] propose de l'appeler. La tumeur était située à la voûte de l'orbite ; elle avait la dimension d'un schelling. Elle était composée en partie de substance osseuse, en partie de substance cartilagineuse trèsdense.

---

[1] Baillie, *Series of engravings, etc.*, fascic. X, tab. I.
[2] Mackenzie, observation 75.
[3] John Windsor, *Annales d'oculistique*, 1857, p. 211.

Quant au volume de ces tumeurs, il est assez variable; il peut devenir considérable; ainsi il égalait presque celui d'un œuf dans le cas cité par M. Velpeau. La tumeur enlevée pesait deux onces dans un cas cité par Mackenzie (observation 71).

On voit au Musée du collége des chirurgiens d'Angleterre un crâne dont les deux orbites sont complétement remplis par deux tumeurs osseuses ayant aussi envahi les fosses nasales et les sinus maxillaires. Ces tumeurs font en avant de la face une saillie de plus de trois pouces et dépassent d'un pouce les os malaires. Le malade, dont l'observation a été publiée par Howship [1], perdit successivement les deux yeux au milieu de violentes douleurs.

Enfin on trouve au Musée Dupuytren, sous le numéro 327, une tête excessivement curieuse au point de vue de l'anatomie pathologique de l'exostose orbitaire et du développement qu'elle peut acquérir.

OBSERVATION [2]. — Le sujet auquel appartenait cette tête était une femme de trente-six ans; à l'âge de quatre ans

[1] Howship, *Practical observations in surgery*, p. 26 ; Londres, 1816. — Mackenzie, observations 70 et 106.

[2] Catalogue du Musée Dupuytren, t. Ier, p. 437.

elle fut attaquée de la maladie dont on voit les tristes résultats.

A l'angle externe de l'orbite droit, précisément à la réunion de l'apophyse orbitaire externe du frontal avec l'os malaire, apparaît une tumeur dure, osseuse, grosse comme une lentille dès le principe, et qui s'accrut progressivement de manière à comprimer les parois supérieure et interne de l'orbite et à expulser entièrement l'œil de cette cavité.

Dans l'espace de trente-deux ans qui se sont écoulés depuis le début de la maladie, la tumeur a pris un tel accroissement qu'elle représente une boîte osseuse ovale plus volumineuse que le crâne même dont elle dépend. Au premier coup d'œil jeté sur cette masse osseuse, il semble qu'on ait sous les yeux une seconde tête surajoutée à la tumeur.

L'orbite droit est rempli par la naissance de la tumeur; le gauche est privé de paroi externe, par suite de la destruction de l'ethmoïde. La grande aile du sphénoïde a été rongée, de sorte que l'intérieur du kyste osseux communique directement avec la cavité du crâne.

A l'extérieur, la tumeur paraît formée d'un tissu osseux compacte, très-dur, lisse en avant en bas et en dedans, très-inégal en arrière et présentant là une multitude d'écailles denticulées, de grandeur inégale et juxtaposées. Sa surface est sillonnée par des impressions vasculaires, et percée de trous nombreux bien prononcés, également destinés à des vaisseaux. Elle a été sciée, ce qui permet de constater qu'elle est creuse; ses parois, d'épaisseur inégale et variable entre quelques millimètres et deux ou trois centimètres, sont constituées par un tissu très-dense à sa superficie, mais qui va en se raréfiant vers le centre.

La surface interne est extrêmement irrégulière, hérissée de prolongements osseux d'une texture et d'une couleur analogues à celle de la pierre ponce, prolongements au milieu desquels on aperçoit avec étonnement plusieurs excavations tapissées par une lame de tissu compacte, mince et polie comme celle qui limite les sinus frontaux et les cellules ethmoïdales. Il paraît que dans l'état frais la partie supérieure de la boîte osseuse était remplie par une production polypiforme née dans le sinus frontal, tandis que la partie inférieure était occupée par une masse de substance crétacée, imbibée d'une matière ichoreuse et fétide.

*Diagnostic.* — Quand l'exostose occupe la portion la plus extérieure de la cavité orbitaire et qu'elle apparaît sous la peau, le diagnostic en est facile. Ce sont des tumeurs solides, dures, lisses, se développant avec lenteur, le plus souvent à la suite de violences extérieures ; mais si elles prennent naissance dans des points inaccessibles au doigt, si elles n'ont pas acquis un volume suffisant pour paraître à l'extérieur, les douleurs vives qu'elles produisent par la pression exercée sur l'œil, l'amaurose et l'exophthalmos en seront les seuls signes apparents, et ne suffiront pas pour permettre de porter un diagnostic certain.

A plus forte raison en sera-t-il ainsi, si elles occupent le fond de l'orbite; ce n'est qu'après l'extirpation de l'œil qu'on reconnut l'exostose dans l'observation du *Journal médical de Glascow*, t. I<sup>er</sup>; dans le fait des *Annales de la chirurgie française et étrangère*, on n'avait pas non plus soupçonné la présence d'une exostose dans l'orbite gauche du malade qui fait le sujet de l'observation, et cependant cette tumeur était volumineuse.

Le diagnostic peut donc en être facile ou difficile; facile quand la tumeur fera saillie à l'extérieur; difficile, et même impossible, dans le cas où, siégeant profondément, l'exostose ne donnera que des signes communs à toutes les tumeurs profondes de l'orbite, douleurs et exophthalmos.

Il ne sera pas toujours aisé de la distinguer des tumeurs dues à un ostéosarcome; mais celles-ci, le plus souvent, s'accompagnent de douleurs aigües et lancinantes. En outre, leur marche est généralement plus rapide que celle de l'exostose; enfin le cancer, après avoir débuté par les parois, envahit fréquemment l'intérieur de l'orbite : toutes ces circonstances mettront le chirurgien sur la voie du diagnostic.

Il y aura cependant quelques cas exceptionnels, dans lesquels il sera bien difficile d'éviter une méprise. Ainsi les *Annales d'oculistique* citent un cas de dilatation des cellulles ethmoïdales, simulant une exostose de l'orbite. Cette erreur fut commise par M. Brainard; nous croyons qu'on en lira avec intérêt l'observation.

OBSERVATION [1]. — L'œil droit d'un homme de vingt ans était tellement poussé en avant, que les paupières pouvaient à peine se fermer. A l'angle interne on sentait une tumeur osseuse longue de deux pouces, qui suivait la courbure de l'orbite, sans gêner les mouvements ni les fonctions de l'œil. Le chirurgien, voulant extirper cette tumeur, pénétra, après l'avoir traversée, dans une excavation remplie d'une mucosité épaisse, jaune et inodore, et il fut obligé de recourir au ciseau pour en détacher la paroi externe. Cette cavité, de la taille d'un œuf de poule environ, s'étendait derrière la racine du nez, dans la direction du bord externe de l'orbite gauche ; elle avait deux pouces de large et était tapissée d'une muqueuse complétement saine. L'auteur fit à la partie inférieure de cette cavité une ouverture en communication avec la cavité nasale, y introduisit un plumasseau de charpie qu'on pouvait retirer par la narine, puis réunit les bords de la plaie. Celle-ci se cicatrisa en une semaine, et le malade n'eut d'autre suite de l'opération que de l'épiphora.

Quant aux tumeurs provenant des sinus frontaux ou des fosses nasales, elles auront toujours assez trahi leur existence dans leur lieu d'origine pour que le doute soit presque impossible.

En tous cas, les antécédents du malade devront être soigneusement recherchés sous le rapport syphilitique, bien que la syphilis agisse rarement dans cette région pour produire des exostoses.

[1] *Americ. Journ. of med. sc.*, juillet 1852, reproduite dans les *Annales d'oculistique*, 1857, p. 100.

*Traitement.* — Le traitement de l'exostose orbitaire est médical et chirurgical.

Médical, quand on pense trouver la cause de la maladie dans un état diathésique, comme le scorbut, la scrofule, et surtout la syphilis.

Chirurgical, alors surtout que l'exostose est une affection exclusivement locale. Personne ne peut espérer être aussi heureux que le malade qui fait le sujet de la 81° observation de l'ouvrage de Mackenzie. Ce malade avait une exostose considérable développée entre le nez et l'orbite ; elle guérit par séparation spontanée.

Le traitement de l'exostose orbitaire consiste dans l'ablation, l'excision et la cautérisation.

*Cautérisation.* — Brassant[1] cautérisa une exostose de la grosseur d'un œuf, qui avait chassé l'œil de l'orbite, en sorte qu'il se trouvait pour ainsi dire couché sur la joue. Après un traitement de trois ou quatre mois, une partie considérable de l'os tuméfié s'exfolia, l'œil reprit sa position normale, et une guérison complète s'ensuivit.

On cite, d'après Haller[2], l'observation d'un paysan russe qui fut guéri par un empirique, à

[1] *Mémoires de l'Académie de chirurgie,* t. VI, p. 505, édition Fossone ; t. XIII, p. 277, édition in-12.

[2] Voir Middlemore, t. II, p. 599 ; Mackenzie, observation 73.

l'aide de deux applications caustiques, d'une tumeur osseuse située à l'angle interne de l'orbite.

*Excision.* — Il est arrivé quelquefois que l'exostose n'a pu être enlevée en totalité, soit à cause de sa situation profonde, soit par suite de son excessive dureté ; dans ce cas, le chirurgien a dû se borner à en exciser une partie. Mackenzie[1] cite un cas de ce genre, dans lequel on fut obligé de se borner à scier la portion saillante de l'exostose. Dix ans après, la tumeur, restée à nu à travers la plaie, portait encore la marque de la scie comme si cette marque avait été faite la veille. L'œil avait été complétement chassé de l'orbite et la cornée était devenue opaque.

Une malade, citée par Middlemore, fut plus heureuse : à la suite de tentatives faites pour l'extraire, la tumeur se caria et put alors être détachée facilement.

OBSERVATION 2. — *Tumeur osseuse à la partie supérieure et interne de l'orbite, amenée à l'état de carie par une opération chirurgicale, et guérie plus tard au moyen d'une forte paire de forceps.* — Le sujet est A. D***, la fille d'un fermier, âgée de vingt-huit ans.

1er *décembre* 1802. — On remarque, couverte par la pau-

[1] Mackenzie, observation 74.
[2] Middlemore, t. II, p. 601.

pière supérieure de l'œil gauche, une tumeur très-dure, de forme ovale, aplatie, ayant un diamètre perpendiculaire d'un peu plus d'un pouce, et un pouce et demi de longueur, de l'angle interne de l'orbite jusqu'à la pupille qui est déplacée. Elle semble occuper la plus grande partie de l'orbite, et a poussé l'œil en avant et en dehors, de sorte que l'œil est lâche et pendant, et paraît tout à fait en dehors du bord extérieur de l'angle externe de l'orbite. Le nerf optique et les muscles ont été considérablement allongés, à peu près d'un pouce. Toutefois, la malade peut encore distinguer les objets avec cet œil, quoique sa vue soit fort affaiblie, et elle éprouve de la douleur du côté de la tumeur.

*2 décembre.* — Persuadé que l'examen n'entraînait aucun danger, et qu'il pouvait produire d'heureux résultats, je résolus de m'assurer de la nature de la tumeur, qui, quoique dure, paraissait un peu fluctuante. Dans ce but, je fis à travers la paupière supérieure une incision horizontale d'un pouce environ de longueur, et suivant le plus grand diamètre de la tumeur. Celle-ci, mise à nu après qu'on eut écarté les lèvres de la plaie, fut reconnue une pièce osseuse, couverte seulement de téguments normaux, et d'une mince membrane, ressemblant assez au périoste et à laquelle elle était faiblement adhérente. Aucune partie des os de l'orbite n'était dénudée, et quoiqu'on ne pût bien déterminer comment elle adhérait aux parties adjacentes, la tumeur restait ferme et immobile, malgré les efforts considérables faits pour la détacher et l'extraire.

La plaie produite par l'incision ne guérit pas ; elle conserva à peu près la même étendue, donnant issue à une petite quantité de matière non purulente et non fétide. L'os continua à augmenter de volume, l'œil fut toujours poussé hors de sa position normale, mais la vue fut un peu conservée, et la jeune fille jouit d'une parfaite santé. Enfin,

vers la fin de septembre 1805, l'os tut affecté de carie ; il se
ramollit, en faisant un peu saillie en avant. J'essayai de
l'extraire en pratiquant, avec un petit scalpel, une incision
autour des bords de la plaie ancienne, pour détruire les
adhérences, et en saisissant une bonne portion de la tumeur
avec une forte paire de forceps. Une première tentative
échoua, mais une seconde, faite quelques jours après,
réussit, et je parvins à extraire sans beaucoup de difficulté un morceau d'os, de forme oblongue, pesant 1 once
2 dragmes, long de 1 pouce 1/2, d'une circonférence de
2 pouces 5/8, dur, solide, et très-lisse.

La pupille a repris en grande partie sa situation normale.
La malade a complétement recouvré la vue de l'œil gauche, qui maintenant est à peine plus sensible que l'autre soit
à l'action du feu ou de la lumière, soit à la fixation de quelque
objet ; la seule différence qu'on puisse percevoir est qu'il
commence le premier à pleurer.

*Ablation.* — L'ablation de la tumeur, toutes
les fois qu'elle sera possible, constitue le véritable
traitement de l'exostose. Cette opération a eu,
dans la plupart des cas, un résultat fort satisfaisant.

Observation 1. — A la suite d'un coup de tête de cheval
reçu à la racine du nez, entre les deux sourcils (en 1835),
un maréchal ferrant, âgé de vingt-huit ans, avait vu survenir, deux ans après l'accident, des polypes fongueux dans
les sinus frontaux et les fosses nasales ; extirpées une première fois en 1837, ces productions morbides n'avaient pas

¹ *Annales de la chirurgie française et étrangère*, t. III,
p. 242.

tardé à repulluler ; en 1841, une tumeur arrondie, de 5 à 6 centimètres de diamètre, adhérente à l'arcade orbitaire, avait recouvert entièrement l'œil droit. Le 28 juin, on entreprit l'extirpation des polypes qui avaient de nouveau envahi les fosses nasales. « Dans la tumeur de l'œil droit, dit l'opérateur, je trouvai un polype renfermé dans un kyste adhérent à l'os qui est perforé et communique avec le sinus frontal. Dans cette ouverture est enclavée une concrétion osseuse, arrondie, de 2 centimètres de diamètre sur 1 d'épaisseur, que je ne puis détacher qu'en brisant une portion de la lame antérieure du frontal. Cette concrétion d'une blancheur remarquable, à fibres allongées et superposées comme des stalactites, est une véritable exostose éburnée.

A l'œil gauche, j'enlève le polype adhérent, je trouve la même communication avec le sinus de ce côté ; je découvre ensuite, sous l'arcade orbitaire, et logé profondément dans l'orbite, un corps dur que la pince ne peut extraire. J'essaye avec divers leviers ; j'en fausse deux, sans pouvoir réussir. J'avais à ménager l'œil ; je craignais que ces concrétions n'allassent dans l'orbite, au delà de la portée des instruments. Enfin, je suis obligé, pour extraire ce corps étranger, de scier toute la partie supérieure de l'arcade orbitaire avec une scie flexible, et je pus alors l'enlever avec une pince. Ce corps pesait 15 grammes, avait 55 millimètres de longueur, 20 d'épaisseur et de largeur près de l'entrée de l'orbite, et s'aplatissait vers l'extrémité, logée au fond de la cavité orbitaire.

Le malade guérit parfaitement et vit très-bien de ses deux yeux ; et même, de l'œil gauche, il voyait mieux qu'auparavant.

J'ai déjà parlé du fait de Schott, qui, avec la gouge et le maillet, avec le trépan et le ciseau, creusa un nouvel orbite au milieu d'une exostose qui remplissait les cinq sixièmes de la cavité naturelle. L'œil y fut reporté, le malade guérit, et, ajoute l'auteur, le succès fut durable. Et certes, dit à ce sujet M. Desmarres, ce fait paraîtra à tout le monde bien extraordinaire.

Le traitement de l'exostose orbitaire soulève une question importante. Convient-il toujours d'enlever une exostose de la cavité orbitaire?

Oui, quand cette exostose est située superficiellement. Mais, en supposant qu'elle soit profondément placée, et que le chirurgien arrive sûrement à la reconnaître, faut-il encore tenter de l'enlever? La question n'est plus aussi facile à résoudre. Il est clair que s'il n'existe pas de douleurs considérables, si l'exophthalmos n'est pas très-développé, le chirurgien peut rester spectateur, et doit chercher, par un traitement médical, à enrayer la maladie.

Mais si le traitement médical est insuffisant, doit-il encore attendre que l'affection se soit accrue et que la destruction de l'exostose soit devenue plus difficile? S'il y a exophthalmos considérable, si les douleurs sont intolérables, si surtout l'existence de l'œil est compromise, alors il ne doit point hésiter; il doit chercher à débarrasser le malade. Si l'œil était perdu déjà; si, après l'avoir

enlevé, le chirurgien découvrait une exostose considérable et adhérente à la paroi supérieure de
l'orbite, il devrait agir avec une grande réserve.
Comment, en effet, enlever une exostose implantée
dans la paroi supérieure de l'orbite, avec des ramifications probables du côté de la cavité crânienne ? La chose me paraît délicate, sinon impraticable, à moins que la tumeur n'ait un
pédicule. Mais si elle est étalée, si elle présente
une large surface, le chirurgien doit agir avec
une grande prudence.

Comme exemple des difficultés que peut présenter cette opération, nous allons rapporter
avec quelques détails une observation publiée
par M. Maisonneuve dans les journaux de médecine (11 août 1853), observation dont le sujet
fut présenté à la Société de chirurgie. Cette observation aura l'avantage d'offrir au lecteur un
résumé de l'histoire des exostoses intra-orbitaires.

OBSERVATION. — *Exostose éburnée de l'os ethmoïde occupant
toute la masse latérale droite de cet os.— Extirpation complète.—
Guérison.—*Joffrin, âgé de vingt-deux ans, journalier, d'une
constitution robuste, commença à ressentir, en mars 1853,
dans la région de l'orbite une sorte de pesanteur et de douleur sourde; en même temps il s'aperçut que son œil droit
devenait un peu plus saillant que l'autre ; bientôt les douleurs orbitaires devinrent très-intenses, et l'exophthalmos

très-prononcé ; cependant la vision n'était pas entièrement abolie.

C'est le 5 juillet que M. Maisonneuve le vit pour la première fois ; à l'angle interne de l'œil, on reconnaissait au toucher la pointe arrondie d'une tumeur évidemment plus profonde, et dont on constatait la présence en déprimant les parties molles. Cette tumeur avait une dureté osseuse ; elle était peu sensible à la pression, mais elle était le siége de douleurs sourdes qui fatiguaient beaucoup le malade et le privaient de sommeil.

En présence de ces symptômes, M. Maisonneuve n'hésita point à diagnostiquer une exostose de la paroi interne de l'orbite, exostose probablement éburnée.

Un traitement par l'iodure de potassium n'amena aucun résultat ; le malade désirait vivement l'opération, M. Maisonneuve se rendit à ses instances et y procéda le jeudi 14 juillet, de la manière suivante :

Toute la partie interne de la circonférence de l'orbite fut cernée par une incision commençant au-dessus du sourcil. Les parties molles furent ensuite disséquées jusqu'aux os, de sorte que le périoste compris dans le lambeau entraîna avec lui le muscle orbiculaire et même la poulie du grand oblique. Cette dissection mit à découvert toute la partie antérieure de la tumeur, et une partie de sa face interne.

La tumeur incrustée dans la paroi interne de l'orbite remplissait plus des deux tiers de cette cavité. Sa partie antérieure seule offrait une saillie mamelonnée, sur laquelle on pouvait avoir prise.

M. Maisonneuve chercha d'abord à attaquer cette exostose avec la scie à molette de M. Charrière, celle de M. Martin, etc. ; l'étroitesse de la cavité dans laquelle il fallait manœuvrer ne permit pas de faire usage de ces instruments. On essaya alors les pinces de Liston, mais le tissu de la tumeur était tellement dur et compacte qu'il ne put être entamé. Plus d'une demi-heure se passa dans ces tentatives infructueuses ; deux fois les pinces de Liston se brisèrent sous les efforts réunis du chirurgien et de deux aides.

Convaincu qu'il ne pouvait rien obtenir des instruments sécateurs, M. Maisonneuve envoya chercher un ciseau à froid ; puis, à l'aide de cet instrument et d'un maillet, il chercha à buriner la tumeur. Celle-ci résistait toujours et ne se laissait point entamer ; un de ses mamelons seulement, gros comme une noisette, se détacha après bien des efforts et fut lancé au loin. Ce résultat, en apparence bien minime, fut cependant la circonstance qui décida le succès. En effet, derrière le mamelon la tumeur présentait une gorge ou rainure, au fond de laquelle le tissu osseux avait une moindre densité. Le ciseau, violemment percuté par le maillet, finit par y pénétrer à une certaine profondeur, et bientôt l'on constata que la tumeur était devenue mobile, quoique à un très-faible degré.

De nouvelles difficultés attendaient encore l'opérateur. Cette tumeur éburnée formait du côté des fosses nasales un relief à peu près semblable à celui qu'elle présentait dans l'orbite, et ces deux portions étaient comme étranglées par une sorte d'anneau osseux, formé en haut par le frontal, en bas et en avant, par l'os maxillaire supérieur et son apophyse montante. Ce n'est qu'après de longs et laborieux efforts, au moyen de leviers de toute sorte, de daviers, etc., que la tumeur put être extraite d'un seul bloc.

Pendant toute cette opération, l'œil n'avait pas été un instant froissé ; les os voisins de la tumeur avaient été scrupuleusement ménagés ; aussi M. Maisonneuve ne craignit-il pas, après avoir remis l'œil en place, de rapprocher par première intention les lèvres de la plaie au moyen de la suture entortillée.

L'opération tout entière avait duré une heure et demie.

Le résultat fut excessivement satisfaisant; la réunion se fit
par première intention; le 9 août, jour où le malade fut
présenté à l'Académie, la cicatrice était imperceptible; l'œil,
parfaitement semblable à l'autre, avait repris entièrement
toutes ses fonctions.

Le cas du *the American Journal*[1] est tout à
fait analogue : une exostose volumineuse, remon-
tant à sept années, occupait une des fosses nasales et l'orbite; M. Mott, après en avoir fait
l'ablation, replaça l'œil dans l'orbite; la vision,
qui était perdue, se rétablit peu à peu.

### E. — Ostéophytes.

Nous rapprocherons de l'exostose les tumeurs
osseuses suivantes, qui présentent avec elle la
plus grande analogie.

M. Rognetta, à qui l'on doit des travaux remarquables sur les altérations du système osseux,
a donné, d'après Lobstein, le nom d'*ostéophytes* à
des productions osseuses naissant spontanément
et peu à peu dans les cavités osseuses auxquelles
elles n'adhèrent que par un léger appendice, ou
dans lesquelles elles se nichent, dans des fissures
ou petites cavités additionnelles qu'elles forment
elles-mêmes par leur poids ou leur pression.

[1] Voir dans la *Gazette médicale* (1858, p. 149) l'observation
empruntée au *the American Journal of medical science*.

Ces ostéophytes, dont il serait difficile d'établir
la cause génésique, naissent dans les diverses
parties de l'orbite, mais toujours dans les points
où les os s'articulent entre eux. C'est dans la région
du trou déchiré qu'on les rencontre le plus communément ; ils ont toutes sortes de volume,
depuis celui d'un pois chiche jusqu'à celui d'une
bille osseuse faisant saillie en dehors de l'orbite.
M. Carron du Villards dit avoir vu et fait des-
siner une tête, dont l'orbite droit était rempli par
un ostéophyte, qui faisait saillie hors de l'orbite,
et avait le volume d'une tête de fémur. Cette tumeur éburnée, percée çà et là de quelques trous
qui donnaient passage à des vaisseaux sanguins
nourriciers, était fortement fixée à l'orbite, où
elle s'enclavait parfaitement dans une cavité ap-
propriée. Cette tête avait appartenu à une vieille
femme jouissant d'une bonne santé, chez qui,
sans cause connue, l'œil avait été chassé hors de
l'orbite. Cette femme vécut une dizaine d'années
sans douleur, et succomba à une affection typhoïde [1].

M. le docteur Charles Masson, de Paris, possède
une pièce parfaitement identique ; seulement la
portion de l'ostéophyte éburné, qui faisait saillie

[1] Carron du Villards, *Mémoire sur l'exophthalmie*, dans les
*Annales d'oculistique*, t. XL, 1858.

hors de l'orbite, fut laborieusement et difficilement sciée par un chirurgien; le malade succomba aux suites de l'opération.

M. Carron du Villards mentionne plusieurs cas analogues; d'après lui, c'est à ce genre de productions osseuses que doit être rapporté le cas précité de M. Maisonneuve.

### F. — Ostéosarcome.

Les parois de l'orbite sont minces, les os qui les forment contiennent peu de tissu spongieux; il n'est donc pas étonnant que le cancer s'y développe rarement primitivement. Dans la grande majorité des cas, ce n'est que consécutivement à un cancer extra-orbitaire ou intra-orbitaire que les parois de l'orbite sont envahies par cette dégénérescence.

*Anatomie pathologique.* — Un crâne affecté d'ostéosarcome dans toute sa moitié gauche se trouve au Musée de Hunter, à Londres. Les aiguilles et les lamelles osseuses qu'il présente s'élèvent à trois quarts de pouce au moins au-dessus du niveau naturel des os. Il n'y a qu'une petite partie du plancher de l'orbite qui soit restée saine; les trois autres parois sont en grande partie détruites.

Un autre crâne, présentant des altérations analogues, se trouve représenté par Baillie[1]. A la
tempe droite, la maladie pénètre dans l'orbite et
atteint, jusqu'à un certain point, l'intérieur du
crâne ; sur ce crâne, comme sur le précédent,
l'affection a évidemment pris naissance dans le
tissu spongieux et a détruit les deux tables osseuses.

Enfin, M. le professeur Cruveilhier a décrit et
représenté, dans son *Anatomie pathologique*[2], un
cas remarquable de dégénérescence des os du
crâne et de la face, comprenant l'orbite ; il considère cette dégénérescence comme cancéreuse.

*Symptomatologie.* — Les signes de cette affection sont assez difficiles à préciser, parce qu'il
n'en existe pas d'observation complète bien probante. Cependant, c'est à ce genre d'altération
que nous paraît appartenir une observation citée
par J.-L. Petit[3] : il s'agit d'une tumeur au-dessous de l'œil, « tumeur qui pénétrait dans la
bouche, le sinus maxillaire et l'orbite, d'où elle
avait éloigné l'œil en lui faisant faire saillie au

---

[1] Baillie, *Anatomie pathologique*, avec planches ; fascic. X,
pl. 1 ; Londres, 1799.

[2] Cruveilhier, *Anatomie pathologique*, t. Iᵉʳ, 21ᵉ livraison.

[3] J.-L. Petit, *OEuvres complètes*, art. Exostose, observation 5.

dehors d'un grand travers de doigt. On emporta ce que l'on put de cette tumeur, sans aucune résistance de la part des os, soit pour entrer dans le sinus maxillaire, soit pour trouver la communication dans la bouche ou pour la suivre dans l'orbite, ce qui montrait bien que les os étaient tuméfiés, ainsi qu'il fut prouvé après la mort du malade. On trouva que les os *planum*, *unguis*, une grande partie de l'os de la pommette et de l'os maxillaire avaient la consistance de la chair, ne résistant point à l'instrument tranchant, pas même aux doigts, qui les pénétraient avec assez de facilité. On entrait de même dans le crâne en poussant le doigt à travers les os cribleux et sphénoïde qui, ayant perdu leur dureté, ne résistaient que comme une chair moins ferme que facile à pénétrer. »

Dans une autre observation du même auteur, il s'agit d'un homme de cinquante ans, dont l'œil gauche faisait en avant et en dehors une saillie d'un demi-pouce. Il existait à l'angle interne de l'œil une tumeur dure, offrant des pulsations isochrones à celles du pouls. Plusieurs chirurgiens crurent à un anévrisme, mais on n'entendait aucun bruissement dans la tumeur. J.-L. Petit diagnostiqua un sarcome produit dans les lames spongieuses de l'ethmoïde ; il attribua les battements au choc du cerveau sur l'ethmoïde carnifié.

Nous rapporterons encore le fait suivant, emprunté aux *Annales d'oculistique*, fait où le diagnostic, n'ayant pas été vérifié par l'autopsie, ne peut être accepté qu'avec réserve.

OBSERVATION. — Le 14 décembre 1847, il se présenta à la clinique du professeur Jæger, de Vienne, un juif de la Bohême, porteur d'une tumeur monstrueuse, qui s'était graduellement développée depuis quatre ans. Au bout de six mois, l'œil était chassé complétement de sa cavité, et le malade sentait comme un corps dur, lobulé, élastique, au fond de l'orbite. Cette tumeur avait fini par acquérir le volume d'une noix de coco de moyenne grandeur. Jamais elle n'avait donné lieu à des troubles de la vue, ni à de fortes douleurs.

Jæger crut à l'existence d'un polype ; mais les professeurs des autres universités d'Allemagne diagnostiquèrent un ostéosarcome.

Il en est de même du fait suivant, rangé par M. Carron du Villards parmi les ostéosarcomes sanguins, et donné comme tumeur fongueuse de l'ethmoïde.

OBSERVATION[1]. — M. M***, docteur en médecine à Remiremont (Vosges), âgé de soixante-cinq ans, reçut en 1837 un coup de pied de cheval à l'union des os propres du nez avec le coronal. Cette atteinte fut immédiatement suivie d'une hémorrhagie nasale si abondante, qu'elle mit les jours du ma-

---

[1] Carron du Villards, *loc. cit.*

lade en péril. Depuis le moment de l'accident, M. M*** conserva dans la région de l'ethmoïde une douleur sourde qui revenait surtout le soir, sous forme d'accès. Peu à peu il se développa dans la région ethmoïdienne une tumeur qui prit de l'accroissement, surtout dans la portion de cet os correspondant à chaque orbite. Il en résulta un exorbitisme externe, qui alla augmentant chaque jour. Tout à coup on vit surgir à l'articulation de chaque os propre du nez avec le coronal deux petits mamelons rouges comme des *nœvi materni* sanguins, lesquels s'ouvrirent et donnèrent lieu à d'abondantes hémorrhagies : la santé du malade se détériora, et il succomba avec tous les symptômes de l'anémie. — L'autopsie ne put être faite.

Tous ces faits sont loin d'être très-concluants ; nous les enregistrons faute de documents plus probants, mais avec l'espérance que des observations ultérieures viendront remplir cette lacune. Nous n'aurons donc pas à nous étendre plus longuement sur l'histoire de cette affection.

Si l'ostéosarcome a une manifestation extérieure autre que l'exophthalmos, le diagnostic de l'existence d'une masse cancéreuse est possible ; mais quant au siége exact et précis, il ne sera pas toujours facile à déterminer : les symptômes qu'on observe et les douleurs lancinantes appartiennent tout autant à l'ostéosarcome seul qu'au cancer de la cavité elle-même étendu aux parois.

La marche et le pronostic du cancer dans ce point sont toujours ceux des tumeurs malignes.

L'envahissement presque fatal du globe oculaire à un jour donné augmente la gravité du pronostic.

La chirurgie peut-elle et doit-elle intervenir? Si le cancer est accessible à la main du chirurgien; s'il a son siége dans la paroi externe, on comprend fort bien qu'il soit facile de l'enlever et qu'on doive le faire, comme pour le cancer intra-orbitaire, dont je parlerai plus loin, puisqu'il s'agira de la vie du malade dans un avenir prochain; j'en dirai autant pour la paroi inférieure. Mais si c'est la paroi supérieure ou la paroi interne qui a été envahie, la difficulté devient bien grande, et l'on a à se demander si le malade ne doit pas être abandonné à lui-même; dans ce cas les troubles encéphaliques indiqueront au chirurgien la conduite à suivre.

### G. — Kystes.

Voci le seul fait de kyste des parois orbitaires qui soit à notre connaissance. Nous en devons la communication à la bienveillance de M. le professeur Gosselin.

OBSERVATION. — *Kyste osseux de l'os frontal proéminent à la paupière supérieure droite (kyste orbito-palpébral).* — Le 5 octobre 1851 est entré à l'Hôtel-Dieu (salle Sainte-Marthe, nº 8), un ecclésiastique des environs de Mantes, âgé de quarante-quatre ans; il prétend avoir vu paraître, il y a une dixaine d'années, une petite tumeur à la partie externe de l'os frontal droit, dans le voisinage de l'apophyse orbitaire externe. Cette tumeur était indolente et n'attira pas longtemps son attention.

Il y a quatre ans que la paupière supérieure du même côté (à droite) a commencé à gonfler vers la partie externe ; puis le gonflement a gagné et s'est étendu à toute la paupière, qui par suite a perdu ses mouvements et la possibilité de mettre l'œil à découvert.

La tumeur occupe toute la paupière supérieure; elle présente en quelques points des parties dures et osseuses qui se continuent manifestement avec le rebord orbitaire du frontal.

On pourrait croire à un kyste mélicérique ou à une tumeur enkystée de la glande lacrymale à parois ossifiées, ou à un abcès entre l'os et le périoste, ou, ce qui était plus probable, à un kyste osseux. La tumeur présentait en outre une légère impulsion, lorsque le malade se mouchait.

J'ai fait le 6 octobre une ponction exploratrice. J'avais eu d'abord envie d'inciser largement, mais je craignais les érysipèles qui régnaient en ce moment à l'Hôtel-Dieu. Il en est sorti un liquide jaune foncé, mélangé de quelques grumeaux et présentant des paillettes fines de cholestérine. Avec la petite canule du trocart qui ne pénètre pas profondément dans l'orbite, j'ai senti la voûte orbitaire à nu dans une grande étendue ; et, après l'évacuation, j'ai senti très-bien les lames osseuses descendant de l'os. C'était donc un kyste osseux développé sans doute entre le périoste et l'os, si l'on veut, un cholestéotome osseux.

Le lundi 13 octobre, la tumeur s'étant reproduite, je fais une injection iodée. Je fais une première injection qui séjourne une minute et demie ou deux minutes au plus ; puis une seconde, qui reste trois minutes et demie. Il y a dans la nuit suivante un peu de calme. Le lendemain, la tumeur est remplie de nouveau et n'est pas plus grosse qu'elle ne l'était; elle est douloureuse et rouge.

Les jours suivants, la tumeur a peu à peu diminué de volume, la paupière supérieure a pu s'ouvrir, et lorsque le malade a quitté l'hôpital, le 5 ou le 6 novembre, il restait encore une saillie notable, avec parois osseuses et impossibilité d'ouvrir complétement l'œil.

Ce malade est revenu à l'Hôtel-Dieu en septembre 1852, il pouvait encore ouvrir l'œil, mais peu, et la tumeur existait toujours. J'ai fait une nouvelle ponction ; il en est sorti un liquide épais, rougeâtre, et j'ai fait une nouvelle injection iodée, mais il est entré peu de liquide dans la poche, et je me suis bientôt aperçu qu'il s'en infiltrait dans le tissu cellulaire. Suppuration consécutive de la poche. Deux ouvertures s'établissent sans accidents inflammatoires notables. A l'époque où il a quitté l'hôpital (24 octobre 1852), il ne restait plus qu'une seule ouverture fistuleuse, et la tumeur s'était passablement affaissée.

Je ne l'ai plus revu depuis cette époque.

# CHAPITRE III.



Parmi les tumeurs des parois orbitaires, je fais
une catégorie spéciale de celles qui ont leur origine dans une maladie des sinus frontaux, parce
que si, d'une part, ces affections appartiennent
bien en réalité aux tumeurs des parois de l'orbite,
puisque le sinus frontal est compris dans l'épaisseur de la partie antérieure de la paroi supérieure de cette cavité, d'un autre côté leur lieu
d'origine et souvent leur nature les différen-
cient des tumeurs appartenant aux trois autres
parois.

Le nombre de ces affections n'est pas du reste
considérable : tantôt une inflammation de la
membrane muqueuse tapissant les sinus amène
à la longue dans ces cavités une accumulation
de pus, qui vient faire saillie dans l'orbite ;
tantôt ce sont des hydropisies, quelquefois des
kystes, d'autres fois des polypes. Enfin on conçoit
que les tumeurs des cavités voisines, orbite ou
fosses nasales, puissent envoyer des prolongements
dans ces sinus ; c'est ce qui avait eu lieu dans un

cas de tumeur encéphaloïde orbitaire que nous avons opérée récemment. (Voir l'observation au chapitre TUMEURS CANCÉREUSES.)

## A. — Abcès.

D'après un passage cité par Tulpius[1], les abcès de ces cavités n'étaient point inconnus d'Hippocrate[2]; depuis, on trouve dans Tulpius[3], Hoffmann[4], J.-B. de Lamswerde[5], Nicolaï[6] et Lieutaud[7], quelques indications plus ou moins vagues sur ce sujet. Mais il faut arriver aux monographies de Runge[8] et de Richter[9], pour trouver des détails et des faits précis.

[1] Tulpius, *Observ. medicæ*, lib. I, cap. xxxii, p. 401, édition elzévirienne de 1652.

[2] *Capite dolente et vehementer laborante pus, vel aqua, vel sanguis, per nares, aut aures, aut os effluens morbum solvit.* (Lib. VI, aph. x.)

[3] Tulpius, *Observ. medicæ*, lib. I, cap. xxxii : *Dolor capitis à natura devictus.*

[4] Hoffmann, *Med. ration. system.*, t. III, sect. i, cap. 7, § 20.

[5] J.-B. de Lamswerde, premier appendice à l'*Armamentarium* de Scultet, observation 92.

[6] *Decas Observat. illustr. anat.*, p. 13, 15; Strasbourg, 1725.

[7] Académie royale des sciences, 1755; *Hist.*, p. 18.

[8] Runge, *Discours sur les maladies des sinus frontaux et maxillaires*, 1750.

[9] *De morbis sinuum frontalium*, in *nov. Commentar.*, Gotting., t. III, *H. phys.*, p. 85.

Depuis lors, un certain nombre d'observations isolées ont été publiées dans divers recueils ; enfin, tous ces documents ont été réunis et analysés dans un savant article de M. Dezeimeris, publié dans le journal *l'Expérience*[1]. Il serait facile, avec tous ces matériaux et ceux qu'on trouve dans les auteurs modernes, de faire une histoire détaillée des collections purulentes des sinus frontaux ; mais ce sujet n'étant pour nous qu'accessoire, nous nous bornerons à en esquisser les traits principaux.

Spontanée ou consécutive à une violence extérieure, à une carie, l'inflammation de la muqueuse des sinus frontaux peut se terminer par résolution, et n'offrir pour symptômes qu'une douleur vive et fixe à la racine du nez. Mais si la suppuration s'établit et que le pus ne puisse s'écouler librement dans la narine, il s'accumule dans la cavité du sinus et peut donner lieu à une série de symptômes graves et alarmants. On trouve un cas de ce genre très-exactement décrit dans le second volume des *Principles of surgery* de John Bell.

Le pus, en s'accumulant, comprime les parois du sinus, et repousse la table interne ou la table

---

[1] Dezeimeris, *Maladies des sinus frontaux* dans le journal *l'Expérience*, 1839, t. IV, p. 401.

externe de l'os. On a supposé que, dans le cas où l'accumulation du pus détermine la destruction des parois osseuses des sinus, c'est la table postérieure, comme la plus mince, qui doit céder la première et déterminer, à un degré plus ou moins considérable, la compression du cerveau, et par suite la tuméfaction de la paupière supérieure et la paralysie des muscles du côté opposé. Telle est l'opinion émise par Boyer et par MM. Cloquet et Velpeau. Nous ne saurions dire si cette opinion est bien fondée. Toujours est-il que le pus, par son accumulation, peut amener la déformation de la paroi supérieure de l'orbite. Ce n'est du reste que tardivement que cette déformation s'opère, alors que la collection purulente devient considérable relativement à la cavité, et après que le malade a été tourmenté par de violentes douleurs.

Quand l'abcès vient faire saillie à l'extérieur, c'est au grand angle de l'œil qu'il apparaît le plus souvent. C'est là que Mackenzie [1] le vit, immédiatement au-dessus du tendon de l'orbiculaire des paupières, chez un malade de l'hôpital de Glascow. C'est là aussi que Beer l'observa; dans le cas de Riberi, c'est aussi au grand angle de l'œil, en même temps que vers la base correspondante

[1] Mackenzie, *Traité des maladies des yeux*, t. I<sup>er</sup>, p. 76.

de la paupière supérieure, que le chirurgien[1] sentit ce gonflement fluctuant qui avait causé le strabisme. Sous l'influence de la compression de la paroi orbito-nasale qui était intacte, on faisait couler du pus par le nez. Enfin, c'est ce qui avait lieu dans plusieurs faits rapportés par M. Dezeimeris.

Cependant un cas cité par J.-B. de Lamswerde[2] fait exception à cette règle ; il est vrai que le sinus frontal se trouvait fracturé dans une assez grande étendue au-dessus de l'orbite. Un an après l'accident, le malade, dans un effort de vomissement, sentit apparaître sur son front une tumeur de la grosseur du poing. Cette tumeur ayant été ouverte, il en sortit du pus.

D'autres fois le produit de la suppuration, après avoir repoussé en avant et aminci la table interne du sinus, peut en amener la perforation et s'échapper au dehors par cette ouverture, qui restera le plus souvent fistuleuse.

Enfin, on a vu souvent les collections purulentes des sinus frontaux se faire jour du côté de la cavité encéphalique et amener la mort des malades.

[1] *Journal de chirurgie* de Malgaigne, janvier 1845.
[2] Appendice à l'*Armamentarium* de Scultet, observation 92.

OBSERVATION [1]. — Un homme d'environ cinquante ans jouissait d'une bonne santé, quand tout à coup, et sans cause connue, la paupière supérieure de son œil gauche se tuméfia au point de former une tumeur livide qui descendait presque jusqu'au milieu de la joue. N'y sentant, d'ailleurs, ni douleur ni malaise, il continua à se promener, et repoussa les remèdes qu'on lui proposait. Appelé au bout de quatre jours, je trouvai le malade dans un état d'hébétude et de somnolence, privé de l'usage de la parole et du mouvement du bras, de la cuisse et de la jambe du côté droit. Je vis au milieu de la paupière gauche, qui ne présentait presque plus ni tuméfaction ni rougeur, une petite ouverture ulcéreuse, qui, s'étant formée vingt-quatre heures auparavant, avait donné issue à une énorme quantité de pus, et en fournissait encore quelques gouttes quand on en comprimait les bords.

Je soupçonnai que tout cela pouvait provenir d'un abcès formé dans l'orbite, qui se serait ouvert un passage dans le crâne, en pénétrant par le trou optique : en conséquence, pour donner au pus un libre écoulement à l'extérieur et empêcher qu'il ne refluât vers le cerveau, j'agrandis l'ouverture de la paupière, en l'incisant à droite et à gauche ; cela n'amena pas une seule goutte de pus, et je ne pus découvrir ni le foyer de l'abcès ni le trajet qui y conduisait. Les prières des amis du malade mirent fin à mes explorations ; je recommandai de tenir le malade la tête penchée en avant pour que le pus s'écoulât avec facilité.

Le soir, je voulais pratiquer de nouvelles incisions et explorer de nouveau l'ulcère, mais tous les amis du malade, le voyant dans un état complet d'apoplexie et avec le râle, s'y opposèrent formellement, jugeant que ce serait un crime de disséquer en quelque sorte un mourant, et que toute ten-

[1] Richter, *Obs. chir.*, fascic. secund., Gottingue, 1776, p. 44, reproduite dans le journal l'*Expérience*, 1839, t. IV, p. 406.

tative de l'art était désormais complétement vaine. La nuit
suivante, l'état apoplectique se termina par la mort.

On m'accorda la permission de rechercher sur le cadavre
la cause de la mort, ce que je fis avec autant de soin qu'en
comportait la présence des amis du défunt, interdisant au
scalpel de trop détériorer le cadavre. Ayant disséqué la peau
depuis le milieu de la paupière gauche jusqu'au front, je
découvris à l'instant, sur le rebord orbitaire supérieur, un
trou placé tout près du trou sourcilier, qui pénétrait dans
le sinus frontal gauche. Un stylet introduit par cette ouverture entrait directement à plus d'un pouce avant d'atteindre
la paroi postérieure du sinus. Promené en divers sens sur
cette paroi, il pénétra dans le crâne par un trou qui la tra-
versait ; ce trou était situé vis-à-vis le trou extérieur, mais un
peu plus haut, et, autant que je pus en juger, avait le même
diamètre. Il n'y avait point d'autre perforation à la paroi
postérieure du sinus, car le stylet promené dans toute son
étendue était arrêté partout. Comme je portais ma sonde
obliquement en dedans, elle entra dans le sinus frontal droit,
moins ample que le gauche, et imperforé, autant que je puis
croire. L'un et l'autre contenaient tant de pus, qu'en agitant
la sonde il en résultait un bruit notable de fluctuation, et
qu'il s'en écoula une grande quantité. Pour examiner avec
plus de soin le siége du mal, je me disposais à scier la calotte
du crâne, mais la foule des assistants m'arrêta la main. Leur
ayant demandé s'ils ne savaient rien sur la cause de cette
maladie, ils me dirent qu'environ deux ans auparavant leur
ami voulait briser avec un gros marteau un morceau de fer;
ce dernier, s'échappant avec violence sous le coup, était
allé lui frapper le bord supérieur de l'orbite, à peu près à
l'endroit où existait le trou que je venais de découvrir;
depuis cette époque le malade s'était plaint très-souvent
d'une douleur obtuse au front, semblable à celle que cause
le coryza; depuis il avait rendu par le nez des gouttes de

pus ; à cela près, il s'était assez bien porté, et n'avait jamais été obligé d'interrompre son travail.

*Etiologie.* — Les causes qui peuvent produire la suppuration des sinus frontaux sont assez obscures ; ce sont, en général, toutes les circonstances productrices d'ostéite, de carie et de nécrose; le plus souvent donc cette maladie sera consécutive à une violence extérieure ; d'autres fois, cependant, elle pourra survenir sous l'influence d'une cause diathésique générale. M. Cruveilhier a présenté à la Société anatomique un cas où l'abcès des sinus frontaux était survenu sous l'influence de la syphilis. C'est le seul cas de ce genre que nous connaissions. A ce titre, nous croyons devoir le reproduire.

OBSERVATION [1]. — Une femme de cinquante ans, qui avait des antécédents syphilitiques, portait sur la partie antérieure du front une tumeur fluctuante et indolente. Lorsqu'on exerçait sur cette tumeur une pression longtemps prolongée, on finissait par la vider; une grande quantité de pus s'écoulait alors par le nez. On diagnostiqua une affection du sinus frontal, avec destruction de la paroi antérieure de ce sinus. — Il y avait plus de trois exostoses sur les bras et les avant-bras.

Cette femme étant morte d'albuminurie, on trouva à l'autopsie le sinus frontal très-dilaté et plein de pus ; sa paroi antérieure était détruite dans une grande étendue; autour

[1] *Bulletins de la Société anatomique*, 1850, p. 167.

de cette perforation le tissu osseux était épaissi et condensé; il n'y avait plus de diploé, toute l'épaisseur de l'os étant constituée par un tissu compacte très-serré.

*Diagnostic.* — Pourrait-on confondre l'abcès du sinus frontal faisant saillie au grand angle de l'œil avec une affection du sac lacrymal ? Un examen attentif suffira pour faire éviter cette erreur. Le mode de développement n'est pas le même ; la tumeur lacrymale n'arrive pas d'emblée à la suppuration. La pression peut faire disparaître l'une et l'autre de ces tumeurs ; mais le pus de l'abcès du sinus, sous l'influence du doigt comprimant, remontera dans le sinus, pour s'échapper par les fosses nasales, tandis que si l'on voit dans quelques cas le liquide de la tumeur lacrymale passer dans le nez, sous l'influence de la pression, c'est le plus souvent par les points lacrymaux qu'il s'écoule, ce qui n'a pas lieu dans l'abcès du sinus frontal.

Enfin, s'il peut se présenter un cas comme celui de Mackenzie, où la douleur du début fait défaut, l'existence d'une douleur vive, profonde, à la racine du nez, est cependant la règle ; je n'ai point vu non plus que l'abcès du sinus frontal, saillant au grand angle de l'œil, soit accompagné d'épiphora et de sécheresse de la narine du côté affecté.

En un mot, en tenant compte du siége de la douleur, du mode de développement, du volume de la tumeur, et du déplacement de l'œil, on arrivera à reconnaître la maladie qui nous occupe.

*Traitement.* — Les symptômes obscurs du début pourront quelquefois faire méconnaître et l'affection et le traitement à suivre. Mais lorsque l'existence de l'abcès est reconnue, il y a indication urgente de donner issue au pus, par la perforation, la trépanation [1], soit de la paroi antérieure, soit de la partie la plus déclive du sinus, de manière à établir une communication directe avec les fosses nasales, comme le préfère Riberi [2].

Beer [3] guérit ainsi un malade dont le globe oculaire était fortement déplacé, et l'œil reprit sa position normale.

Pour n'avoir pas voulu se soumettre à cette opération, un autre malade du même auteur vit se carier une grande partie des os de l'orbite et du nez. Il y avait aussi carie dans le fait de Riberi, dont il a été question.

Le sinus une fois ouvert, le chirurgien devra

[1] Voir, pour la trépanation du sinus frontal, le *Traité de médecine opératoire*, de M. Velpeau, et la thèse de M. le professeur Denonvilliers.

[2] *Loc. cit.*, *Journal de chirurgie* de Malgaigne, journal *l'Expérience*, t. Ier et IV.

[3] *Lehre von den Augenkrankheiten*, etc.

par des injections détersives chercher à modifier
l'état de la membrane muqueuse.

### B. — Épanchements sanguins.

Ces épanchements sont constamment la suite
de fractures ; la table externe de l'os étant le plus
souvent la seule atteinte, le sang se trouve em-
prisonné dans l'intérieur du sinus ; il s'épanchera
dans l'orbite quand la voûte orbitaire se trouvera
fracturée en même temps. On aura alors tous les
caractères des épanchements sanguins intra-
orbitaires, exorbitisme, ecchymose, etc. (voir le
livre III, chap. ii). Les observations suivantes,
empruntées à la clinique de Larrey, nous offrent
le tableau exact des symptômes de cette affection.

Observation [1].— Raymond (Jacques), cuirassier, vingt-cinq
ans, reçut au sourcil droit et sur le trajet du bord orbitaire supérieur, un coup de pied de son cheval, coup tellement violent
que la table externe du sinus frontal fut brisée en éclats ; le malade perdit connaissance et resta comme mort sur le terrain.
Le matin il était encore sans connaissance, la tête contour-
née à gauche ; l'œil du côté blessé faisait avec les paupières ecchymosées qui le recouvraient une saillie considérable. Une roideur tétanique se manifestait déjà dans toute
la moitié droite du corps de ce sujet, qui était frappé d'un
froid glacial. Je procédai au pansement de la plaie, que je

[1] Larrey, *Clinique chirurgicale*, t. 1er, p. 200.

débridai largement et dans tous les sens : je fis l'extraction des esquilles osseuses les plus mobiles, ainsi que de plusieurs caillots renfermés dans le sinus. Pendant l'opération le malade rendit encore beaucoup de sang par le nez et les incisions que nous avions faites. A peine ce premier pansement fut-il terminé, que Raymond reprit l'usage de ses sens et de sa raison.

La suppuration de la plaie du front, qui s'évacuait en grande partie par le nez, devint abondante, l'œil se dégorgea et l'ecchymose disparut graduellement, mais le malade se trouva privé de la vue du côté blessé.

Ce malade ne se rétablit qu'après de violentes douleurs et des accès tétaniques très-graves, et ne quitta l'hôpital qu'au bout de sept mois, pour y rentrer quelque temps après. Il finit par guérir définitivement.

Il est rare que la table postérieure du sinus frontal soit lésée par la cause vulnérante ; quelquefois cependant on y a observé une fêlure par laquelle le sang s'est épanché dans la cavité crânienne.

OBSERVATION ¹. — Un jeune grenadier à cheval de la garde reçut, dans une manœuvre de cavalerie, un violent coup de pied de cheval, qui divisa les téguments du sourcil droit et fractura la paroi externe du sinus frontal. Le blessé, chez lequel une forte hémorrhagie s'était déclarée à l'instant du coup, avait perdu connaissance et l'usage de toutes ses fonctions sensitives et locomotrices; mais, quelques heures après, lorsqu'il fut revenu à lui, il se plaignit de douleurs locales extrêmement vives, et des mouvements convulsifs aux lèvres et à la mâchoire se manifestèrent.

¹ Larrey, *Clinique chirurgicale*, t. Iᵉʳ, p. 197.

A ma première visite, je débridai largement la plaie contuse et déchirée du sourcil ; je fis ensuite l'extraction de
plusieurs esquilles mobiles et déprimées vers la cavité du
sinus frontal. Cette opération facilita la sortie d'une assez
grande quantité de sang noir et coagulé qui s'y était accumulé. Pendant l'expiration, l'air sortait par la plaie, et le
sang coulait immédiatement après par le nez. A la suite du
pansement fait de la manière la plus simple, une saignée à
l'artère temporale fut pratiquée, et des ventouses furent
posées à la nuque et entre les épaules ; des bains de jambe
sinapisés et un régime délayant et antiphlogistique furent
prescrits. Pendant les premiers jours les facultés mentales
nous parurent troublées : la mémoire avait entièrement
disparu ; les douleurs persistèrent. Des symptômes de frénésie se déclarèrent et se développèrent avec une grande intensité ; la fièvre et le délire survinrent. Bientôt après vint
l'assoupissement léthargique, et le blessé mourut dans un
état convulsif, le dix-neuvième jour de l'accident. L'ouverture du cadavre nous fit découvrir une inflammation très-
intense, avec gonflement de la membrane muqueuse du
sinus frontal et des fosses nasales, une fêlure à peine sensible
à la paroi postérieure du sinus, avec inflammation profonde de la portion correspondante de la dure-mère et un
épanchement sanguinolent et séreux entre cette méninge
et le lobe extérieur droit du cerveau.

### C. — Tumeurs enkystées.

Les tumeurs enkystées du sinus frontal peuvent être ou de véritables hydropisies, ou une
simple accumulation de mucus, ou des hydatides.

Je réunis à dessein toutes ces affections, parce

que leurs symptômes sont les mêmes, et que je n'ai point trouvé, dans les auteurs qui en ont rapporté des exemples, de caractères précis, qui me permettent de me prononcer sur leur nature.

Dans l'état de santé, la muqueuse des sinus frontaux sécrète un mucus liquide qui s'écoule dans les fosses nasales. Si, par une cause ou par une autre, la sortie de ce liquide vient à être empêchée, on conçoit qu'il puisse se manifester des symptômes de cette rétention ; cependant, dit Boyer, je ne sache pas qu'on en ait observé un seul cas. A. Bérard dit de même[1] qu'on n'a encore publié aucun fait de cette nature.

En voici un exemple bien caractérisé :

Les *Annales d'oculistique* (1853) contiennent une observation remarquable d'hydropisie du sinus frontal gauche, avec dilatation considérable du sinus et absorption des parties osseuses. Cette observation a été prise par M. Bellingham, à l'hôpital de Dublin, 1850.

OBSERVATION. — Un homme, âgé de quarante-six ans, porte une tumeur du volume d'un citron environ, située au front, au-dessus de la racine [du nez et de la région des sourcils; elle s'étend du milieu du sourcil droit à la région temporale gauche, et pousse en bas et en dehors l'œil gauche, qu'elle cache en partie. La tumeur n'est point doulou-

---

[1] *Dictionnaire de médecine*, t. XXVIII, 1844.

reuse lorsqu'on la manie, et la peau qui la recouvre n'a point changé de couleur. Le centre et la partie inférieure sont mous et donnent au toucher la sensation d'un liquide; en haut et de chaque côté on sent, le long de la base de la tumeur, une saillie osseuse qui se prolonge un peu sur les parois. La vue n'est point affaiblie et le malade n'a jamais éprouvé qu'une légère douleur à gauche, près de la base de la tumeur.

En février 1830, il se rendit à l'infirmerie de Monaghan, où le docteur Young ponctionna la tumeur à l'aide d'un petit trocart; il en sortit environ plein une coque d'œuf d'un liquide foncé. Au mois de mai, nouvelle ponction suivie du même résultat.

Le malade fut opéré définitivement le 19 juillet. La tumeur ayant été mise à nu et ouverte donna issue à plusieurs onces d'un liquide visqueux, de couleur foncée et ressemblant beaucoup à de la bile. On put constater que la table antérieure de l'os avait été entièrement absorbée, excepté vers la base de la tumeur, là où l'on sentait une saillie dure. Il en était de même de la table postérieure, et l'on reconnaissait les pulsations du cerveau à la vue et au toucher. Le malade guérit.

On trouve dans l'*Atlas des maladies de l'œil humain*, d'Ammon[1], le dessin d'un exophthalmos résultant de l'hydropisie enkystée des sinus frontaux observée par M. le professeur Jæger, de Vienne. Les os, et surtout l'ethmoïde, le sphénoïde et la moitié gauche du frontal, sont repoussés en arrière; l'orbite a complétement changé

_______

[1] Pl. X, partie ii, f° 3.

d'aspect. L'œil est abaissé au niveau de l'extrémité du nez.

Langenbeck[1] eut occasion d'extraire, le 2 décembre 1818, du sinus frontal d'une jeune fille de dix-sept ans, une grosse hydatide qui avait repoussé en avant la paroi interne du sinus. Mackenzie, qui raconte aussi le fait, ajoute que l'œil n'était pas, à proprement parler, hors de l'orbite, mais plutôt l'orbite conjointement avec l'œil était porté en avant, en dehors et en bas; de telle sorte que l'œil était au niveau de la pointe du nez. M. Carron du Villards a vu en 1822 un cas analogue à l'Hôtel-Dieu de Lyon. Dezeimeris[2] a rapporté dans son mémoire deux autres faits du même genre[3]. Dans l'un, la tumeur contenait vingt-huit hydatides.

Enfin, Gilibert[4] cite un fait très-intéressant

[1] Langenbeck, *Neue Bibliothek für die Chirurgie*, etc., t. II, p. 365, 372.

[2] Dezeimeris, journal *l'Expérience*, 1838, t. Ier, p. 535, 568.

[3] L'un emprunté aux *Transactions medico-chirurgicales* (1819, Robert Keate), l'autre à une thèse de Berlin, 1829, Guill. Brun, *Dissertatio de hydrope cystico sinuum frontalium*.

[4] Gilibert, *Adversaria medico-practica*, 1791, art. EXOPHTHALMIE, p. LXXVIII : *Phymaticam singularem observavimus in puella 18 annorum nata. Dexter oculus non major saliebat extus propulsus a tumore steatomatoso evoluto in sinu frontali, qui tabulam superiorem orbitæ depresserat et aperuerat fissura peracta.*

de tumeur stéatomateuse du sinus frontal, ayant déprimé la voûte orbitaire et produit l'exorbitisme.

Ces hydropisies ou ces kystes du sinus frontal se caractérisent par une tumeur plus ou moins volumineuse de la partie antérieure du front ou du grand angle de l'œil ; tumeur plus ou moins résistante, parfois molle dans un point, quand une partie de la paroi a été résorbée, d'autres fois dure comme une exostose.

L'étiologie de cette affection est assez obscure. Dans un cas cité par Mackenzie [1] , la maladie reconnaissait pour cause un coup de raquette reçu sur le côté gauche du nez et sur l'œil gauche. Dans l'observation de M. Bellingham, citée plus haut, l'hydropisie pouvait être attribuée à l'influence du froid.

Quand la tumeur est encore peu développée, les signes manquent pour établir un diagnostic sûr. Quand elle fait saillie au grand angle de l'œil, elle peut être confondue avec une tumeur du sac lacrymal. L'absence d'écoulement par les points lacrymaux sous l'influence de la pression, la possibilité de faire pénétrer jusque dans les fosses nasales une injection faite par le point lacrymal inférieur, et par-dessus tout la forme et le mode

[1] Mackenzie, observation 93.

7

de développement de la tumeur ne laisseront aucun doute.

Mais est-on sûr de n'avoir pas affaire à un abcès des sinus frontaux ? La tuméfaction est la même, il est vrai; mais les douleurs qui accompagnent l'inflammation dès le début manquent dans le développement des tumeurs enkystées; et d'ailleurs, si les antécédents du malade, si l'évolution de la tumeur ne donnaient pas de renseignements précis, le chirurgien doit songer à une chose : c'est que, tumeur enkystée ou abcès, le traitement est identique.

### D. — Polypes.

Les polypes des sinus frontaux sont rares, comparativement à la fréquence de ces productions morbides, soit dans les fosses nasales, soit dans le sinus maxillaire. Du reste, cette affection a dû être souvent méconnue. Il est arrivé plus d'une fois sans doute de traiter comme polypes du nez des polypes qui avaient pour point de départ les sinus frontaux. Les récidives pouvaient bien faire soupçonner leur origine, mais le diagnostic n'était pas assez sûr pour engager à trépaner les sinus. Boyer, dans son édition de 1831, dit n'en pas connaître d'autre exemple que celui, cité par

Levret [1], d'un jeune homme mort à l'Hôtel-Dieu
de Paris en 1725. M. Gerdy, en 1833 [2], en cite
deux autres exemples : l'un dû à Hoffmann [3],
l'autre extrait du journal anglais *la Lancette* [4].
M. Carron du Villards [5] dit avoir opéré un polype fibreux des sinus frontaux chez un nègre de
Cuba. Enfin, les *Annales de la chirurgie française
et étrangère* en renferment une longue observation due à M. Bouyer [6].

Nous signalerons encore accessoirement le fait
de Desgranges adressé à Louis, secrétaire perpé-
tuel de l'Académie de chirurgie, fait dans lequel,
à la mort d'un jeune homme de vingt-cinq ans, on
trouva dans les sinus frontaux une tumeur fongueuse que le chirurgien compare à celles de la
dure-mère, mais qui probablement n'était qu'un
polype.

Tantôt ces polypes sont nés dans le sinus,
d'autres fois ils l'ont envahi après avoir pris naissance dans un point plus éloigné. Tel est le cas
de Levret, où ils venaient du sinus maxillaire ; ils

---

[1] Levret, *Observations sur la cure des polypes de la matrice,
de la gorge et du nez*, p. 235.

[2] Gerdy, *Des Polypes*. thèse de concours, 1833.

[3] *Journal de Rust*, 1825.

[4] Voir la thèse de concours de M. Denonvilliers, 1839.

[5] *Annales d'oculistique*, 1858, t. XL, p. 115.

[6] *Annales de la chirurgie française et étrangère*, t. III, p. 242.

coïncident toujours avec d'autres productions de même espèce.

Au début, les polypes se présentent avec tous les symptômes des maladies du sinus, c'est-à-dire qu'il y aura toujours tumeur frontale ; plus tard survient le décollement des deux lamelles de la paroi supérieure de l'orbite, et enfin l'exophthalmos. L'œil sera porté en dehors et en avant. Le polype, dans sa marche envahissante, ne tardera pas à perforer la paroi antérieure du sinus et à paraître à l'extérieur, ce qui est arrivé au malade de M. Bouyer.

Facile, quand le polype du sinus frontal n'est que l'extension, pour ainsi dire, d'un polype d'une autre cavité, le diagnostic deviendrait impossible si la production pathologique était née dans le sinus et confinée dans son intérieur, comme pour les abcès et les tumeurs enkystées. D'ailleurs, l'ouverture du sinus et l'extirpation est le seul traitement à employer.

Voici un cas intéressant de guérison par une opération chirurgicale.

OBSERVATION [1]. — On confia au docteur Wuth le traitement d'un petit garçon de dix ans, dont l'œil gauche était malade depuis neuf ans. Cet œil était complétement chassé hors de

[1] Wuth, *Beitrage für Medizin*, p. 116 ; Berlin, 1844. — Mackenzie, observation 85.

l'orbite, de telle sorte qu'il se trouvait de niveau avec le dos du nez. Il était tellement porté en dehors sur la région malaire, que, vu de face, il cachait complétement ce côté de la figure. Quant au déplacement en bas, il avait eu pour résultat de mettré l'œil sur la même ligne que le bout du nez. Les paupières, pendant les trois dernières années, l'avaient recouvert de moins en moins, et actuellement elles le protégeaient si peu que la cornée et la sclérotique, dans une étendue de trois lignes tout autour, restaient complétement à nu. Un ulcère large et profond de la cornée menaçait de déterminer promptement la destruction de l'œil. Le frontal et les os du nez faisaient une forte saillie en avant. L'œil avait quitté progressivement sa place, à mesure que l'orbite s'était rétréci par la compression des os qui le constituent. Le côté gauche du nez formait avec le dos du même organe une surface plane et de même niveau. Le doigt introduit dans la narine gauche était arrêté par un obstacle résistant. La peau s'étant allongée, le sourcil gauche, largement écarté du droit, était descendu. Cette peau était épaisse et rude au toucher ; il existait au-dessous de la portion externe du sourcil une petite ouverture d'où la pression faisait sourdre un mucus blanchâtre. Le docteur Wuth, convaincu qu'il existait un vaste polype dans le sinus frontal, procéda à son extraction de la manière suivante : 1° il fit aux parties molles, en partant de la racine du nez, une incision verticale de deux pouces de long ; 2° une seconde incision de deux pouces, celle-ci horizontale, fut menée jusqu'au-dessus du sourcil ; 3° il disséqua le lambeau triangulaire ainsi formé, afin de pouvoir trépaner le sinus. On voyait alors, vers le milieu de l'arc sourcilier, une petite ouverture qui expliquait la source du liquide dont nous avons parlé. La grande dilatation du sinus exigea qu'on y pratiquât deux ouvertures à l'aide d'une petite tréphine ; une immense quantité de polypes vinrent alors faire saillie au dehors ; on les extirpa; la cavité où ils étaient aurait pu contenir trois œufs de poule. Les parties mirent un an à se guérir ; le sinus frontal se rétrécit dans tous les sens, et l'œil rentra en partie dans l'orbite. L'ulcère de la cornée se guérit promptement. Dès la première nuit qui suivit l'opération, le malade dormit comme il ne l'avait pas encore fait depuis plusieurs années, et sa santé s'améliora rapidement.

En résumé, les tumeurs diverses qui viennent dans les sinus frontaux peuvent, par la pression exercée en tous sens sur les parois du sinus, déformer la cavité orbitaire. C'est toujours en haut et en dedans, au grand angle de l'œil, près du nez, qu'elles viennent faire saillie. L'œil est toujours chassé par elles en bas et en dehors. Elles finissent par perforer les os, et donnent lieu alors à une accumulation de liquide au grand angle de l'œil.

La douleur n'est constante que dans les inflammations et les abcès des sinus.

La perforation ou la trépanation, pour donner issue au liquide ou pour permettre l'extirpation des polypes, comporte *tout le traitement*.

### E. — Corps étrangers.

1° *Corps étrangers vivants*. — Les écrits des anciens renferment des observations dans lesquelles des symptômes graves se sont manifestés soit à la suite d'introduction d'insectes dans les sinus frontaux, soit à cause du développement de vers dans ces cavités ; mais la majorité de ces observations est incomplète ou manque d'authenticité ; et, comme les chirurgiens modernes n'ont pas rencontré de cas analogues, on peut raisonnablement douter que les symptômes fussent toujours dus à la cause à laquelle on les rapportait. Cependant on trouve dans les *Annales de la Société entomologique de France* [1] un fait dans lequel les larves d'une mouche ( *lucilia hominivorax* ) s'étaient développées en quantité considérable dans les sinus frontaux et les fosses nasales d'un condamné ; elles avaient déterminé chez ce malheureux des accidents mortels.

« Les faits de ce genre paraissent être assez fréquents à la Guyane. M. Saint-Pair, médecin en chef, a observé six cas analogues. Dans un d'eux on avait déjà extrait plus de trois cents larves à l'aide d'injections, mais il fut impossible de les expulser toutes ; on les vit bientôt gagner le globe oculaire et ramper entre les deux paupières ; la paupière inférieure, gangrénée, tomba en lambeaux, le bord inférieur de l'orbite resta à nu. Les vers envahirent la bouche, corrodèrent les gencives et dénudèrent le maxillaire supérieur.

[1] Voir le feuilleton de *l'Union médicale*, du 8 septembre 1859.

Le malade succomba dix-sept jours après son entrée à l'hôpital [1]. »

On sait également que le chien est sujet à une
espèce d'entozoaire ( le *pentastoma tœnioïdes*),
dont le siége ordinaire est le sinus frontal.

2° *Corps étrangers proprement dits.* — On
pourra les rencontrer dans les sinus frontaux, à
la suite de plaies de ces sinus par des corps vulnérants, la cicatrisation des parties molles extérieures pouvant se faire alors que le projectile ou
le corps étranger est resté implanté dans leur cavité. Ainsi, dans un cas de fistule fronto-nasale,
que nous avons opérée par autoplastie [2], nous
avons trouvé, implantées dans la muqueuse du
sinus, des parcelles de fer métallique. Haller et
Larrey citent des exemples de corps étrangers
ayant séjourné très-longtemps dans ces sinus.

On y a quelquefois abandonné une balle, qui
a fini par sortir en se faisant jour lentement.

OBSERVATION [3]. — Le général français T... reçut à Waterloo
une balle dans l'orbite gauche; après avoir déchiré le globe
de l'œil, elle traversa la portion supérieure de la paroi interne de l'orbite, et alla se loger dans le sinus frontal. Elle y

[1] *Union médicale, loc. cit.*

[2] Voir l'observation dans la *Gazette des hôpitaux*, 25 juin 1859.

[3] Baudens, *Clinique des plaies d'armes à feu*, p. 162 ; Paris,
1836.

resta pendant douze ans, sans déterminer aucun effet ; au bout de ce temps, le général s'éveilla une nuit avec la sensation d'un corps qui lui tombait dans la gorge. C'était la balle, qu'il rendit immédiatement dans un effort de toux.

Il n'en fut pas de même chez un officier espagnol, dont M. Serrier a donné l'histoire ; la balle était mobile dans le sinus frontal droit, où le blessé la sentait remuer. On lui proposa le trépan, mais il ne voulut pas y consentir [1].

D'autres fois, l'art a pu intervenir pour débarrasser le sinus du projectile qui semblait y avoir acquis droit de domicile. M. Jobert a, dans ces dernières années, pratiqué l'extraction d'une balle dans ces conditions.

Enfin, on a observé dans les sinus frontaux des tumeurs offrant les caractéres des *nævi materni*, des concrétions pierreuses, etc.

[1] Bertherand, *Des plaies d'armes à feu de l'orbite*, dans les *Annales d'oculistique*, 1851, t. XXVI, p. 129.

# LIVRE II.

## TUMEURS DU TISSU CELLULAIRE.

———

Avant d'entrer dans l'étude des tumeurs proprement dites développées dans la cavité orbitaire, nous décrirons les diverses tuméfactions du tissu cellulo-adipeux qui la remplit, tuméfactions dues soit à l'inflammation et à ses suites, soit à l'épanchement de pus ou de sérosité dans ses aréoles, soit encore à l'hypertrophie ou à la congestion vasculaire de ce tissu; enfin, comme dans tout autre point de l'économie, il est susceptible d'emphysème : ces diverses altérations feront le sujet des chapitres qui vont suivre.

## CHAPITRE I

### PHLEGMON DE LA CAVITÉ ORBITAIRE.

Bien que le phlegmon de l'orbite ne constitue pas une véritable tumeur, et qu'à la rigueur il puisse être distrait de mon sujet; je crois ne pouvoir me dispenser d'en donner la description. Le phlegmon, en effet, s'annonce par des phénomènes qui lui sont communs avec les tumeurs de cette région, et il est le point de départ de tumeurs particulières telles que les abcès, l'hypertrophie et l'induration du tissu cellulaire.

Ici nous trouvons, comme partout, deux espèces d'inflammation, l'une à forme aiguë, l'autre à forme chronique. Et comme la première se présente beaucoup moins rarement, en même temps qu'elle s'accompagne d'accidents plus graves et mieux tranchés, c'est d'elle que nous parlerons d'abord et avec plus d'étendue.

Si l'on se place à un point de vue purement spéculatif, il semble que peu de régions doivent être anatomiquement mieux disposées à l'inflammation que celle qui nous occupe. Le tissu cellulaire y abonde ; les artères et les veines y sont nombreuses et flexueuses ; l'élément nerveux domine là plus que partout ailleurs.

Cependant la phlegmasie du tissu cellulaire de l'orbite n'est pas une affection que l'on puisse regarder comme commune. Les annales de la science en renferment un grand nombre de cas : cela est incontestable ; mais il ne faut pas y voir une preuve de la fréquence de la maladie. Au contraire, le soin avec lequel les observateurs ont rapporté les cas à eux particuliers indique qu'ils ont eu la pensée de faire connaître des faits rares et curieux. Quelle explication donner du peu de fréquence de la maladie? Il nous semble que les considérations anatomiques suivantes résolvent, sinon tout à fait, du moins en partie, cette question.

Les parties molles placées dans la cavité de l'orbite sont très-efficacement protégées de toutes parts, excepté en avant, par des parois osseuses. Le tissu cellulo-graisseux, c'est-à-dire la matière nécessaire au travail inflammatoire, est renfermé entre deux fortes lames de tissu fibreux. On pourrait dire que là se trouve la raison du peu d'influence des agents extérieurs et des affections locales circonvoisines sur le développement du phlegmon de l'orbite.

« Il ne faudrait cependant pas exagérer cet isolement et cette indépendance. D'une part, en effet, par l'intermédiaire de la fente sphéno-maxillaire, ce tissu communique avec celui de la fente zygomatique par la gaîne des vaisseaux; d'autre part, malgré la présence du ligament suspenseur, il s'établit entre lui et le tissu cellulaire de la paupière, par l'intermédiaire de la gaîne du muscle releveur, une communication naturelle.

« Enfin, l'aponévrose est tellement mince en

plusieurs points, surtout chez les sujets débilités, que le moindre effort suffit à établir des
communications anormales [1].»

### Étiologie.

Cette phlegmasie a été observée dans des circonstances bien diverses. Tous les auteurs s'accordent à dire qu'elle se rencontre le plus souvent
dans le cours d'une diathèse inflammatoire, va-
riole, rougeole, scarlatine, érysipèle; quelques-
uns y ajoutent la scrofule, la syphilis, le rhumatisme. En dehors de ces états morbides de
l'organisme, on ne trouve plus de cause à laquelle on puisse rattacher un grand nombre de
phlegmons de l'orbite. Aussi, pour compléter
cette étiologie, est-il nécessaire de faire le dé-
nombrement des observations que la science possède; nous y verrons comme causes les plus fréquentes du phlegmon de l'orbite :

1° La présence d'un corps étranger. Dans les
*Annales d'oculistique* (t. VII, p. 5), on trouve qu'un
corps étranger séjourna trois mois dans l'orbite et
y détermina deux fois une violente inflammation
du tissu cellulaire. On trouve dans la *Revue de
thérapeutique* [2] l'observation curieuse d'un phleg-

[1] Richet, *Anatomie chirurgicale*, p. 310.
[2] Numéro du 15 mars 1854.

mon orbitaire suivi d'abcès chez un enfant d'un mois. A l'ouverture de l'abcès on vit saillir à l'entrée de la plaie un pédicelle d'avoine. Celui-ci provenait de l'oreiller de l'enfant qui était rempli de balles d'avoine.

On trouvera au chapitre 1er du livre III plusieurs observations de phlegmons orbitaires dus à la présence de corps étrangers ayant pénétré violemment dans l'orbite.

2° Les plaies de l'orbite par armes à feu, ou par instruments piquants. « Les chirurgiens militaires, dit Middlemore, sont très-familiers avec cette douloureuse affection. »

Les blessures, même légères, faites sur le rebord de l'orbite, lorsque l'économie est dans des conditions particulières, peuvent produire l'inflammation du tissu cellulaire intra-orbitaire. Ainsi, au rapport de Mackenzie [1], Weller cite le cas d'une jeune femme bien portante, qui, étant à son époque menstruelle, reçut une plaie déchirée peu grave de l'orbite. La frayeur causée par cette blessure suspendit les règles, et il survint une inflammation violente de toute la cavité orbitaire.

3° L'influence du froid, d'un courant d'air, est invoquée par la plupart des ophthalmologistes. On en lit deux observations du docteur O'Ferral,

[1] Mackenzie, t. Ier, p. 443.

dans l'*Union médicale* [1]. Dans la première, il s'agit d'un homme qui, voyageant la nuit par un temps froid, maintint un vasistas ouvert pendant plus de deux heures. Il s'aperçut bientôt d'une douleur à l'œil droit, qui recevait directement le courant d'air. Cette douleur fut le prélude des autres symptômes du phlegmon de l'orbite. D'autre part, Gendron [2] cite un cas dans lequel un phlegmon avait été le résultat d'une violente insolation.

4° Il peut être la suite d'opérations pratiquées sur le globe oculaire.

Mackenzie l'a vu survenir après l'extirpation de la moitié de l'œil; d'autres auteurs l'ont vu succéder à l'opération de la cataracte par abaissement. Cette dernière cause se trouve déjà signalée par Fabrice de Hilden [3]. Nous-même avons observé un cas de ce genre dans le service de M. A. Bérard.

5° Plusieurs fois on l'a rencontré par suite de la propagation de l'érysipèle de la face. Le premier cas de ce genre que nous connaissions se trouve rapporté par J.-B. de Lamzwerde [4] : *De*

---

[1] *Union médicale*, numéro du 18 janvier 1848.

[2] Gendron, *Maladies des yeux*, in-4°, 1770.

[3] Centurie I, annotation à l'observation 1re, p. 11 de l'édition de 1682.

[4] Appendice à l'*Armamentarium* de Scultet, observation 47.

*oculi ex orbitâ protrusione, corneæ exulceratione
et palpebræ gangrenâ, erysipelate flatulentâ feliciter sine visionis læsione restitutis.* Du reste, ces
faits ne doivent pas être rares. Un cas de ce genre
a été observé en 1850 à la Pitié, dans le service de
M. le professeur Laugier [1]. Une femme fut admise
dans cet hôpital pour un érysipèle de la face.
L'inflammation, qui était surtout intense vers les
paupières, envahit le tissu cellulaire de ces organes, et se propagea à celui de l'orbite droit. Il
s'y forma une collection purulente.

Voici une observation de ce genre empruntée à
la clinique de M. Piorry.

OBSERVATION [2]. —Une femme, âgée de soixante ans, qui avait
été admise à la Salpêtrière pour une bronchite légère, fut
prise d'un érysipèle qui débuta par la joue droite et affecta
principalement la région du sac lacrymal. La rougeur
s'étendit aux paupières qui enflèrent au point de clore complétement l'œil. La maladie gagna les autres parties de la
face et l'œil du côté opposé. Le point pris le premier perdit
son élasticité le quatrième jour et offrit de l'empâtement.
La santé générale ne fut d'abord point affectée ; mais le
pouls s'éleva à mesure que la maladie fit des progrès, et,
le troisième jour, la stupeur, le coma et le délire vinrent

[1] Une note sur ce cas nous a été communiquée par M. le docteur Parmentier, alors interne des hôpitaux. Nous-même avons
eu l'occasion d'observer des cas analogues.

[2] Piorry, *Clinique médicale*, p. 381; Paris, 1833.

s'ajouter aux autres symptômes. Le cuir chevelu était à peine pris.

On ne considéra point d'abord la maladie comme grave ; la diète et quelques lotions simples constituèrent tout le traitement. Lorsque les symptômes s'aggravèrent et que les paupières fortement distendues se couvrirent de phlyctènes, on appliqua des sangsues en grand nombre, et l'on employa les dérivatifs sur les extrémités inférieures. Ces moyens échouèrent, et la malade mourut le cinquième jour.

A l'autopsie, qui eut lieu vingt-quatre heures après la mort, la peau, qui avait paru si rouge pendant la vie, offrit la même coloration que celle des autres parties du corps. Elle était à peine épaissie. On trouva du pus réuni en deux petits abcès du volume d'un pois dans le tissu cellulaire de la joue droite, tout contre le périoste ; un autre petit abcès, qui ne communiquait pas avec les premiers, était situé au-dessus du canal nasal. Le tissu cellulaire des paupières contenait du pus. En enlevant la voûte de l'orbite droit, on trouva des petits dépôts de pus dans le tissu cellulaire graisseux qui entoure le nerf optique, et dans celui qui recouvre le plancher de l'orbite, principalement vers la partie interne. Il n'existait pas d'abcès considérable, et aucun de ces petits dépôts de pus ne communiquait avec l'autre. A part le tissu cellulaire, aucune des parties contenues dans l'orbite ne présentait de traces d'inflammation ; mais il en était de même de la peau, bien que pendant la vie elle fût d'une couleur cramoisie. L'orbite gauche ne contenait pas de pus ; il n'existait pas non plus d'abcès dans ou sous le cuir chevelu. Le cerveau ne présentait aucune trace d'inflammation ni d'apparence morbide. Les poumons étaient le siége d'une pneumonie. L'estomac, d'ailleurs sain, contenait une quantité considérable d'un liquide verdâtre d'apparence bilieuse. Les intestins étaient sains.

Pour M. Riberi, les phlegmons orbitaires survenus après l'érysipèle de la face ne sont pas l'effet de cet érysipèle. Ils en sont, au contraire, la cause ou le point de départ. Il a vu deux cas de ce genre dans lesquels le pus de l'orbite provenait de l'intérieur des sinus frontaux, et avait occasionné l'érysipèle.

6° Le phlegmon de l'orbite peut encore n'être que l'extension de la phlegmasie du globe de l'œil. Middlemore cite un cas où l'inflammation du tissu cellulaire de l'orbite fut produite par une ophthalmie blennorrhagique.

OBSÉRVATION[1].—*Inflammation aiguë du tissu cellulaire de l'orbite produite par une ophthalmie gonorrhéique.*—Louis Jacques, âgé de cinquante et un ans, demeurant à Bordesley, vint me consulter pour une ophthalmie gonorrhéique dont il était atteint et qui s'était manifestée depuis environ quatre jours. Les paupières étaient excessivement tuméfiées et très-vasculaires; il y avait un chémosis tel qu'il fut impossible de voir la cornée. Il souffrait extrêmement de la compression du globe de l'œil, et il lui semblait, disait-il, qu'il allait s'échapper de l'orbite. Il me fit l'effet de souffrir moins de la tension que de la compression du globe. Je pratiquai une saignée, j'appliquai des sangsues au-dessus du sourcil, et fis faire une fomentation de l'œil avec une forte décoction de pavots. Je scarifiai également la surface chémosiée, et donnai issue à une bonne quantité de sérosité et de sang.

Le jour suivant, le malade me fit appeler, car il était tout

[1] Middlemore, *Traité des maladies des yeux*, t. II, p. 582.

à fait incapable de venir chez moi. Tous les symptômes s'é-
taient aggravés, l'œil était proéminent, la pupille énormément tuméfiée et presque livide, et le chémosis s'était étendu
presque entre les paupières. Quoique ce fût un homme de
forte constitution, il déclara que la douleur qu'il endurait
était vraiment atroce, et son extérieur confirmait pleinement
son état. Je fis une petite incision au canthus externe, de
manière à agrandir le trou intertarsal, et en même temps
je scarifiai largement et profondément la conjonctive chémosiée, pour donner issue à une grande quantité de sérosité
et de sang, et diminuer très-notablement ses souffrances. La
maladie me donna ultérieurement très-peu de tracas, quoique l'œil eût été détruit par la chute d'une escarre de la cornée et l'écoulement des liquides renfermés.

Il me semble que c'était là un cas d'inflammation aiguë du
tissu cellulaire de l'orbite produite par l'inflammation du
tissu cellulaire situé au devant de l'œil.

7° La propagation de la phlegmasie de proche
en proche peut se faire même par les os. Ainsi,
nous trouvons deux observations dans lesquelles
on voit que l'avulsion d'une dent molaire a été
l'occasion du phlegmon dont il s'agit. La première,
très-remarquable à d'autres égards et que nous
donnerons tout à l'heure en parlant des symptômes, appartient au docteur Sovet, et a été publiée dans les *Annales d'oculistique*[1]. La seconde est due à M. Fischer (de Prague)[2].

[1] *Annales d'oculistique*, t. XVIII, p. 159.
[2] Mackenzie, observation 258. Voir plus loin cette observation,
p. 143.

8° Quelquefois les affections de la glande lacrymale, surtout son inflammation, ont été le point
de départ de la maladie (Carron du Villards).

9° Il nous serait facile de multiplier les cita-
tions pour montrer combien diverses sont les
causes sous l'influence desquelles peut se développer le phlegmon de l'orbite. Nous ne rapporterons plus que la remarque intéressante faite
par M. Carron du Villards.

D'après cet auteur, l'inflammation du tissu
cellulo-adipeux intra-orbitaire se montre quelquefois à la suite des inflammations graves de
l'encéphale, surtout quand les méninges sont
primitivement affectées. Lui-même a observé
plusieurs cas de ce genre à la suite du typhus
qui décima l'armée austro-sarde en 1818. Un
peu plus loin, il donne le fait suivant :

OBSERVATION. — *Méningite aiguë*. —*Abcès consécutifs dans les
deux orbites.—Les deux globes sont blessés en ouvrant les abcès.—
Perte de la vue* [1].—«M. Benaut, docteur-médecin, demeurant

______

[1] Carron du Villards, *Maladies des yeux*, p. 471. Dans un récent mémoire sur l'exophthalmie, publié dans les *Annales d'o-
culistique*, 1858, t. XL, p. 127, le même auteur, en rappelant
ce fait, ajoute : « Dans la dernière édition de son ouvrage, M. Desmarres semble révoquer en doute la possibilité d'un semblable
accident. Que dira M. Desmarres lorsque je lui dirai que j'ai vu
feu M. le professeur Roux commettre à la Charité, en ma présence, une semblable méprise ? »

à Malesherbes, près Fontainebleau, d'un tempérament sanguin athlétique, dans la force de l'âge, fut atteint, il y a quelques années, à la suite de fatigues prolongées, d'une méningite
aiguë qui faillit l'enlever. Il ne dut sa conservation qu'à l'é-
nergie du traitement que l'on opposa à cette maladie. Sur sa
fin, il se manifesta dans l'orbite des accidents inflammatoires assez vifs et rapides, à la suite desquels il parut
dans chaque orbite un abcès assez considérable. Ces abcès
étaient près de se faire jour, lorsqu'un confrère, voulant
hâter la sortie du pus, plongea imprudemment un bistouri
dans chacun d'eux ; il évacua bien le pus, mais il blessa les
globes oculaires, et il s'ensuivit une cécité incurable. »

### Symptomatologie.

Le tissu cellulo-graisseux de l'orbite est
abondant par rapport aux organes contenus
dans cette cavité. Mais, considéré d'une manière
absolue, on peut dire qu'il ne constitue pas une
masse considérable. L'inflammation est donc,
en cet endroit, circonscrite dans des limites très-
étroites. Comment expliquer la violence et la
multiplicité des symptômes par lesquels elle se
manifeste, et le retentissement qu'elle a dans
l'économie entière ? C'est que la gravité d'une
phlegmasie ne dépend pas seulement de l'espace
qu'elle occupe, de la quantité des tissus qu'elle a
envahis. Il faut encore tenir compte de l'élément
sanguin et de l'élément nerveux, des modifications que l'un et l'autre devront subir par le fait

de la marche de l'inflammation et de la facilité du développement des parties tuméfiées. Celle du tissu cellulaire intra-orbitaire en est un exemple bien frappant. Elle s'annonce par les accidents qui caractérisent une inflammation grave et franche ; elle trouble tout l'organisme. C'est dire que le phlegmon de l'orbite donne lieu à deux ordres de symptômes : les uns sont ceux d'une inflammation violente, les autres lui appartiennent en propre. Des premiers nous ne dirons que quelques mots, tandis que nous parlerons des derniers avec toute l'étendue que comporte le sujet.

*Prodromes.*— A en juger d'après les faits nombreux que nous avons recueillis, la maladie ne débute pas toujours de la même manière, ou plutôt elle débute de deux façons. Le plus souvent c'est une douleur sourde et profonde qui ouvre la scène. D'autres fois un sentiment de malaise, de l'inappétence, un frisson, sont les premiers phénomènes.

*Douleur.* — Mais si elle n'a pas été la première, la douleur arrive bientôt et devient le symptôme principal. Rapidement elle croît en intensité, se fait ressentir dans l'orbite, plus profondément dans le crâne, sur le front, vers les tempes. Après un temps généralement court, elle est extrêmement violente, insupportable, empêchant le sommeil, et, dans les cas les plus aigus, arrachant des cris au malade, occasionnant une grande agitation, même le délire. Elle est continue et ne permet aucun repos, tant que l'inflammation n'est pas enrayée, ou que le pus qui a succédé au phlegmon ne s'est pas ouvert une voie au dehors. Le petit malade du docteur Fizeau[1] est un exemple effrayant de la violence de la douleur. On trouve dans Middlemore[2] un autre fait également intéressant à ce point de vue.

*Fixité de l'œil.* — Un symptôme important, mais qui n'est qu'une conséquence de la douleur, et surtout de celle que provoquent les mouvements de l'œil, c'est la fixité du globe oculaire ; fixité due bien plutôt à l'horreur instinctive du malade pour tout ce qui peut augmenter ses souffrances, qu'à la compression exercée par les tissus enflammés, fixité que nous comparons jusqu'à un certain point à celle que donnent instinctivement au membre malade les individus atteints de fractures.

*Exophthalmos.* — Un autre symptôme également précieux et caractéristique nous est fourni

---

[1] *Journal de Corvisart, Leroux et Boyer,* vendémiaire an XIV, t. XI, p. 527.

[2] Middlemore, ch. XXI, sect. 1re, p. 585.

par le déplacement du globe de l'œil. Celui-ci subit le phénomène de l'exophthalmos : il est poussé hors de l'orbite. Tantôt l'exophthalmos est direct, et l'organe de la vision ne proémine pas plus d'un côté que de l'autre ; c'est lorsque l'inflammation développée au fond du cône orbitaire presse également l'œil en haut et en bas, en dedans et en dehors. Tantôt l'œil est plus incliné d'un côté que du côté opposé ; alors l'inflammation s'est produite sur un point limité de la portion antérieure de l'orbite. Quelquefois l'exophthalmos direct succède à un exophthalmos latéral ; on comprend sans peine dans quelles circonstances il en est ainsi. Cette propulsion de l'œil n'est pas toujours également marquée. Dans la plupart des observations qui sont sous nos yeux elle est manifeste, frappante tout d'abord, et néanmoins les paupières ont pu contenir l'organe. Dans un petit nombre de cas, ces voiles membraneux étaient écartés, puis renversés, formant un bourrelet circulaire autour de l'œil poussé plus en avant.

*Troubles de la vision.* — Avec un pareil déplacement et au sein des parties enflammées, il est curieux de voir quelles modifications subit l'organe de la vue dans ses fonctions et dans ses éléments anatomiques. Les troubles de la vision arrivent de bonne heure; dans quelques cas ils se sont montrés en même temps que la douleur : ce sont la photophobie, la photopsie et l'amaurose. Les deux premières appartiennent aux premières phases de la maladie et, quand celle-ci est intense, sont remplacées tôt ou tard par l'amaurose. Lorsque le mal n'est pas violent, elles persistent jusqu'à la cessation des phénomènes inflammatoires et l'issue du pus formé. Les ophthalmologistes expliquent ici la photopsie par la congestion sanguine des tissus de l'œil ; la photophobie par la dilatation de la pupille, qui permet le passage d'un trop grand nombre de rayons de lumière. L'amaurose serait due à la compression trop forte du nerf optique. La photophobie et la photopsie passent avec les autres phénomènes de la maladie. Il n'en est pas toujours de même de l'amaurose. Elle survit quelquefois au phlegmon de l'orbite et persiste toute la vie. Il est intéressant de lire des observations dans lesquelles on voit la perte complète de la vue avec l'intégrité complète des membranes et des milieux de l'œil [1].

Outre ces différents troubles fonctionnels, on a encore signalé une mydriase plus ou moins pro-

______
[1] Voir, p. 147, l'observation empruntée à Bursérius.

noncée, qui serait le résultat de la compression subie par les nerfs de la troisième paire.

Dans un cas rapporté par M. Tavignot[1] il existait une perte complète de la sensibilité de la cornée; de sorte que le contact d'un stylet promené à sa surface n'était point perçu. Cette anésthésie partielle s'expliquerait par la compression exercée sur les nerfs ciliaires sensitifs.

Enfin nous rattachons aux troubles fonctionnels la gêne que l'œil éprouve dans ses mouvements lorsque l'exophthalmos est médiocrement prononcé, et son immobilité quand celui-ci est bien marqué. Il s'agit ici d'un résulat purement mécanique.

*Etat du globe oculaire.* — Si les fonctions du globe de l'œil sont généralement gênées ou perverties dans le cours du phlegmon de l'orbite, ses éléments anatomiques sont plus rarement, très-rarement altérés. C'est un fait digne de remarque. Nous en trouvons l'explication dans la présence de la membrane fibreuse très-résistante qui enveloppe le nerf optique. Par elle, celui-ci est généralement mis à l'abri de la phlegmasie. Il ne subit que des phénomènes de congestion résultant de la gêne apportée au cours du sang. On trouve

[1] *Gazette médicale,* 1845. — Nélaton, *Pathologie chirurgicale,* t. III, p. 328.

cependant des cas où il en a été autrement : l'œil n'est pas resté sain, soit que l'inflammation l'ait envahi, soit que la cornée se soit mortifiée après la formation d'un chémosis. Dans l'un et dans l'autre cas, il est ordinaire que l'œil se vide et que la vue soit perdue pour toujours. M. Desmarres[1] cite l'observation d'un phlegmon très-grave des deux orbites chez une jeune fille de quatorze ans; il y eut exophthalmos considérable et inflammation violente des deux yeux, lesquels s'ouvrirent d'eux-mêmes, par suite de la mortification de la cornée.

Comme exemple de phlegmon orbitaire ayant entraîné la cécité, on lira avec intérêt l'observation suivante, relatée dans les *Annales d'oculistique*[2] :

OBSERVATION. — *Phlegmon de l'orbite.* — M. S***, curé à N..., quarante ans, tempérament lymphatico-nerveux, n'a jamais eu de maladie qu'une fièvre typhoïde peu grave. Il est venu me consulter le 25 mars 1845 pour des douleurs qu'il rapportait à la carie d'une grosse molaire de la mâchoire supérieure gauche, et qui, depuis deux ou trois jours, le privaient de repos et s'irradiaient dans tout le côté de la face. Cette dent fut cautérisée et plombée; mais, la douleur continuant, M. S*** alla, quelques jours plus tard, en faire faire

---

[1] *Maladies des yeux*, 2e édition, t. Ier, p. 169.
[2] *Annales d'oculistique*, t. XVIII, p. 159, par le docteur Sovet.

l'extraction. Celle-ci ne présenta rien de particulier. M. le curé rapporte seulement que des fragments d'alvéole furent extraits avec les racines auxquelles ils adhéraient.

Quinze jours après, M. S*** me consulta de nouveau. Il ressentait une douleur obtuse dans l'alvéole vide et dans tout le côté de la mâchoire, et de temps en temps un écoulement d'un liquide incolore et d'odeur nauséabonde avait lieu par le vide laissé par l'extraction. Les gargarismes et les bains de vapeur que je lui prescrivis n'arrêtèrent nullement ces accidents; ils s'accrurent même sensiblement; les douleurs s'étendirent vers le nez et l'orbite, et parfois, lorsque M. le curé se baissait, il s'écoulait par la narine gauche un liquide assez limpide et offrant la même odeur que l'écoulement alvéolaire. M. S*** n'opposa plus aucune médication à son mal.

Dans le courant de juillet de la même année, il fit d'assez longues courses à pied, s'exposa à des suppressions de transpiration, et rentra le 27 juillet avec une céphalalgie susorbitaire qui s'accrut dans la journée du 28, et qui devint tellement violente qu'on vint me prier, à deux heures du matin, de me rendre chez lui ; il offrait alors les symptômes suivants : douleur profonde et compressive du globe oculaire gauche ; proéminence notable de cet organe ; tuméfaction, tension, rougeur et immobilité des voiles palpébraux. Je parvins avec peine à les entr'ouvrir ; le globe paraissait beaucoup augmenté de volume; cet œil, qui semblait encore intact, ne percevait plus les images; les larmes coulaient en abondance ; la douleur était telle que le patient n'avait pu ni dormir ni rester un instant en repos; il y avait eu frisson prolongé la veille au soir; face injectée, peau brûlante, pouls vibrant, plein, à 95. Saignée de douze onces ; douze sangsues à la région mastoïdienne ; fomentations froides sur l'œil, pédiluve sinapisé.

30 *juillet.*—Douleur plus concentrée dans l'orbite ; senti-

ment de compression extrême de l'œil; photophobie des deux côtés; photopsie du côté malade; rêvasseries continuelles ; pouls plein, à 110 ; langue saburrale. Seize sangsues sont appliquées successivement pour obtenir un écoulement continu ; fomentations froides, sinapismes mitigés, deux grains de calomel de deux heures en deux heures.

31 *juillet.* — Trois selles ont eu lieu : le malade a déliré toute la nuit; la tumeur orbitaire est proéminente, rouge, tendue, sensible à la moindre pression; elle s'étend de la base du nez au milieu de la région frontale; un écoulement séreux abondant a lieu entre les paupières et par la narine gauche; les fomentations froides ne sont plus supportées; la douleur revêt parfois un caractère pulsatif; la réaction est moins intense, le pouls ne permet plus d'émission sanguine. Emollients *loco dolenti*, calomel, sinapismes mitigés.

1er *août.* — Amélioratiou de l'état général ; *statu quo* de la tumeur.

2 *août.* — La nuit a été très-mauvaise ; les douleurs ont repris une nouvelle intensité; la tumeur, tout à fait proéminente vers le rebord orbitaire supérieur qu'elle déborde de l'épaisseur d'un bon travers de doigt, offre un point blanc, aminci et fluctuant, que j'ouvre avec précautiou à l'aide de la lancette; un liquide purulo-sanguinolent, puis seulement purulent, s'échappe à grands flots et répand une odeur infecte. Cataplasmes émollients.

3 *août.* — Le pus fétide coule non-seulement par l'ouverture pratiquée , mais par la narine gauche et par l'intervalle des paupières ; des bulles de gaz et quelques portions de tissu sphacélé s'échappent par l'ouverture supérieure.

4 *août.* — Le patient est parvenu à soulever lui-même la paupière; la partie centrale du globe oculaire paraît ratatinée sur elle-même, une issue purulente s'observe à la partie inférieure et interne du globe; l'abattement physique et

moral du malade est extrême. Bouillons, viandes blanches, cataplasmes émollients.

*5 août.* — Une seconde ouverture s'est faite spontanément à l'angle interne de la paupière supérieure; des douleurs se sont de nouveau fait sentir dans l'alvéole. L'inspection de la bouche ne fait découvrir qu'un peu de gonflement et de sensibilité des gencives; le stylet ne pénètre point au delà de l'alvéole vide et ne rencontre que des tissus mous. Régime plus nutritif.

*8 août.* — Les quatre issues continuent à donner un pus abondant, mais plus louable; la tumeur décroît de volume, mais reste assez dure vers le bord orbitaire supérieur. Le stylet, introduit par l'ouverture pratiquée, rencontre des surfaces irrégulières et osseuses. Pansement au cérat, établissement d'un cautère, à l'aide du caustique de Vienne, à la région sus-orbitaire; nourriture analeptique ; huile de foie de morue à l'intérieur.

*18 août.* — Les tissus se dégorgent insensiblement, mais les fongosités des brides se développent chaque jour sur l'œil malade et reparaissent malgré l'emploi des cautérisations et les résections.

*9 septembre.* — Une bride membraneuse assez large, déterminant l'entropion de la paupière inférieure, est réséquée par moi en présence du confrère Vernier, avec lequel j'ai visité plusieurs fois le malade dans ces derniers temps. Enfin, vers la fin de septembre, à l'aide de l'emploi répété du nitrate d'argent, des pommades mercurielles et de divers collyres, les conjonctives sont revenues à leur état presque normal ; l'issue purulente qui s'observait à la base et à la partie interne du globe était tarie depuis plusieurs jours; l'ouverture spontanée de la paupière supérieure était cicatrisée ; la narine gauche ne fournissait plus qu'un écoulement peu abondant, et le plus souvent constitué par un liquide assez séreux ; enfin, un séquestre, du volume d'un pois aplati, offrant une face lisse et convexe, et une face postérieure irrégulière, s'échappa par l'ouverture pratiquée vis-à-vis du bord orbitaire supérieur ; cette ouverture ne tarda pas à se cicatriser, en contractant des adhérences avec les tissus sous-jacents.

*Mars* 1846. — M. S*** offrait un moignon oculaire propre au placement d'un œil artificiel ; sa santé générale était excellente, et il ne se plaignait plus que de l'écoulement par le nez d'un peu de liquide incolore, quand un jour il sentit un léger embarras dans l'arrière-bouche et vers les fosses nasales postérieures. Après un effort d'expuition, il rendit un second séquestre, mince, légèrement concave, offrant au centre une petite arête, et ressemblant à un fragment de cloison. En vain, à plusieurs reprises, j'ai examiné la narine gauche à l'aide du stylet et d'un rayon solaire, je n'ai rien découvert qui rendît compte de l'écoulement qui aujourd'hui encore se produit parfois chez M. S*** lorsqu'il incline la tête de gauche à droite.

Les paupières ne restent pas étrangères au travail inflammatoire, que nous avons vu déjà produire deux phénomènes importants, la douleur et l'exophthalmos. De bonne heure, quelquefois même avant le déplacement de l'œil, elles s'infiltrent et rougissent. Tant que la phlegmasie n'a agi sur elles que d'une manière indirecte, en gênant la circulation du sang, elles ne subissent pas d'autres modifications ; mais quand l'inflammation, cheminant peu à peu, arrive jusqu'à elles, très-facilement elles se laissent envahir : alors elles deviennent plus gonflées, plus tendues et plus rouges. C'est vers leur bord adhérent que les paupières présentent d'abord ces caractères, et au degré le plus élevé ; c'est aussi au même niveau que le pus consécutif au phlegmon vient faire saillie quand il tend à se porter au dehors. Arrivée aux paupières, l'inflammation augmente quelquefois en étendue, envahit les tissus circon-voisins et donne lieu à des accidents de voisinage généralement funestes.

D'après ce qui vient d'être dit, on voit que nous avons considéré l'affection des paupières comme un accident secondaire, se produisant lorsque le phlegmon de l'orbite est constitué. Cela est vrai pour tous les cas, excepté pour celui où l'inflammation du tissu cellulaire de l'orbite survient dans le cours d'un érysipèle de la face.

Tels sont les symptômes appartenant en propre au phlegmon de l'orbite, et servant à le caractériser. Il en est d'autres plus généraux, que l'on observe toutes les fois qu'une grande inflammation se produit quelque part dans l'organisme ; ce sont ceux de la fièvre inflammatoire : frissons au début, se répétant plusieurs fois dans le cours de la maladie, souvent au moment de la formation du pus ; dyspepsie et constipation ; quel-

quefois des vomissements ; rougeur et sécheresse
de la langue, soif ardente ; agitation, insomnie,
et parfois du délire ; pouls fréquent, développé
et dur ; peau sèche et brûlante. Ces symptômes
généraux persistent, et avec une grande intensité,
tant que dure le travail inflammatoire, et jusqu'à
ce que le pus ait été évacué.

*Complications.* — Quand l'évacuation du produit phlegmasique a été obtenue, l'organisme
se calme promptement et la convalescence est
rapide, à moins qu'une complication ne soulève de nouveaux troubles. Or, parmi les complications du phlegmon orbitaire, une des plus
graves est sans contredit la phlébite de la veine
ophthalmique.

Dans un article de l'*Ophthalmic Hospital Reports*
(octobre 1857), on lit une observation de ce genre.
A l'autopsie, on trouva les deux orbites infiltrés
d'une matière séro-purulente, qui donnait au
tissu l'aspect d'une éponge ramollie. Il n'y avait
aucune tendance à la formation d'un pus de bonne
nature, mais tous les tissus étaient imbibés d'une
exsudation inflammatoire d'un mauvais caractère.
La veine ophthalmique de chaque côté était remplie de pus sanieux, les deux sinus caverneux distendus par de la matière purulente, ainsi que la
veine cérébrale moyenne droite : on pouvait suivre

9

le pus dans cette veine jusqu'à la face supérieure du cerveau.

L'auteur de cette observation, M. Poland, dit avoir observé deux autres cas semblables terminés également par la mort.

Une autre complication excessivement grave, c'est la transmission de l'inflammation aux méninges. M. Richet[1] dit en avoir observé deux cas terminés par la mort.

Une observation de Fabrice de Hilden[2] parait également se rapporter à cette complication.

### Diagnostic.

Les phénomènes morbides par lesquels se manifeste le phlegmon de l'orbite sont si caractéristiques, que nous ne voyons pas de maladie avec laquelle il soit possible de le confondre.

---

[1] *Anatomie chirurgicale,* p. 312.

[2] Fabrice de Hilden, centurie I, observation 1, p. 11 de l'édition de 1682 : *Civis quidam..... ab empirico quodam medicamentum sumpsit. Illud tanta cum vehementia vomitum misit, ut eadem die oculi et fauces intumuerint, et anginam non procul abesse fuerit visum. Consilium et auxilium quum a me petivisset, gargarisma præscripsi, quo aliquoties abluto ore inflammatio faucium remisit. Oculi vero adeo intumuerunt ut extra orbitas suas propenderent. Quum vero vino non abstineret, adeo auctus fuit dolor et membranarum cerebri inflammatio ut intra paucos dies extinctus fuerit.*

Le phlegmon du globe de l'œil s'annonce, lui aussi, par des douleurs très-vives ; il s'accompagne de symptômes généraux parfois fort intenses ; l'organe fait une saillie au devant de l'orbite ; mais si l'on remonte à la cause, si l'on juge que la saillie de l'œil est due à une augmentation de volume de l'organe et non à un simple déplacement ; si on observe avec soin l'état des milieux et des membranes de l'œil, l'erreur paraît difficile. Si elle a été commise, elle ne durera pas longtemps, puisque la présence du pus dans l'intérieur de l'organe dans un cas, en dehors de lui dans le second, rendra le doute impossible.

Peut-être serait-il plus facile de confondre le phlegmon de l'orbite avec l'inflammation de la glande lacrymale. Dans ce dernier cas, le début n'est ni aussi brusque ni aussi alarmant ; la douleur ne présente pas cette intensité qui en fait un symptôme particulier du phlegmon de l'orbite ; l'exophthalmos est toujours tel que le globe de l'œil est rejeté en bas et en dedans, tandis que, en haut et en dehors, se trouve une tumeur variable pour le volume ; la réaction fébrile n'est pas aussi violente. Il nous semble qu'en tenant compte de chacune de ces différences, de la cause et de la marche de la maladie, il sera possible d'établir le diagnostic.

Parfois la tumeur est le siége de battements isochrones à ceux du pouls, symptôme qui pourrait à la rigueur simuler un anévrysme, et qui dépend de la dilatation momentanée des nombreuses artères de l'orbite. Tyrrell [1] cite un cas de ce genre.

### Marche. — Terminaison.

Il suffit de réfléchir aux causes ordinaires du phlegmon de l'orbite, et aux conditions anatomiques de la région pour prévoir quelle doit être le plus souvent, presque toujours, sa terminaison : il se forme un abcès. En effet, la suppuration est la règle, la réselution une heureuse exception, si bien que nous en avons trouvé peu de cas dans les annales de la science, et encore s'agissait-il le plus souvent de phlegmons consécutifs à des opérations. L'un, cité par M. Rognetta, fut observé sur un jeune commis opéré par Dupuytren de la cataracte, en 1829. L'autre appartient à Middlemore. M. Desmarres dit en avoir observé quelques exemples dans des phlegmons consécutifs à l'opération de la cataracte, ou à celle du strabisme.

L'inflammation du tissu cellulaire de l'orbite peut encore se terminer par hypertrophie ou par

[1] Tyrrell, *Recherches cliniques sur les maladies des yeux,* 1840.

induration. Nous en parlerons plus loin avec détail [1].

### Pronostic.

Nous ne sommes plus au temps où Franck [2] affirmait que dans les cas les plus heureux les malades ne peuvent conserver l'œil, et que dans tous les cas ils sont menacés des accidents les plus formidables et bien souvent mortels.

On ne pourrait pas davantage dire avec M. Stœber [3] que, lorsqu'on ne parvient pas à empêcher la suppuration, la maladie se complique ordinairement de méningite et se termine par la mort, et que, dans les cas les plus heureux, la vue reste toujours faible ou perdue.

Aujourd'hui, on est certainement plus près de la vérité en disant, avec M. Sovet [4] : « qu'à l'aide d'un traitement antiphlogistique énergique on obtiendra le plus souvent une terminaison heureuse chez les hommes vigoureux et d'une bonne constitution, mais qu'il n'en sera pas de même chez les sujets à constitution molle et cachectique, parce que le médecin sera toujours très-borné dans ses moyens thérapeutiques et que des lésions des tis-

[1] Voir le chapitre III.
[2] Franck, *Traité de médecine pratique*, t. II, p. 292.
[3] Stœber, *Manuel d'ophthalmologie pratique*.
[4] *Annales d'oculistique*, t. XVIII, p. 82.

sus environnants viennent souvent compliquer l'inflammation du tissu cellulaire de l'orbite. »

Tous les auteurs sont d'accord pour dire que la mort a été fréquemment la suite du phlegmon orbitaire. Nous devons ajouter que, dans toutes les observations de cette issue malheureuse, nous avons trouvé qu'une complication survenue soit du côté du cerveau et des méninges, soit du côté de la face, soit une autre, avait contribué, pour une large part, à la mort du malade.

Enfin, le plus souvent, le pronostic du phlegmon de l'orbite est grave, au point de vue de la vision, surtout chez les sujets à constitution lymphatique.

OBSERVATION [1]. — Il y a six semaines environ, je fus appelé à la Villette pour voir une jeune fille de vingt ans, blonde, lymphatique, atteinte d'un double phlegmon de l'orbite. Quinze à vingt jours auparavant elle avait été prise de douleurs atroces dans les deux orbites, douleurs accompagnées de céphalalgie et de fièvre ; bientôt un exophthalmos survint des deux côtés, puis les paupières rougirent et se tuméfièrent, et la jeune malade perdit complétement la vue ; c'est alors que je fus appelé. Je constatai la fluctuation des deux côtés et je fis à la partie supérieure et interne de la paupière supérieure une incision de la peau et de l'aponévrose oculo-palpébrale ; cette incision donna issue de chaque côté à une notable quantité de pus bien lié. Quinze jours après cette opération, l'exophthalmos existait

[1] Personnelle à l'auteur.

encore d'un côté ; de l'autre, l'œil avait repris sa place ; les
phénomènes généraux avaient cessé, mais la cécité existait
à droite comme à gauche ; les deux pupilles étaient dilatées.
— J'ai cessé de voir la malade et ne sais si la vue lui revien-
dra jamais.

Cependant il existe des cas où un phlegmon
orbitaire intense ayant donné lieu à la formation
d'un abcès considérable a pu guérir sans perte de
la vision. C'est ce qui a eu lieu dans un cas observé par Pellier de Quengsy [1].

### Traitement.

Les indications sont trop évidentes pour qu'il
puisse y avoir dissidence sur le traitement de la
maladie. Dès le début, c'est aux antiphlogistiques
qu'il faut recourir. Comme les premiers symptômes sont violents, que la marche du phlegmon
est rapide, il convient de se hâter d'appliquer une
médication énergique. Les saignées générales et
locales doivent être pratiquées autant que le com-
portent la constitution et le tempérament du
malade.

Les révulsifs autour de l'orbite et sur le tube
digestif seront employés en même temps et avec
persistance. En agissant avec cette activité, on

[1] Pellier, *Recueil de mémoires et d'observations sur l'œil*, 1788,
p. 400.

poursuivra deux buts : modérer le travail inflammatoire, amener la résolution. Si, comme il est
problable, il se forme une collection purulente, il
faut changer de conduite. Nous dirons ce qu'il
convient de faire en parlant des abcès.

On a conseillé, comme aux membres, de pratiquer sur les parties enflammées, au moyen du
bistouri enfoncé dans l'orbite, des incisions aussi
nombreuses et aussi larges que possibles ; ce
moyen, quelque actif qu'il puisse être, nous semble trop dangereux , à cause de l'hémorrhagie
qu'il produirait infailliblement.

**PHLEGMON CHRONIQUE.**

De l'avis des auteurs qui ont écrit sur les maladies des yeux, le phlegmon chronique de l'orbite est d'une extrême rareté. C'est principalement
sous l'influence d'une cause constitutionnelle, telle
que le vice scrofuleux, qu'on observe cette forme
de l'inflammation. Dans un cas cité par M. Rognetta [1], cet auteur l'attribue à une cause syphilitique : « Un grand musicien italien, qui habite
Paris, est atteint d'une exophthalmie ancienne,
dont l'origine me paraît remonter à une phlogose

[1] *Annotations au Traité des maladies des yeux* de Scarpa,
p. 401.

orbitaire déterminée par une galanterie théâtrale. Dans l'observation 254 de Mackenzie, une violente contusion à la région du sourcil droit, paraît avoir été la cause de la maladie. Enfin, M. Riberi a rencontré des abcès cachés dans l'orbite, qui avaient été méconnus. C'était dans des cas d'affections organiques graves de l'œil.

On comprend, d'après ce qui précède, combien est difficile le diagnostic du phlegmon chronique de l'orbite, et comment il est arrivé le plus souvent qu'on l'a reconnu alors seulement qu'un foyer purulent s'était établi et faisait saillie au dehors. — Un sentiment de pesanteur et de gêne dans les mouvements de l'œil annonce la présence de la collection purulente et de la phlegmasie qui l'a précédée. Surviennent ensuite des troubles de la vision, photopsie, diplopie, obscurité de la vue. La douleur, si vive et si caractéristique dans le phlegmon aigu, apparaît plus tard; elle ne devient intense que lorsque le pus occupant une grande étendue exerce une sorte de compression; d'autres fois, elle manque pendant toute la durée de la maladie. L'exophthalmos, d'abord à peine sensible, s'accroît avec une extrême lenteur; les paupières s'infiltrent, rougissent, puis on voit surgir sur un des points de la circonférence de l'orbite une tumeur qui soulève la peau, l'amincit et finit par la percer. Voilà comment les choses se passent dans la plupart des cas. On conçoit qu'il est impossible de donner les règles suivant lesquelles il faudra établir le diagnostic. C'est à l'expérience et à l'habileté du praticien qu'il convient de laisser la solution du problème.

Pour donner au lecteur une idée de la difficulté du diagnostic, nous empruntons à Mackenzie l'observation suivante :

OBSERVATION.—*Inflammation phlegmoneuse du tissu cellulaire de l'orbite*[1]. —M<sup>me</sup> H***, âgée de trente-six ans environ, réclama les soins de M. Espie, chirurgien à Falkirk, pour une maladie de l'orbite droit, le 16 avril 1836. Elle racontait que, douze ans environ auparavant, elle s'était heurtée brusquement avec beaucoup de violence contre un pilier, et que c'était la région du sourcil droit qui avait porté. Quatre ans après cet accident, une personne de la famille remarqua une différence dans l'aspect de ses yeux. Mais elle-même ne ressentit rien de particulier de ce côté pendant quatre années, au bout desquelles elle s'aperçut que son œil droit faisait une saillie en avant. Cette saillie augmenta graduellement et s'accompagna de photopsie, de vision double, d'obscurité de la vue et d'une sensation intense de tension et de traction au dedans de l'orbite.

M. Espie trouva le globe de l'œil droit proéminent en bas et en dehors. Cet œil semblait reposer sur le bord orbitaire de l'os malaire. A la partie interne et supérieure de la région antérieure de l'orbite, il existait une tumeur formant une

---

[1] Mackenzie, observation 254.

élévation légère et dans laquelle on sentait une fluctuation obscure. La malade n'avait éprouvé aucune douleur dans le siége de la tumeur ; les paupières, et surtout la supérieure, étaient très-distendues. La surface de la tumeur ne présentait aucune altération de couleur. La malade n'avait jamais éprouvé de frisson depuis l'accident. Sa santé générale était bonne.

Tel était l'état de cette dame quand je la vis ; dans la supposition que la tumeur était enkystée, je donnai le conseil d'y faire une ponction. Cette ponction, faite par M. Espie à la partie la plus saillante de la tumeur, donna issue à une grande quantité de pus, d'abord mal lié, puis de bonne nature, dont l'évacuation fut suivie immédiatement d'une diminution dans les sensations de tension et de traction. La vision double et les autres symptômes se dissipèrent également. Le globe oculaire rentra doucement et en partie dans sa cavité, et, après avoir introduit une tente dans la plaie, on appliqua sur la base de l'orbite une compresse et une bande pour soutenir l'œil.

Cette dame resta en traitement pendant environ six mois. Pendant la plus grande partie de ce temps, il s'écoula du pus par la plaie, toutes les fois qu'on y introduisait une sonde, et il fut nécessaire de la dilater à plusieurs reprises. A la suite de ces dilatations, qui furent faites parce que la plaie était devenue fistuleuse, le globe de l'œil fut pris d'un mouvement involontaire d'un côté à l'autre, qui dura une heure entière. En introduisant dans la plaie une sonde qui parvenait presque au fond de l'orbite, on ne put découvrir aucun os carié. L'œil reprit enfin à peu de chose près sa place naturelle dans l'orbite, et la vision fut parfaitement conservée.

# CHAPITRE II.



Pour connaître les causes productrices des abcès de l'orbite et les circonstances particulières au milieu desquelles ils se forment, il faut re·monter à l'origine du phlegmon orbitaire : nous avons vu que tantôt celui-ci naît primitivement et se développe dans le tissu cellulaire intra-or·bitaire, tantôt il est une complication d'une af·fection voisine ou plus ou moins éloignée; nous savons encore qu'il est, au point de vue de sa marche, ou aigu ou chronique. Il y aura autant d'espèces d'abcès que d'espèces de phlegmasies, c'est-à-dire que nous arrivons à la division clas-sique des abcès en abcès idiopathiques et abcès symptomatiques, abcès chauds et abcès froids; nous y joindrons les abcès métastatiques, qu'il peut être difficile de faire rentrer dans les espèces précédentes, et dont nous avons deux observations authentiques; une du docteur Fizeau, déjà citée; une autre dans Canstatt et Eisenm [1]. Nous y lisons que Haneranck trouva, dans un cas d'exoph-

---

[1] *Fortschritte,* 1844, t. III.

thalmos qui s'était déclaré quelques jours après l'ablation d'un carcinome de la lèvre supérieure, une masse de petits abcès, de la grosseur d'un grain de chènevis à celle d'un pois, dans le tissu cellulaire, derrière le bulbe et autour du nerf optique. (L'œil était sain.)

D'après M. Carron du Villards, des abcès se développent parfois dans l'orbite dans le cours de certaines maladies aiguës, telles que le typhus, la fièvre jaune et la peste d'Orient.

Les abcès intra-orbitaires ont des siéges différents : quand ils succèdent à un phlegmon aigu, ils occupent de préférence la partie postérieure de l'orbite. S'ils sont dus à une affection voisine, ils commencent au point le plus rapproché de l'affection primitive et n'envahissent que maille par maille le tissu cellulaire. Est-ce dans le cours d'une maladie du sinus maxillaire que l'abcès s'est formé, il sera placé au-dessous et en arrière du globe de l'œil, qu'il repoussera en haut et en avant. S'est-il montré pendant le développement d'une tumeur hétérogène des fosses nasales, il siégera en dedans et déplacera l'œil en dehors. Enfin, dans des circonstances particulières, il reposera sur une des parois de l'orbite, compris entre l'os et le périoste, comme nous l'avons déjà démontré.

Il n'est pas de forme d'abcès qu'on ne puisse rencontrer dans la cavité orbitaire. Après une inflammation aiguë, la collection purulente se limite bien, elle est liée et homogène, et le foyer est unique. L'abcès froid a des parois moins régulières et des formes moins arrondies ; le pus y est plus liquide, plus brun, d'une odeur plus forte, et mêlé parfois à des débris de tissu cellulaire. Si la cause qui lui a donné naissance cesse d'agir, il peut s'entourer d'une enveloppe résistante, aux dépens du tissu cellulaire voisin, et constituer ainsi un kyste purulent. Dans cet état, il reste indéfiniment dans l'orbite. Généralement le foyer est unique. Les abcès multiples s'observent quand ils sont froids et surtout lorsqu'ils sont dus à une métastase; le malade d'Haneranck nous en fournit un exemple.

Presque jamais le globe de l'œil ne subit d'altération. Quand il s'enflamme, la maladie prend un caractère de gravité bien regrettable, puisque la vue est perdue presque à coup sûr. Il peut aussi arriver que la conjonctive oculaire, formant un bourrelet autour de la cornée, celle-ci se mortifie, tombe et laisse l'œil se vider. Les muscles qui meuvent l'organe de la vue restent sains le plus souvent, mais pas toujours. On voit dans l'observation du docteur Fizeau que l'abcès

se trouvant placé longitudinalement sous le releveur de la paupière supérieure et le droit supérieur, ces deux muscles étaient macérés et en
partie détruits par le pus. A l'autopsie d'un
homme mort à la suite d'un abcès de l'orbite,
qui avait déterminé un abcès du cerveau, on
trouva que le muscle droit supérieur était compris
dans le travail de suppuration [1]. Il n'est pas rare
que les os soient exfoliés, ou cariés, ou nécrosés,
ou détruits, et qu'il s'établisse une communication entre la cavité de l'orbite et les cavités voisines, celle du crâne, les fosses nasales, les sinus
maxillaires. Nous en avons plusieurs exemples
sous les yeux. Nous citerons entre autres le cas
de Saint-Yves, dans lequel le séjour du pus ayant
amené la carie du plancher de l'orbite, la suppuration coulait dans le sinus maxillaire et sortait
par le nez [2]. Il en était de même dans un cas cité
par Demours [3].

*Diagnostic.* — A quels signes reconnaîtra-t-on
un abcès de l'orbite? Il convient de distinguer ici
l'abcès consécutif au phlegmon aigu de l'abcès
froid; pour le premier cas, voici comment les
choses se passent d'ordinaire : la douleur, qui

[1] Voir plus loin l'observation, p. 145.
[2] Saint-Yves, *Maladies des yeux*, ch. III, p. 80 (1722).
[3] Demours, *Maladies des yeux*, observation 16.

était devenue de plus en plus aiguë depuis le commencement de la maladie, se calme un peu, les symptômes de la fièvre sont moins violents; un frisson survient, ou plusieurs frissons se succèdent à de courts intervalles; il y a un moment de rémission dans l'économie entière: c'est le moment de la formation du pus. Celui-ci s'avance vers la partie antérieure de l'orbite, et vient produire de la fluctuation entre le rebord de l'orbite et la paupière correspondante, ou bien derrière la conjonctive : en ce dernier point, quand l'exophthalmos a été si prononcé qu'il y a eu renversement des paupières, M. Riberi dit que, le plus souvent, c'est à la paupière supérieure et vers l'angle interne qu'apparaît la fluctuation; d'après M. Velpeau, c'est vers l'angle externe de l'orbite. On conçoit qu'en effet la collection purulente puisse se montrer dans l'un ou l'autre de ces points. Toutefois, nous devons dire que, dans le plus grand nombre des cas, c'est en dedans, comme l'a observé le professeur de Turin, que s'est manifestée la tumeur. Il n'est pas rare qu'il y ait plusieurs points de fluctuation : on trouve cette particularité dans les observations que nous avons données précédemment.

Cette heureuse tendance de la suppuration à venir se porter au dehors n'est pas cependant une régle absolue. M. Velpeau [1] dit avoir vu le pus fuser dans le crâne par la fente sphénoïdale ou dans la fosse zygomatique par la fente sphéno-maxillaire. Il n'est malheureusement pas rare de voir la suppuration s'étendre jusque dans la cavité crânienne et causer dans le cerveau les plus graves désordres.

OBSERVATION [2]. — J. S*** cordonnier, âgé de vingt-sept ans, robuste, mais d'un tempérament irritable, adonné à la boisson, s'était fait arracher une des molaires de la mâchoire supérieure gauche. Cette opération fut suivie de gonflement et de rougeur du côté de la face ; quelques jours après il survint à l'œil gauche un épiphora abondant ; le 17 avril, le malade fut pris de frissons suivis de chaleur ; la photophobie et la douleur de tête devinrent intolérables ; la moitié gauche de la face et les paupières de ce côté se tuméfièrent brusquement...

Les jours suivants, fièvre intense et phénomènes inflammatoires, traitement antiphlogistique énergique. Le 23, la fluctuation étant distincte à l'angle interne de l'œil, on ouvrit l'abcès ; il s'en écoula une quantité considérable d'un pus fétide jaune verdâtre...

Cette ouverture ne soulagea que momentanément le malade, lequel fut bientôt repris de phénomènes généraux graves et mourut le 10 mai au milieu de convulsions, dans un état apoplectique.

A l'autopsie, on trouva les vaisseaux sanguins de la dure-

[1] Velpeau, *Anatomie chirurgicale*, t. I<sup>er</sup>, p. 320.
[2] Fischer, *Klinischer Unterricht in der Augenheilkunde*, p. 9, Prague, 1832. — Reproduite dans Mackenzie observation, 258).

mère fortement distendus ; cette membrane elle-même, dans le point où elle recouvre le lobe antérieur de l'hémisphère gauche, était devenue d'un gris sale dans une grande étendue. La pie-mère cérébrale, surtout à gauche, était aussi fortement injectée de sang. Le lobe antérieur contenait une grande collection de pus communiquant avec le ventricule latéral, qui en était en partie rempli. La couche optique du côté gauche était d'un gris brunâtre et d'une consistance molle et pulpeuse ; la surface inférieure du lobe antérieur gauche offrait le même aspect. La substance du cervelet était plus molle que de coutume ; le pont de Varole complétement recouvert de pus, et sa substance ramollie; le quatrième ventricule plein de pus. Les parois de l'aqueduc de Sylvius avaient été détruites par la suppuration, et les corps striés étaient d'une teinte gris bleuâtre. Il existait à la base du cerveau environ deux drachmes de sérum sanguinolent. La sclérotique, la choroïde, le cristallin et le corps vitré étaient sains. Le nerf optique lui-même n'offrait aucune altération remarquable. Parmi les muscles de l'œil, le droit supérieur seul avait été atteint par la suppuration. La voûte de l'orbite, dans l'étendue d'un pouce de diamètre, était d'une teinte gris bleuâtre et si friable que la moindre pression suffisait pour la perforer ; il existait même déjà au milieu de cet espace, à travers l'os, une ouverture de communication qui mettait en ce point l'abcès du cerveau en rapport avec l'orbite. Le plancher de l'orbite était également d'un gris bleuâtre et perforé, de telle sorte que la sonde pénétrait dans l'antre d'Highmore et jusque derrière le voile du palais. L'antre était plein d'un pus qui s'y était fait jour à travers le maxillaire supérieur.

Observation [1]. — Une femme non mariée, âgée de vingt-cinq ans, fut prise d'une douleur aiguë de la moitié droite

---

[1] Burserius, *Institutiones medicinæ practicæ*, vol. III, p. 9; Lipsiæ 1798 — Reproduite dans Mackenzie (Obs. 257).

dé la tête. Cette douleur persista quinze jours sans que la malade consultât ; enfin, lorsque l'œil devint rouge et s'enfla, elle fit appeler un médecin. La joue alors était fortement gonflée, d'un rouge rose ; elle blanchissait à la pression. Il y avait fièvre, agitation et anxiété. L'enflure et l'inflammation maintenaient les paupières tellement rapprochées, qu'on ne pouvait découvrir l'œil. Au bout de quelques jours, la tumeur suppura, et, quand elle se fut ouverte spontanément vers l'angle externe de l'œil, il s'en échappa une grande quantité de pus fétide. A la pression, du pus sortait non-seulement de la cavité de l'orbite, mais encore des parties voisines de l'œil et de la joue.

Le gonflement de la joue et des parties voisines disparut bientôt, de sorte que l'on put voir l'œil. La conjonctive, très-rouge, était le siége d'un fort chémosis, mais la cornée était brillante et transparente. La pupille était dilatée et la vue perdue. Le quatrième jour après l'ouverture de l'abcès, la malade fut prise d'un accès nerveux qui se termina par la perte complète des mouvements et de la sensibilité. La respiration devint lente, irrégulière et stertoreuse, le pouls petit et intermittent ; enfin la mort survint.

*Autopsie.* Tout le tissu adipeux et cellulaire situé sous la peau des paupières et des joues, jusqu'au niveau de la mâchoire inférieure, est rempli de pus. L'espace qui existe entre l'orbite jusqu'à son extrémité la plus reculée et le globe de l'œil, et entre celui-ci et ses muscles, est également rempli d'un pus fétide qui a remplacé le tissu cellulaire. Le globe de l'œil et les parties qu'il renferme sont sains, ainsi que la cornée transparente. En ouvrant le crâne, on trouve que le lobe antérieur du cerveau, jusqu'au niveau du ventricule latéral, est en grande partie détruit par la suppuration. Le pus environnait tout le nerf optique, et communiquait avec la cavité de l'orbite. Le nerf lui-même n'était altéré ni à l'intérieur ni à l'extérieur.

L'exophthalmie sera la conséquence naturelle de l'accumulation du pus dans la cavité orbitaire. Cependant elle faisait défaut dans un cas d'abcès du tissu cellulaire de l'orbite, cité par M. O'Ferral; le globe oculaire était seulement manifestement abaissé. M. O'Ferral pense que dans ce cas le défaut de saillie tenait à ce que le pus, étant limité en arrière par l'inflammation adhésive, avait continué à occuper la partie supérieure du globe sans pouvoir passer derrière lui.

Il arrive assez souvent qu'il n'y a pas de frisson; que le moment de rémission dont nous avons parlé manque; que les symptômes aient sans cesse augmenté d'intensité lorsque la fluctuation révèle la présence d'un abcès. Quelquefois même elle ne se montre pas : chez la malade de M. O'Ferral, où tous les signes rationnels annonçaient la présence de la suppuration, on ne put en constater l'existence que par une ponction exploratrice [1]; il appartient à un médecin habile de reconnaître néanmoins la formation du pus et de lui donner issue. Peu de temps après que ce produit morbide s'est fait jour au dehors, ou a été artificiellement retiré du foyer, tous les symptômes graves se dissipent.

Il n'est pas aussi facile de reconnaître un abcès

[1] Voir l'observation, p. 154.

froid. Comme phénomènes antécédents, on a seulement ceux de la maladie qui s'est compliquée de l'abcès ; or, ces symptômes ne peuvent jamais, quand l'abcès est symptomatique, donner que des probabilités de bien peu de valeur. Si l'abcès est idiopathique, on a absolument les mêmes symptômes que produisent toutes les tumeurs de l'orbite. Dans l'un et l'autre cas, il faut donc attendre que le pus se soit avancé vers la partie antérieure de l'orbite, et le diagnostic ne peut être porté que lorsque la fluctuation peut être perçue.

*Traitement.* — Frappé de la gravité des symptômes, et persuadé que leur violence était due à la compression, croyant du reste que le plus souvent l'œil était perdu, Wenzel avait conseillé de vider cet organe ou de l'extirper de bonne heure. Aujourd'hui tous les auteurs sont revenus de cette pratique ; on ne sacrifie le globe oculaire que lorsqu'il est compromis par l'inflammation, et que le pus s'aperçoit dans la chambre antérieure. La partie principale du traitement consiste à évacuer le pus, en faisant une incision dans le point où la fluctuation apparaît. Il convient de faire cette incision large et profonde pour que le liquide puisse s'écouler facilement ; plus tôt elle pratiquée, plus elle sera efficace. Aussi ne faut-il pas toujours attendre que la fluctuation soit manifeste ; et doit-on faire la ponction là où l'on suppose que se trouve le foyer.

Par ce moyen on pourra parfois obtenir la prompte et heureuse terminaison de phlegmons orbitaires, ainsi que cela nous est arrivé à nous-même dans un cas à la maison municipale de santé. En voici l'observation [1].

Le nommé X***, employé, âgé de quarante-cinq ans, d'une bonne constitution, ressentit tout à coup et sans cause appréciable une douleur sourde dans le fond de l'orbite gauche, douleur s'irradiant vers les tempes et le front. Au septième jour de son affection, le malade entre à la maison de santé ; il présente à notre examen un exophthalmos énorme de l'œil gauche, lequel dépasse notablement l'arcade sourcilière, cependant très-prononcée chez cet individu. Les signes d'une inflammation sont très-manifestes ; la rougeur, la chaleur se sont communiquées aux paupières et à tout le pourtour de l'œil ; nous commençons par prescrire des émollients, cataplasmes et lotions.

Evidemment la médication ne pouvait se borner à ces simples moyens ; il fallait promptement prendre une résolution définitive. Le troisième jour de l'entrée du malade, nous nous décidons à pratiquer la ponction de l'abcès ; à cet effet, armé du bistouri de Blandin, nous pénétrons dans l'orbite par la partie inférieure et en suivons le plancher, nous gardant de nous en éloigner pour ne pas ouvrir le globe de l'œil, comme dans le cas malheureux rapporté par M. Carron du Villards. Il s'écoule de cette ouverture une certaine quantité d'un liquide demi-purulent.

[1] Voir *la France médicale* du 15 août 1854.

Le lendemain de la ponction l'œil est affaissé ; le surlendemain il est rentré dans l'orbite ; les mouvements sont devenus faciles, et l'arcade sourcilière fait, comme dans l'état normal, une proéminence considérable. Le peu de rougeur et de chaleur indique assez que l'inflammation s'est dissipée, et l'on peut considérer à bon droit le malade comme guéri.

L'ouverture de ces abcès demande certaines précautions. On sait avec quelle facilité les plaies des paupières ou de leur voisinage déterminent des déformations préjudiciables au globe oculaire (entropion, ectropion, etc.). Aussi, dans le but de prévenir cet accident, M. Desmarres recommande d'ouvrir ces abcès, non dans leur partie la plus saillante, mais dans un point éloigné, tel que la circonférence de l'orbite, quitte à faire une ponction sous-cutanée et un trajet un peu long.

Une fois l'incision faite, on a soin de la maintenir ouverte en introduisant une mèche de charpie aussi profondément que possible. On n'oubliera pas non plus que la suppuration tend à se perpétuer, surtout quand on a opéré pour un abcès froid. Des injections avec de l'eau tiède les premiers jours, puis avec un liquide légèrement excitant, ont été conseillées pour tarir plus vite la suppuration. Quoi qu'on fasse, il est quelquefois impossible d'éviter une fistule. C'est dans le but de prévenir cet accident que M. Riberi a proposé de donner issue au pus à travers les fosses nasales, en perforant la lame orbitaire de l'ethmoïde. Pour donner une juste idée de cette pratique, nous extrayons le passage suivant du journal de M. Rognetta [1].

« En 1838, l'auteur avait déjà publié un travail important sur un nouveau mode de traitement des abcès de l'orbite, en particulier de ceux qui s'organisent dans la partie supérieure et interne de cette cavité, avec carie de la paroi correspondante. Cette variété d'abcès orbitaires est la plus fréquente ; la méthode de M. Riberi s'applique également aux abcès idiopathiques du fond de l'orbite et dont le pus se dirige vers l'angle interne. On sait les grandes difficultés qu'on éprouve en général pour guérir ces sortes d'abcès ; ils dégénèrent aisément en fistule, même lorsque le mal est simple, sans altération osseuse. Ce sont surtout les abcès de la paroi supérieure qui sont les plus difficiles à déraciner. La méthode de M. Riberi peut être avantageuse. Cette méthode consiste à ouvrir d'abord l'abcès de la manière suivante : un aide étale et allonge la paupière supérieure, en la tirant obliquement vers la commissure externe ; le chirurgien plonge un bistouri

---

[1] *Des abcès de l'orbite,* par M. Riberi, professeur de clinique chirurgicale à Turin.

droit à l'angle interne supérieur, vers le commencement du sourcil ; il pénètre dans le foyer et
élargit horizontalement l'ouverture, en suivant la
direction de la base de la paupière de dedans en
dehors. L'abcès vidé, l'opérateur met la fosse orbitaire en communication avec la fosse nasale ; il
fait pour cela écarter les bords de la plaie avec des
érignes mousses, et applique une gouge sur le
fond et contre la paroi nasale, de manière à tomber
aussi loin que possible de l'appareil lacrymal et à
toucher la lame orbitaire de l'ethmoïde ; il frappe
doucement avec un maillet et y détermine une
brèche assez large pour y passer un doigt. Cette
brèche a pour double but de faciliter l'écoulement
du pus et d'entamer quelquefois la source de la
suppuration, la carie. La guérison est prompte
et ne laisse pas de difformité bien appréciable.
Quand on pense à toutes les difficultés qu'on
éprouve à tarir ces sortes d'abcès par la seule
ouverture extérieure, aux conséquences fâ-
cheuses du croupissement du pus dans l'orbite
et aux difformités consécutives, on doit reconnaître dans la pratique de M. Riberi un véritable
progrès. »

Telle est la conclusion de M. Rognetta. En
France la plupart de nos chirurgiens n'ont pas
adopté cette méthode. « Il me semble, dit M. Ri-

chet [1], que le lieu le plus favorable pour ouvrir un passage aux liquides est la rainure oculo-palpébrale, si toutefois le pus avait de la tendance à se porter de ce côté, et mieux encore le bord adhérent de la paupière inférieure ; en plongeant un bistouri à lame étroite vers le bord orbitaire inférieur dans sa moitié externe, on ne courrait risque de blesser aucun organe important, et l'on donnerait issue au pus dans un endroit très-favorable par sa déclivité. »

Nous devons ajouter que, lorsqu'on pratiquera la ponction à travers les paupières, on devra la faire dans la direction des plis du tégument et des fibres du muscle orbiculaire.

Nous citerons comme exemple le fait suivant :

OBSERVATION [2]. — *Abcès de l'orbite. — Dépression du globe de l'œil. — Ponction à travers la paupière. — Retour de l'œil à la situation normale.* — Une jeune fille de vingt ans, d'une bonne santé habituelle, avait eu la fièvre pendant l'automne de 1842. Depuis cette époque, elle avait toujours été valétudinaire ; ses fonctions menstruelles étaient irrégulières. Elle se rétablit vers la fin de 1842, se porta bien durant six mois. A cette époque elle eut une angine qui dura seize jours. Quinze jours après, s'étant exposée au froid, elle fut prise de vives douleurs dans l'œil gauche et le sourcil.

[1] Richet, *Anatomie chirurgicale*, p. 313.
[2] O'Ferral, *The Dublin hospital Gazette*, 1846. — Reproduite dans l'*Union médicale*, janvier 1848.

Ces douleurs étaient surtout très-fortes pendant la nuit. Perte d'appétit, vomissements. Lorsqu'elle entra à l'hôpital, le 4 mai 1844, elle portait au niveau de la portion orbitaire de la paupière supérieure de l'œil gauche une tumeur avec rougeur de la peau, plus saillante et moins résistante dans un point, située à moitié chemin de l'angle interne et externe des paupières. Le globe oculaire était notablement abaissé, mais sans saillie bien prononcée. La vision était conservée. Sans aucun doute, l'œil était déprimé par une tumeur située dans le tissu cellulo-adipeux de l'orbite, et il était presque également certain que cette tumeur, d'origine récente, était due à l'inflammation ; en d'autres termes, que c'était un abcès. C'est ce qui fut confirmé par une ponction faite avec un bistouri étroit sur la partie la plus saillante de la tumeur. A mesure que l'abcès se vida et marcha vers la cicatrisation, le globe de l'œil reprit sa place.

Quelquefois l'incision faite à la peau est insuffisante pour donner issue à la suppuration et pour empêcher la collection purulente de se reformer; on peut être obligé de maintenir l'incision ouverte comme dans le cas suivant rapporté par Demours[1].

Observation. — Un dépôt se forma subitement derrière le globe de l'œil gauche de M^me H***, âgée alors de soixante ans, qui vit encore au moment où j'écris, et qui ne s'est jamais ressentie, depuis près de dix-sept ans, des suites de cette maladie, pendant laquelle je lui donnai des soins dans les trois premiers mois de 1801. Elle eut, de deux jours l'un, une fièvre très-forte, qui diminua au troisième accès,

[1] Demours, *Précis théorique et pratique des maladies des yeux;* Paris, 1818, t. I^er, p. 93.

lorsqu'un dépôt parut sous le tissu cutané qui recouvre le
sac lacrymal. On aurait pu le prendre pour un abcès dans
cette cavité, si le globe n'eût point été déplacé. Ce dépôt
s'ouvrit, et il en sortit du pus et des matières très-épaisses.
L'œil rentra graduellement ; mais cet écoulement ayant
diminué, le globe ressortit un peu ; je ne fis rien que
maintenir dans l'ouverture une sonde d'argent, à l'aide
d'un morceau de taffetas agglutinatif. On l'ôtait matin et
soir. Le dixième jour, il s'était fait une seconde ouverture un peu au-dessous de la première. La guérison a été
aisée et complète, et la nature a fait d'ailleurs presque
tous les frais du traitement, aidée de quelques précautions
générales.

# CHAPITRE III.



HYPERTROPHIE, INFILTRATION, CONGESTION
DU TISSU CELLULAIRE. — CACHEXIE EXOPHTHALMIQUE.

Nous allons décrire dans ce chapitre une affection intéressante qui, dans ces dernières années, a eu le privilége d'attirer d'une manière spéciale l'attention tant à l'étranger qu'en France : nous voulons parler de l'augmentation de volume du tissu cellulaire orbital, laquelle peut avoir pour cause une hypertrophie graisseuse ou une congestion sanguine, mais est due le plus souvent à une infiltration séreuse de ce tissu.

D'abord ce phénomène peut se produire dans plusieurs circonstances pour ainsi dire physiologiques :

1° Ainsi, il n'est pas rare de trouver chez les nouveau-nés [1] les yeux devenus saillants, à la suite de compression prolongée de la tête pendant le travail de l'accouchement. Cet exorbitisme est

---

[1] Demours, t. 1er, p. 490.

dû à l'engorgement du tissu cellulaire de l'orbite
et se dissipe toujours spontanément [1]. La saillie
des yeux chez les pendus est un fait connu de
toute antiquité.

2° Des efforts fréquemment répétés, tels que
ceux nécessités par le jeu d'instruments à vent,
ou par certains actes physiologiques, tels que
le vomissement, peuvent également produire
l'exophthalmos.

Beaucoup de femmes attribuent avec raison
aux efforts de la parturition le léger exorbitisme
qui parfois lui succède. On en voit un exemple
dans l'observation 408 de Demours.

Il y a longtemps d'ailleurs que l'on a fait ces
remarques. Les lignes précédentes ne sont que la
traduction d'un passage de Fabrice de Hilden [2].
Du reste, cette cause d'exorbitisme se trouve

[1] Demours, observation 400, cite un cas de ce genre d'exophthalmos chez un enfant de dix-neuf jours, qui mourut le lendemain : mais il existait probablement quelque lésion interne grave.
Il est à regretter que l'observation ne soit pas plus explicite.

[2] Fabrice de Hilden, annotation à l'observation Ire de la centurie 1, p. 11 de l'édition de 1682. DE EXOPHTHALMIA : *A causa
externa hoc malum procedit, velut in eis qui vomitu vehementis-
simo et tenesmo gravissimo et diuturno laborant... Parturien-
tibus propter conatum, uti et tibicinibus, hoc malum accidisse
a viris doctis quidem scribitur. Ego tamen exemplum nullum
oculare habeo. Ita tamen fieri posse rationi consentaneum est.*

signalée dans des écrits bien antérieurs ; Aétius [1]
et Paul d'Egine [2] en font déjà mention.

3° Enfin, chez les asthmatiques, cette affection
habituellement généralisée dans les deux yeux
constitue avec le développement variqueux des
lèvres le *facies* de ces malades ; dans ce cas le volume du tissu cellulaire est augmenté par l'hypertrophie de ses vaisseaux sanguins. C'est surtout pendant l'accès que la saillie de l'œil devient
plus apparente.

Quant aux circonstances pathologiques qui
peuvent produire cet état du tissu cellulaire de
l'orbite, elles sont assez nombreuses ; cependant
ce n'est que depuis un assez petit nombre d'années que ces circonstances ont éveillé l'attention
des pathologistes ; à peine en trouve-t-on aupa-

---

[1] Aétius, *De expressione oculorum*, tetrabil. II, sermo III,
chap. LV, p. 326 de l'édition PRINCIPES MEDICORUM : *Expri-*
*muntur oculi aliquando ut prominentes permaneant ; et hoc*
*contingit iis qui strangulantur et in athleticis certaminibus, et*
*fœminis quæ in partus doloribus amplius distenduntur, aut*
*ex fluxionibus plurimis quæ acervatim a capite defluxerunt.*

[2] Paul d'Egine, livre III, chap. XXII, p. 439 de l'édition
PRINCIPES MEDICORUM : *Exprimuntur oculi aliquando ut pro-*
*minentes permaneant ; eis igitur quibus ex strangulatione ex-*
*pressi sunt vena in cubiti flexura secanda est. Ac vero oculo-*
*rum expressiones ex nisu laborantium e dolore partus sæpius*
*purgationibus in partu succedentibus solvuntur ; proinde has*
*moliri atque juvare competit.*

ravant dans la science quelques vagues indications.

### Historique.

Les premiers faits de ce genre paraissent avoir
été signalés par Saint-Yves [1] (*Des amas d'humeurs qui se font derrière le globe de l'œil*). « Il
se fait d'autres amas que de pus derrière le globe
de l'œil qui le font saillir en dehors ; car souvent
une sérosité épaisse et glaireuse s'infiltrant dans
les graisses de derrière le globe les tuméfie et
pousse le globe en dehors, comme dans l'abcès. »
Dans le premier des cas qu'il rapporte, Saint-
Yves suppose que le tissu cellulaire graisseux
situé derrière le globe de l'œil, ainsi que la glande
lacrymale, s'étaient tuméfiés par suite de l'épanchement d'un liquide visqueux. Dans le second il
s'agit d'un jeune homme chez qui le globe de l'œil
enflammé formait une saillie considérable ; Saint-
Yves conclut des symptômes qu'il y avait un
abcès derrière l'œil, ou que le tissu cellulaire
graisseux de l'orbite était tuméfié par une infiltration. Le traitement justifia cette dernière manière de voir. Enfin il rapporte un troisième

---

[1] *Traité des maladies des yeux*, chap. xx, p. 141 ; Paris,
1722. — Voir les observations 262, 263, 264 de Mackenzie.

cas, où il fut obligé de pratiquer l'extirpation des parties contenues dans l'orbite. Malheureusement il néglige de décrire leur aspect à la dissection, quoiqu'il attribue sans hésiter la procidence de l'œil à *un amas d'humeurs visqueuses.*

Un autre fait du même genre est rapporté par Louis [1]. Cet illustre chirurgien cite, d'après la *Medicina septentrionalis* de Bonet, le cas d'une petite fille de trois ans, dont l'œil droit était presque entièrement sorti de l'orbite. Bonet remarqua que l'enfant présentait les symptômes du *tabes infantum.* Pensant que l'exophthalmos était lié à l'état général, il dirigea contre ce dernier sa médication, laquelle eut un plein succès. Lorsque les organes digestifs eurent recouvré leur état de santé, l'œil avait repris complétement sa situation naturelle, sans aucun autre moyen de traitement.

Voilà tout ce que nous offrent les annales de la science au siècle dernier ; au commencement de ce siècle, on trouve à ce sujet quelques considérations plus vagues encore de Flajani [2], et quelques

---

[1] Mémoire sur les maladies de l'œil, dans les *Mémoires de l'Académie de chirurgie,* t. XIII de l'édition in-12 ; Paris, 1774.

[2] Flajani, *Collezione d'osserv. e rifles. di chirurg.,* t. III, p. 270 ; Roma, 1800.

années plus tard dans Testa [1] l'indication, sommaire il est vrai, mais positive, de l'ophthalmie et de la perte de l'œil comme altérations développées sous l'influence des maladies du cœur; enfin un passage de Wenzel [2] reproduisant avec quelques développements l'assertion de Saint-Yves relative à l'amas d'humeurs visqueuses dans le fond de l'orbite. A peu près à la même époque, Ware [3] parle de procidence de l'œil occasionnée par une accumulation morbide de la substance sur laquelle l'œil s'appuie dans l'orbite.

Mais il faut arriver à Demours [4] pour trouver nettement indiquées les diverses causes d'exophthalmos en l'absence de tumeur intra-orbitaire. Ce judicieux observateur les signale d'une manière positive, tant dans le corps de son ouvrage que dans les observations précieuses qui y sont jointes.

« La cause la plus commune de l'exophthalmie est, dit-il, une tuméfaction du tissu adipeux situé au fond de l'orbite. Dans le plus grand nombre des cas elle ne présente aucun caractère inquiétant et la vue n'est point altérée ; le volume et la

---

[1] Testa, *Delle malattie del cuore*, etc. ; Bologne, 1811.

[2] Wenzel, *Dictionnaire ophthalmologique*, t. Ier, p. 24.

[3] Ware, *Observations on the treatment of the epiphora;* London, 1818.

[4] Demours, *Traité des maladies des yeux*, 1818.

consistance de cette portion du tissu adipeux augmentent seulement alors... Quelquefois la maladie prend un caractère plus fâcheux ; la tuméfaction, en comprimant le ganglion ophthalmique ou même le nerf optique, occasionne la mydriase ou l'amaurose et des accidents à la conjonctive et aux paupières, qui proviennent évidemment d'une compression de la veine ophthalmique. » (T. Ier, p. 484.)

Parmi les observations données par cet auteur, nous citerons spécialement les suivantes :

1° Comme exemple d'hypertrophie présumée du tissu cellulaire :

OBSERVATION 401. — Mlle de M***, âgée de seize mois... Globe de l'œil gauche plus saillant... exophthalmos direct, ne pouvant être produit que par un amas de graisse dans le tissu cellulaire.

2° Comme exemple d'œdème :

OBSERVATION 406. — M. C***, cinquante-huit ans... Exophthalmos par suite d'une humeur qui a gonflé les graisses du fond de l'orbite ; la même humeur s'est infiltrée dans le périoste orbitaire, le péricrâne, le cuir chevelu et la membrane pituitaire des sinus frontaux et du nez... Il nous paraît donc extrêmement essentiel d'employer des délayants et des fondants propres à diviser une lymphe épaisse qui s'est engorgée dans toutes les membranes des environs de l'œil droit.

3° Comme exemple de congestion sanguine :

OBSERVATION 402. — Une fille de service, de forte constitution... A l'âge de vingt-huit ans, l'œil gauche sortit de
l'orbite de plus de sept lignes à la suite d'une violente céphalalgie ; il rentra en trois mois par l'effet d'un séton.

Tous ces faits sont un peu vagues ; il faut arriver à Middlemore pour trouver une assertion
bien nettement formulée. Voici comment il s'exprime au sujet de l'œdème intra-orbitaire [1] :

« L'œdème ou infiltration séreuse de l'orbite
peut se produire ; il est un effet habituel de
l'inflammation chronique. Il prend rarement une
étendue considérable et n'est marqué par aucun
symptôme aigu. On remarque en général une légère proéminence du globe oculaire, avec un certain degré de pression et de tension de cette partie,
et un peu de gêne et de douleur dans l'orbite. Je
l'ai vu se produire en même temps qu'une anasarque générale, et aussi à la suite de coups sur
l'œil, ou comme conséquence d'une inflammation
chronique. »

Comme on le voit, il existait alors déjà
quelques documents dans la science ; mais, excepté Middlemore, les auteurs que nous venons

---

[1] Middlemore, *Treatise on the diseases of the eye*, t. II,
p. 589 ; London, 1835.

de citer n'ont pas été plus loin que le fait, et ne paraissent avoir songé à tirer de leurs observations aucune déduction pathogénique; ils se bornent à en tirer des indications pour le traitement. Il faut, comme nous l'avons dit, arriver à des temps très-rapprochés de nous pour voir aborder de front la question pathologique.

Brück[1] y préluda en 1835, en appelant l'attention sur la saillie du globe de l'œil chez les femmes hystériques; puis vinrent les observations de Pauli[2], lequel décrivit cette saillie sous le nom impropre d'*hydrophthalmie*; il s'agit bien vraisemblablement, dans les cas cités par cet auteur, d'exophthalmos survenu sous l'influence de l'anémie chez des individus débilités.

Mais c'est réellement à Basedow[3] que l'on doit d'avoir bien observé, et surtout le premier, bien décrit l'affection qui nous occupe. Le premier fait qu'il cite a trait à une femme affectée d'aménorrhée avec palpitations, dyspnée, œdème de la jambe, survenus après un rhumatisme articulaire aigu et une maladie du foie; dans le second, les règles s'étaient brusquement interrompues, il y avait diarrhée, sueurs nocturnes, amaigrissement

[1] Brück, in *V. Ammon Zeitschrift*, band IV, 1835.
[2] Pauli, *Heidelberger Klin. Annalen*, band III, heft 2, 1837.
[3] *Casper's Wochenschrift*, 28 mars 1840.

et dyspnée. Il y avait donc, chez ces malades, une véritable cachexie, de là le nom de *cachexie exophthalmique*, exophthalmos cachectique, sous lequel il décrivit cette affection. Presque en même temps que lui, Henri Marsh[1] et Graves[2] se trouvèrent à signaler, en Angleterre, la triade symptomatique, constituée par la présence simultanée d'un goître, d'une maladie du cœur et de l'exophthalmos.

L'attention une fois appelée sur ce sujet, un grand nombre d'auteurs ne tardèrent pas à s'en occuper. Nous citerons particulièrement : en Allemagne : Brück, Henoch, 1848; Helfft, 1849; Lubarsch, 1850; Heusinger, Romberg, 1851; Naumann, Primassin, 1853; Schoch, 1854; Kœben, 1855; Græfe, 1857; Hirsch, 1858. — En Angleterre : Begbie, 1843; Hill, Mac Donnel, 1845; Pilcher, 1848; White Cooper, Walker, 1849; Syme, 1850; Browne, 1851; Stokes, Walton, 1853; Taylor, 1856.

Les premiers faits de ce genre publiés en France appartiennent à M. Sichel, lequel fit paraître, en 1846[3], un travail remarquable sur une espèce d'exophthalmos qu'il présumait être pro-

---

[1] *Dublin quart. Journ. of med. sc.*, t. XX, 1842.
[2] *On clinical medecine*, p. 674, 1843.
[3] *Bulletin général de Thérapeutique*, t. XXX, p. 344.

duit par l'hypertrophie ou la congestion du tissu cellulaire de l'orbite ; dans l'un des cas rapportés par lui, il y avait coïncidence d'une hypertrophie du cœur.

Nous trouvons, en 1849, une observation, due à M. Deval, d'exophthalmos consécutif à la scarlatine [1].

En 1853, M. Desmarres [2], en rapportant trois nouveaux exemples d'exophthalmos qu'il attribuait à la même cause, l'hypertrophie du tissu cellulo-adipeux de l'orbite, signalait dans ces deux cas la coïncidence de cette saillie du globe oculaire avec un goître, chez des sujets atteints de maladie du cœur.

Nous-même avons publié, à la même époque, une intéressante observation due à M. Richet, dans laquelle l'exophthalmos est lié à une diffusion séreuse survenue sous l'influence de la chlorose.

---

[1] *Annales d'oculistique*, 1849, t. XXI, p. 139. — Nous omettons à dessein une observation de M. Duval, d'Argentan, publiée en 1847 dans ces mêmes *Annales* sous le titre d'*Exophthalmos par suite d'hypertrophie du tissu cellulaire qui tapisse le fond de l'orbite*, parce que cette observation nous paraît entachée d'une erreur de diagnostic. Nous la rapporterons à l'article des extravasions sanguines.

[2] *Gazette des hôpitaux*, 1853, p. 2, et Desmarres, *Traité des maladies des yeux*, 2e édition, t. Ier, p. 210.

L'année suivante (1854), nous trouvons une thèse de M. Datin sur l'exophthalmie séreuse.

C'est seulement en 1856 que l'attention fut spécialement appelée sur ce sujet par M. Charcot, médecin des hôpitaux, à l'occasion d'une malade dont il présenta l'observation à la Société de biologie [1]. Nous trouvons depuis une observation de M. Marcé [2]; une de M. Hervieux, lue à la Société médicale des hôpitaux ; une de M. Gros, à la Société de biologie [3]; enfin une notice bibliographique de M. Charcot [4].

Tous ces travaux se trouvent réunis et analysés dans un travail récent que vient de publier dans les *Archives* [5] M. P. Fischer, interne des hôpitaux. Notre ouvrage était déjà sous presse quand a paru cette petite monographie, laquelle révèle une étude longue et consciencieuse du sujet; elle contient, outre la plupart des faits connus antérieurement, quelques observations communiquées à l'auteur par ses collègues, observa-

[1] *Gazette médicale de Paris*, numéros des 20 et 27 septembre 1856.

[2] *Gazette des hôpitaux*, 22 novembre 1856.

[3] *Gazette médicale*, 1857, p. 231.

[4] *Gazette hebdomadaire*, 1859, n° 14, sur la maladie de Basedow.

[5] Fischer, *De l'exophthalmos cachectique*, dans *Archives de médecine*, novembre et décembre 1859.

tions que nous sommes heureux de pouvoir ajouter à tous les matériaux que nous avons eu nous-même tant de peine à recueillir pour l'édification de notre sujet.

On voit que les documents ne manquent pas pour faire l'histoire de cette affection ; toutefois, malgré la richesse apparente du sujet, il y règne encore beaucoup d'obscurité et de dissidence parmi les auteurs, les uns défendant la loi de coïncidence de Basedow, les autres ne l'admettant pas toujours ; les uns voulant en faire une entité pathologique spéciale (cachexie exophthalmique, maladie de Basedow, etc.), d'autres n'y voyant qu'un épiphénomène symptomatique d'une cause productrice générale. Quant à nous, nous devrons nous borner à exposer l'état actuel de la question, laissant aux travaux ultérieurs le soin d'élucider entièrement un sujet sur lequel de nouvelles recherches nous semblent encore nécessaires.

### Anatomie pathologique.

Pour ce qui est des lésions anatomiques dont l'existence a été invoquée pour expliquer la pro-

duction de cet exophthalmos, on peut les rattacher
à trois principales :

A. Infiltration séreuse.

B. Congestion sanguine.

C. Hypertrophie graisseuse.

A. *Infiltration séreuse.* — Cette lésion anatomique, que semble démontrer sur le vivant l'infiltration des parties voisines (joues, paupières, etc.), diminuant et disparaissant en même
temps que l'exophthalmos, n'a pu être constatée
anatomiquement que dans un petit nombre de
cas. Cependant elle nous paraît être la cause sensible la mieux démontrée de l'exorbitisme.

Elle se trouve déjà signalée par Hamilton[1],
dans un cas d'exophthalmos produit en quelques
jours : « L'examen anatomique démontra que la
tuméfaction de l'orbite dépendait d'une infiltration
de sérosité. On n'y découvrit point de pus, mais
il y avait un abcès circonscrit dans le lobe antérieur du cerveau. »

Le journal *the medical Times*[2] a publié l'observation d'une inflammation oculaire ayant détruit successivement les deux yeux, et dont on ne
put trouver d'autre cause que l'exophthalmos
déterminé par l'œdème du tissu cellulaire.

[1] *Dublin quart. Journ. of med. sc.*, t. IX, 1836.
[2] Voir l'observation p. 209.

Enfin cette infiltration a pu être manifestement constatée chez un sujet albuminurique :

Observation [1]. — Moindrot (Isidore), âgé de vingt-six ans, entre à l'hôpital Lariboisière, le 3 septembre 1859, service de M. Tardieu... Il était atteint d'une pleurésie qui parut céder à un traitement approprié, lorsque dans la convalescence survinrent de la fièvre, insomnie, inappétence, etc. — Le 17 septembre, la figure est légèrement bouffie, paupières inférieures boursouflées, bras et jambes un peu infiltrés ; urines troubles, rares ; un nuage intense se remarque au fond du vase qui les contient ; traitées par l'acide nitrique et la chaleur, elles laissent déposer une couche d'albumine...

Du 5 octobre au 4 novembre, alternatives d'augmentation et de diminution de l'œdème général. A cette période de la maladie, l'exophthalmos a commencé ; il s'accompagnait d'une légère injection des conjonctives, avec chémosis séreux et boursouflement des paupières ; l'urine, quoique plus claire qu'à l'origine, est jaune pâle et l'albumine a augmenté... Le 4, le malade se plaint de voir moins nettement que d'habitude ; il a de la peine à lire ; les pupilles sont largement dilatées ; l'exophthalmos fait des progrès, l'œil gauche est plus volumineux que le droit. — Le 5, la vue est encore plus troublée, le malade a constamment un nuage devant les yeux ; il se plaint d'une sensation de pesanteur à la tête. — Le 7, la vue est toujours troublée et la saillie des globes oculaires est encore plus choquante. Le 9, mort à onze heures du matin.

*Autopsie.* Nous trouvons une infiltration générale très-avancée, ascite, hydropéricarde, hydrothorax, etc. Les reins présentent les caractères de la maladie de Bright au deuxième

---

[1] Fischer, *loc. cit.*, observation **17** *bis*, communiquée par M. Roché, interne du service.

degré (mélange d'anémie et d'hypérémie, cœur volumineux). Méninges infiltrées de sérosité, aspect œdémateux du
cerveau, sérosité ventriculaire.

L'exophthalmos a persisté malgré la mort, ainsi que la bouffissure des paupières ; mais le chémosis séreux a disparu.
Deux traits de scie enlèvent la voûte de l'orbite. Le tissu
cellulaire intra-orbitaire contenu dans sa loge fibreuse fait
saillie ; il est augmenté de volume et œdématié. Les vaisseaux, muscles, nerfs sont sains ; l'œil ouvert en arrière de
l'insertion des muscles droits est remarquablement sain.
Cornée, cristallin, corps vitré transparents ; ce dernier même
était à peine diffluent... Pas d'œdème sous-rétinien.

**B.** *Congestion vasculaire.* — **D'**autres fois on
trouve l'explication de cet exophthalmos dans la
congestion des vaisseaux orbitaires ; telle est l'explication admise par MM. Henoch et Walton, qui
l'attribuent à la dilatation des veines de l'orbite.
Le corps thyroïde tuméfié exerce, disent-ils, sur
les veines jugulaires une compression qui pourrait produire la congestion cérébrale sans les
sages précautions prises par la nature pour la
sortie du sang hors de la cavité crânienne. Or, la
veine ophthalmique constitue un des plus importants déversoirs, et, lorsqu'elle est obligée de
remplir pendant un certain temps cette fonction,
sa capacité s'accroît et elle tend naturellement à
rendre les yeux proéminents.

La réductibilité de la tumeur est alléguée

comme preuve à l'appui de cette explication par les auteurs que nous venons de citer. Ainsi M. Walton cite le fait d'une malade qui ne pouvait fermer les yeux qu'après les avoir comprimés pendant quelques minutes avec la paume de la main. Mais nous croyons qu'il y a eu là erreur manifeste de diagnostic. On verra, au chapitre des tumeurs enkystées, que tel est le signe pour ainsi dire pathognomonique de l'hydropisie de la membrane de Ténon (aponévrose oculaire). Nous avons la même remarque à faire au sujet de l'observation 261 de Mackenzie. Dans cette observation, que nous donnerons plus loin *in extenso*[1], le chirurgien de Glascow attribue, sous forme hypothétique, il est vrai, l'exophthalmos à l'état variqueux des veines ophthalmiques : mais la lecture de l'observation suffit pour la faire ranger sans hésiter dans les cas de la maladie récemment décrite par M. Carron du Villards sous le nom d'*hydropisie de la bourse fibreuse de Ténon.*

M. Sichel fait également jouer un rôle assez important à la congestion des vaisseaux orbitaires, dans la production de l'exophthalmos. Malheureusement les preuves pathologiques de cette sorte d'altération font presque complétement défaut.

[1] Voir l'appendice au chapitre TUMEURS ENKYSTÉES.

Une seule autopsie a été publiée par Henri Marsh[1] qui a trouvé le cœur, surtout les oreillettes, extrêmement dilaté. Il en était de même des veines du cou. La veine jugulaire interne droite était si dilatée, que, lorsqu'on l'eut vidée par la ponction, elle mesurait encore un pouce et demi transversalement. Quant à l'orbite, il n'en est pas fait mention, l'auteur ne se préoccupe que de la coïncidence du goître avec la maladie du cœur.

MM. Walton et Henoch ne paraissent pas avoir pratiqué d'autopsie à l'appui de leur manière de voir; on conçoit du reste que les phénomènes de congestion vasculaire laissent rarement de traces sur le cadavre, alors même qu'ils ont été très-prononcés sur le vivant, surtout dans une région comme celle de l'orbite, où tout facilite la sortie mécanique du sang hors des vaisseaux. Cependant on serait porté assez volontiers à admettre l'existence de cette congestion pendant la vie dans des cas tels que celui rapporté par le docteur Hirsch, de Kœnigsberg, où il y avait coïncidence d'hémorrhagie méningée. En voici l'observation :

OBSERVATION [2]. — Une femme, âgée de vingt-trois ans, d'une

---

[1] *Dublin Journal of medical science*, t. XX, p. 472; Dublin, 1842.

[2] *Klinische Fragment.*, II° partie, 1858, p. 224, traduit dans l'article de M. Charcot, *Gazette hebdomadaire*, 1859, p. 217.

faible constitution, cessa d'être réglée il y a environ six mois ; depuis cette époque elle a éprouvé de fréquents accès de dyspnée, des palpitations, des douleurs dans les membres. Bientôt il s'est manifesté une exophthalmie double, et la glande thyroïde est devenue volumineuse. Admise à l'hôpital le 14 septembre, la malade présente les symptômes suivants : fièvre intense, exophthalmie très-prononcée ; on constate l'existence d'un souffle très-intense, siégeant dans les vaisseaux du cou et dans la tumeur thyroïdienne. Le cœur est un peu volumineux, son impulsion est énergique, ses battements ne sont pas accompagnés de bruits anormaux.

*24 septembre.* — On administre la digitale, qu'on combine à l'alun pour combattre une diarrhée intercurrente. La digitale semble d'abord diminuer un peu la fréquence du pouls, qui donne jusqu'à 140 ou 150 battements par minute ; mais ce médicament dut être suspendu bientôt en raison des nausées qui suivirent son administration. La fréquence du pouls s'accroît encore ; il survient du coma, puis des convulsions qui occupent le côté droit du corps, et la malade succombe le 26.

À l'autopsie, on trouve dans la cavité de l'arachnoïde, à la surface de l'hémisphère cérébral gauche, un foyer sanguin volumineux et de formation récente. Le cerveau est mou et fortement injecté ; la glande thyroïde volumineuse, dure, couverte à l'extérieur de vaisseaux très-dilatés ; les parois du cœur sont notablement hypertrophiées, mais les valvules sont exemptes d'altération ; les cavités orbitaires ne contiennent qu'une quantité assez minime de tissu adipeux.

**C.** *Hypertrophie graisseuse.* — Cette altération anatomique se trouve très-nettement indiquée par Middlemore[1], comme liée à l'embonpoint gé-

---

[1] Middlemore, *loc. cit.*, p. 616.

néral ou constituant une affection purement locale. MM. Sichel et Desmarres semblent également regarder cette hypertrophie comme fréquente, et c'est sous ce titre qu'ils ont publié leurs observations; il est vrai qu'ils ne paraissent pas avoir eu, lors de cette publication, connaissance des travaux déjà parus à l'étranger sur l'exophthalmos anémique.

Quant aux documents fournis par l'anatomie pathologique, ils se bornent aux faits suivants:

Heusinger [1] a trouvé le tissu cellulaire de l'orbite doublé de volume et d'une coloration jaunâtre.

Naumann [2] a signalé un cas de dégénérescence athéromateuse de l'artère ophthalmique, coïncidant avec la présence d'une grande quantité de graisse dans l'orbite :

OBSERVATION. — Un homme robuste entre à l'hôpital le 23 octobre 1851. Il était affecté de rhumatismes depuis 1849; mais ce n'est qu'en 1851 que l'exophthalmos, le goître et l'affection du cœur se sont déclarés. Le malade meurt le 31 décembre.

A l'autopsie, on trouve : système artériel développé, plusieurs veines oblitérées, ventricule gauche hypertrophié; exsudations crétacées aux valvules de l'aorte ; insuffisance de la valvule mitrale ; altération athéromateuse de plusieurs

[1] *Casper's Wochenschrift*, s. 29, 1851.
[2] *Deutsch Klinik*, p. 24, 1853 et 1854.

artères, surtout de l'ophthalmique et des autres artères de l'œil. Beaucoup de graisse dans l'orbite ; globes oculaires augmentés dans leur diamètre longitudinal ; humeur aqueuse trouble avec granulations élémentaires de cholestérine ; capsules et cristallins opaques ; corps vitré rougeâtre et laiteux par places ; iris facile à déchirer, recouvert en avant de petites grosseurs ; choroïde d'une rougeur uniforme ; pigment gris, petites extravasations dans les deux rétines. (Naumann, *loc. cit.*)

Il est un état particulier du tissu cellulaire orbital, tenant le milieu entre l'hypertrophie et l'induration, qui a été signalé par Middlemore. Voici ce qu'il en dit :

« L'induration du tissu cellulaire de l'orbite résulte beaucoup plus probablement d'une inflammation chronique et bénigne que d'une inflammation aiguë. Je ne veux pas dire par là que l'induration en question ait quelque analogie avec le squirrhe, mais qu'elle est précisément dans le même état qu'affecte souvent le tissu cellulaire sous-cutané après des attaques réitérées d'érysipèle. »

OBSERVATION [1]. — J'ai sous les yeux une lettre d'un médecin de mes amis, dans laquelle il constate que le tissu cellulaire de l'orbite était hypertrophié et très-induré chez un monsieur qui, durant les trois dernières années de sa vie, n'avait éprouvé aucune douleur dans l'œil ou dans son voisinage. Je vis ce monsieur en consultation, il y a quelques années ;

[1] Middlemore, *Traité des maladies des yeux*, t. II, p. 580.

il était affecté à cette époque d'une suppuration de la pupille
consécutive, selon moi, à une ophthalmie gonorrhéique ; la
pupille était saillante et distendue, les paupières proémi-
nentes ; il y avait aussi un chémosis très - prononcé, et
la douleur que le malade endurait était vraiment affreuse.
Je fis une large ouverture à la pupille et vidai son contenu,
à l'effet de le « mettre aux anges, » suivant l'expression du
malade. Dans ce cas, il me sembla que l'inflammation externe s'était étendue jusqu'à ce qu'elle eût compris le tissu
cellulaire de l'orbite, et que l'œil eût été projeté en avant
par l'inflammation et la tuméfaction des parties post-jacentes
et en même temps par l'effusion qui, fortuitement résorbée,
avait laissé le tissu dans un état d'induration.

Telles sont les données fournies par l'anatomie
pathologique relativement aux altérations du tissu
cellulaire de l'orbite.

Quant à l'œil lui-même, il reste généralement
sain ; les altérations qui s'y sont produites n'ont
pas été le plus souvent l'effet direct de la maladie,
mais bien le résultat de l'inflammation causée
par l'exorbitisme ; nous aurons occasion d'y
revenir à propos des complications de la maladie qui nous occupe. Voici néanmoins un cas
intéressant emprunté au docteur Praël [1], où l'on
trouve une altération très-grave du globe oculaire.

[1] *Archives d'ophthalmologie allemande*, t. III, p. 187 ; Berlin,
1857.

OBSERVATION. — Un homme âgé de cinquante ans, sujet à des battements de cœur depuis l'âge de vingt ans, n'avait jamais éprouvé de maladie grave, lorsqu'il fut pris d'une fièvre muqueuse qui le retint au lit pendant huit semaines. Dans la convalescence de cette maladie, l'œil droit commença à proéminer d'une manière notable ; des palpitations cardiaques se manifestèrent, et enfin il survint un gonflement de la glande thyroïde. Lorsque le docteur Praël examina le malade pour la première fois, il constata ce qui suit : l'œil droit très-proéminent est incomplétement recouvert par les paupières ; la conjonctive est vivement injectée, les bords libres des paupières sont rouges et gonflés ; pas de photophobie, pas d'affaiblissement de la vue ; goître volumineux, battements du cœur très-fréquents et très-énergiques. Quelques mois après, le malade s'affaiblit et maigrit notablement ; puis il est pris de catarrhe bronchique accompagné de fièvre et d'un peu de délire de temps à autre. Dès le début de cette affection, la proéminence de l'œil droit s'exagéra et devint plus marquée qu'elle n'avait jamais été. L'œil gauche, en même temps, commence à faire saillie hors de l'orbite, et bientôt l'occlusion des paupières devient incomplète. Pendant le sommeil, les yeux sont ouverts et la respiration ronflante. Trois semaines avant sa mort, le malade, pris d'une violente oppression, se fit faire une large saignée. Le lendemain matin, on remarqua que la cornée de l'œil droit présentait dans sa partie médiane une opacité blanchâtre. L'iris était immobile, et la pupille n'offrait pas de changement sous l'influence de l'application externe de l'atropine, bien que la vision n'eût éprouvé encore aucune modification. Dans l'espace de six jours, l'infiltration s'étendit à toute la cornée. Celle-ci présentait alors une coloration jaune blanc, et la vue était complétement perdue de ce côté. On s'attendait à voir survenir une perforation ulcéreuse de la cornée ; il n'en fut rien cependant : cette membrane se ratatina, se dessécha et

prit la consistance de là corne ; en même temps la conjonctive
sécrétait un liquide crémeux, de couleur verdâtre. Au bout
de deux semaines environ, la cornée était complétement
flétrie, il s'en détachait de temps en temps des plaques
croûteuses jaunâtres. En même temps l'œil droit devint à
son tour très-saillant et subit des altérations tout à fait analogues à celles dont il vient d'être question. Si bien que,
quelques jours avant sa mort, le malade était devenu complétement aveugle, par suite de la nécrose des deux cornées.

*Autopsie.*—Hypertrophie avec dilatation portant principalement sur le cœur gauche. La valvule mitrale est atteinte de
dégénération athéromateuse ; elle constitue une sorte d'anneau osseux, de telle sorte qu'il y avait en même temps
rétrécissement et insuffisance de l'orifice auriculo-ventri-
culaire gauche. L'aorte présentait aussi la dégénération
athéromateuse à un très-haut degré ; son calibre est très-
rétréci depuis l'origine du vaisseau jusqu'au voisinage de
l'aorte descendante. Les deux yeux paraissaient avoir
perdu de leur volume ; les cornées transparentes et les
sclérotiques sont desséchées et flétries. Quant aux parties
intérieures de l'œil, elles n'ont éprouvé, dans leur nature,
aucune modification appréciable. Le tissu cellulo-graisseux
de l'orbite n'était pas hypertrophié, les glandes lacrymales avaient conservé leur volume normal. La tumeur
thyroïdienne était moins volumineuse que pendant la vie,
cependant elle pesait environ un demi-kilogramme. Par en
bas, elle se prolongeait jusqu'au niveau de l'extrémité supérieure du sternum. La base du cerveau présente, au voisinage du bord interne du lobe gauche, çà et là, des points
ramollis ; les couches optiques, les corps mamillaires et le
cervelet offrent également un certain degré de ramollissement.

### Étiologie.

Les causes de cette affection sont prochaines ou éloignées. Les premières sont très-obscures : on a parlé des violences extérieures ; mais cette influence nous semble un peu hypothétique.

Quant aux causes éloignées, elles sont nombreuses, et leur histoire offre beaucoup d'intérêt ; pour procéder avec méthode, nous les rattacherons à quatre ordres principaux.

1° Toutes les causes productrices des infiltrations séreuses, générales ou locales : telles que le froid, l'anasarque consécutive à la scarlatine, ou liée à la maladie de Bright.

2° Toutes celles qui peuvent produire une congestion du côté de la tête, congestion cérébrale, goître, affections du cœur nerveuses ou organiques.

3° Les diathèses débilitantes, scrofuleuse, lymphatique, chlorotique ou anémique, la convalescence des maladies aiguës de longue durée, telles que la fièvre typhoïde.

4° Enfin les maladies caractérisées par des accès donnant lieu à de violents efforts fréquemment répétés, telles que l'asthme, la coqueluche, l'hystérie, la dyssenterie.

1° *Infiltration séreuse.* — Cet ordre de causes

joue, sans contredit, le rôle le plus important dans la production de l'exophthalmos, et, malgré l'incrédulité un peu trop dédaigneuse de Mackenzie[1], qui ne dissimule pas son faible pour la congestion variqueuse, son influence est aujourd'hui hors de toute contestation. Du reste, il est facile de comprendre *à priori* comment la sérosité, en s'infiltrant dans les mailles du tissu cellulaire, en augmente le volume d'une manière uniforme et régulière ; l'œil pressé également de tous les côtés se trouve donc repoussé tout naturellement vers celui où la résistance fait défaut, c'est-à-dire vers l'ouverture antérieure de l'orbite.

Si de la théorie nous passons à la pratique, nous trouvons un assez grand nombre d'exemples

---

[1] Mackenzie, traduction Warl. Test., t. Ier, p. 459 : « La cause immédiate du déplacement de l'œil est inconnue ; peut-être faut-il l'attribuer à l'état variqueux des veines ophthalmiques. Cette hypothèse a en sa faveur ce fait mentionné par M. Walton, d'une malade qui ne pouvait fermer les yeux qu'après les avoir comprimés pendant quelques minutes avec la paume de la main. *Un épanchement séreux dans le tissu cellulaire de l'orbite qu'on considère aussi hypothétiquement* comme cause d'exophthalmos anémique, ne pourrait guère céder à une pareille pression. »

Nous espérons que la lecture de ce chapitre suffira pour convaincre le lecteur que la cause en question n'est point hypothétique. Quant à l'observation de M. Walton, à laquelle Mackenzie fait allusion, nous l'avons déjà dit et nous le ferons voir plus loin, il y a eu là erreur complète de diagnostic (voir l'appendice au chapitre des tumeurs enkystées).

à citer : il y a des pays où l'affection qui nous occupe est presque endémique : c'est ce que l'on peut oberver à la suite des anasarques si communes dans la campagne de Rome, les maremmes de la Toscane et les rizières de la Lombardie. Quant à l'observation clinique, il y a longtemps qu'elle a établi cette coïncidence : on la trouve déjà signalée dans le passage de Middlemore que nous avons déjà cité ; tout récemment elle a fait le sujet d'une dissertation inaugurale due à M. Lécorché. Nous empruntons à ce travail l'observation suivante :

OBSERVATION [1]. — Une femme de vingt-trois ans entre à l'hôpital de la Charité le 18 novembre 1857. Constitution assez faible. Première grossesse en 1856 ; avortement à quatre mois ; en 1857, deuxième grossesse ; avortement, puis gonflement des jambes. Aujourd'hui il y a de la céphalalgie, les jambes sont enflées ; la vue affaiblie, sans netteté ; strabisme convergent et diplopie. On constate la présence d'albumine dans les urines ; battements du cœur un peu forts, respiration normale. En janvier 1858, la cécité est complète. Vers le 15 janvier, exophthalmie double, plus marquée à gauche ; conjonctive oculo-palpébrale et photophobie. Ces accidents cèdent, au bout de cinq ou six jours, à l'obscurité et aux purgatifs. Le 1er février, plus de conjonctivite, mais prolapsus de la paupière gauche ; milieux de l'œil non altérés, pupilles mobiles. Le 10, le prolapsus disparaît, le stra-

---

[1] Lécorché, *Des altérations de la vision dans la maladie de Bright*, thèses de Paris, 1858.

bisme persiste ; épistaxis qui dure cinq jours. Le 17, pouls à
120 ; orthopnée, battements du cœur intenses ; râle sous-cré-
pitant à droite ; urine toujours albumineuse. Le 18, diarrhée, vomissements ; le 20, épistaxis; le 22, mort.

A l'autopsie, on trouve de la sérosité dans les membranes
du cerveau ; la cornée, la sclérotique, le nerf optique, les
vaisseaux et muscles de l'œil sont sains ; pas d'injection du
tissu cellulaire périsclérotidien ; épaississement de la membrane interne de la choroïde ; vaisseaux choroïdiens dilatés;
petits points blancs épais sur la rétine. Cœur volumineux ;
ventricule gauche hypertrophié; pas de lésion des orifices.
Reins au cinquième ou au sixième degré de la néphrite albumineuse.

L'observation suivante, empruntée au Mémoire
de M. Fischer, nous offre la coïncidence de
l'exophthalmos avec l'œdème de la scarlatine :

Observation [1]. — Le 3 août 1858, entre dans la salle Sainte-
Geneviève (hôpital des Enfants), une fille, Désirée Sabatier,
âgée de cinq ans. Cet enfant a de la diarrhée depuis assez
longtemps ; de plus elle a eu une ulcération à la face externe
de la grande lèvre gauche, et une autre à la partie supérieure et interne de la cuisse du même côté. Pendant son
séjour à l'hôpital, durant les derniers jours d'août, elle est
prise d'une éruption scarlatineuse assez mal caractérisée et
ressemblant assez à celle de la rougeole, à cause de la saillie
des parties rouges. L'éruption a disparu au bout de deux
jours, et l'enfant s'est levée.

[1] Fischer, *loc. cit.*, observation 18, recueillie par M. Coulon,
interne aux Enfants malades. — Voir, dans les *Annales d'oculistique* ( t. XXI, p. 139, 1849 ), une observation analogue de
M. Deval.

Le 15 septembre, gonflement des paupières et des pieds ; urine trouble, on y constate de l'albumine. Le gonflement des paupières disparaît, mais il reste un exophthalmos très-prononcé du côté droit. L'œil est douloureux, projeté en avant et en dehors ; la vision n'est pas troublée. Sous l'influence d'une médication diurétique (teinture de digitale), puis tonique (quinquina, vin de Bordeaux, etc.), enfin du séjour au lit et de la chaleur, l'albumine a diminué dans les urines ; en même temps, l'œil rentrait dans l'orbite, mais très-lentement, car l'enfant sortit le 15 décembre, après un traitement de trois mois et demi.

Dans l'observation suivante, l'œdème intra-orbitaire paraît avoir été produit par l'influence du froid, chez un sujet d'un tempérament lymphatique et anémique.

Observation [1]. — Marie Loiseaux, quinze ans, non réglée, chétive, entre à l'hôpital le 13 mai 1854. S'étant exposée au froid, elle a vu survenir une tuméfaction de la joue gauche, de la partie latérale du nez, de la paupière. La peau a une coloration rosée disparaissant à la pression comme l'érysipèle, mais se reproduisant moins vite ; de plus, absence de douleur spontanée, un peu de douleur à la pression. L'œil gauche est projeté en avant ; strabisme externe et immobilité de l'organe ; pupille dilatée, vision presque abolie, conjonctive œdémateuse ; fièvre, anorexie, enduit blanchâtre de la langue, sueurs. Du 13 au 20 mai, persistance de ces symptômes. Le 21, tuméfaction indolente de la main, souffle carotidien. (Pilules de Vallet ; bains sulfureux.) Le soir, douleurs articulaires ; compression du globe oculaire. Le 22 mai, les

----

[1] Datin, *De l'exophthalmie séreuse*, thèse, 1854, p. 16.

douleurs ont diminué, plus d'exophthalmie ni de fièvre. Le 30, il n'y a plus qu'un léger œdème.

**2° *Congestion du côté de la tête*. — C'est** principalement dans les cas de maladies du cœur que s'observe cette congestion, souvent partielle, comme dans l'observation suivante, due à M. Sichel.

OBSERVATION [1]. — M<sup>me</sup> M***, couturière, âgée de trente-huit ans, se présente à ma clinique, le 21 mars 1839. L'œil gauche est plus saillant et plus dur ; dilatation de la pupille tenant à une mydriase due à la compression du ganglion ophthalmique et du nerf optique par le développement du tissu cellulo-graisseux orbitaire. Ce développement semble dépendre d'une congestion sanguine de l'hémisphère gauche, causée par l'hypertrophie du cœur. Les battements du cœur sont tumultueux, intermittents ; pas de bruit de râpe ni de souffle. Tremblement des extrémités, oppression ; souvent engourdissement du bras gauche. (Calomel, 30 centigrammes ; digitale, 60 centigrammes ; frictions avec onguent napolitain sur la région du cœur ; saignée de trois palettes.) Au bout de huit jours salivation, amélioration ; la mydriase a cessé, et le globe oculaire revient à ses dimensions normales ; céphalalgie persistante. (12 sangsues à l'anus.) Le 27 décembre 1839, la malade revient à la consultation : vision bonne, céphalalgie rare, palpitations moindres ; pas de saillie oculaire, règles normales. Je l'ai revue en 1845 ; il n'y avait plus d'exophthalmie.

D'autres fois il n'existe pas de maladie organi-

[1] Datin, *loc. cit.*

que, l'exophthalmos paraît s'être produit sous l'influence de simples palpitations.

Observation [1]. — Un ministre anglican, âgé de cinquante-cinq ans, était sujet, depuis 1838, à de violentes palpitations, rendant impossible le décubitus sur le côté gauche. Ces symptômes augmentèrent sans présenter les caractères d'une maladie organique du cœur, et bientôt le malade remarqua dans la région de la glande thyroïde une petite tumeur indolente, qui s'accrut par degrés. Quand M. Mac Donnel le vit, la tumeur formée par la glande thyroïde était plus volumineuse à gauche qu'à droite ; on y sentait à la main un frémissement semblable à celui de la varice anévrismale, et au stéthoscope un son musical, existant également au niveau des carotides. Le pouls ne battait jamais moins de 120, et montait quelquefois à 200. Depuis quatre ans, les yeux ont augmenté de grosseur et pris une expression d'égarement et de férocité. Vision parfaite, pas de douleurs.

Observation [2]. — J'ai vu une femme de vingt-deux ans sujette aux palpitations, et dont les yeux ont la même expression sauvage, avec intégrité de la vision. Les palpitations, au début, étaient accompagnées de douleurs lancinantes dans la région précordiale ; le thorax était soulevé par les battements du cœur, principalement vers le bord droit du sternum. Souffle à l'origine de l'aorte.

Plus tard, en voyant une autre dame dont les yeux étaient proéminents et égarés, j'ai soupçonné avec raison des palpitations ; elles existaient en effet depuis plusieurs années.

[1] Mac Donnel, dans *Dublin Journ. of med. sc.*, t. XXVII, p. 200, 1845. — Reproduite dans *Gazette médicale de Paris*, 1846, p. 95.

[2] Mac Donnel, *ibid*.

M. Gros[1] cite un cas où la saillie oculaire survint chez une jeune fille, après une péricardite. On conçoit assez facilement que l'exophthalmos survienne par suite d'une simple gêne à la circulation, chez les sujets atteints d'une affection des valvules du cœur ou de ses séreuses. Mais il est plus difficile de se rendre compte de la manière dont ce phénomène se produit dans les cas d'affections *nerveuses* de l'organe central de la circulation ; or, ces palpitations cardiaques sont précisément une des bases de la triade pathologique qui constitue la maladie de Basedow.

Faut-il, comme le veut M. Fischer, rattacher complétement ces palpitations à l'anémie, et alors attribuer l'exophthalmos à ce dernier ordre de causes ? Peut-être serait-on autorisé à le faire dans un certain nombre de cas ; mais nous croyons que l'on peut se rendre compte directement de leur action, par l'afflux sanguin qu'elles déterminent du côté de la tête.

Dans les deux observations précédentes, où existaient ces palpitations, on ne peut guère, en effet, les rattacher à l'anémie. Enfin voici une observation de M. Sichel dans laquelle la malade est

---

[1] Gros, *Note sur la cachexie exophthalmique*, Société de biologie, 1857.—Voir la *Gazette médicale de Paris*, 1857, p. 251.

nettement signalée comme sujette aux congestions du côté de la tête.

Observation 1. — M^me M***, ouvrière, âgée de vingt-deux ans, vient à ma clinique le 9 juin 1844, pour un exophthalmos de l'œil gauche, qui a commencé il y a un an environ et a augmenté rapidement depuis six semaines. Actuellement la saillie de l'œil gauche est choquante ; projection en avant, dépassant de cinq à six millimètres la saillie normale de l'œil droit ; mobilité moindre ; à la pression, légère résistance ; sur aucun point on ne peut sentir de tumeur. Constitution lymphatique. La malade est disposée aux congestions sanguines vers la tête et n'a eu d'autre affection que des fleurs blanches.

Le 9 juin, 15 sangsues après les règles ; scammonée, pédiluves, frictions avec onguent napolitain ; calomel, 5 centigrammes. Le 17, augmentation de l'exophthalmos ; paupières rouges, gonflées ; léger chémosis des conjonctives, douleurs orbitaires (saignée de trois palettes). Le 20, œdème des paupières très-marqué, saillie du globe oculaire plus forte, chémosis séreux (ponction du chémosis, 20 sangsues devant chaque oreille, calomel, onguent napolitain). Le 23, chémosis et œdème disparus, globe oculaire moins saillant (iodure de potassium). 22 juillet, exophthalmos presque complétement réduit, vision un peu troublée (vésicatoires, iodure de potassium).

Quant au *goître*, de l'existence duquel on a aussi voulu faire une des bases de la triade de

---

1 Sichel, Note sur une espèce particulière d'exophthalmos produit par l'hypertrophie ou la congestion du tissu cellulo-graisseux de l'orbite (*Bulletin de Thérapeutique*, 1846, t. XXX, p. 344). —Voir encore les observations 402 et 403 de Demours.

Basedow [1], il nous semble qu'on a accordé à cette coïncidence une importance exagérée. On sait que les troubles de la menstruation, les maladies des organes génitaux de la femme, que les régles même et la grossesse agissent sur le développement du corps thyroïde d'une façon plus ou moins marquée. Il n'est donc pas étonnant que la même cause produise un double effet, sans qu'on doive attribuer, d'ailleurs, à cette concomitance plus de signification qu'elle n'en a, et sans qu'on puisse admettre aucune relation entre l'exophthalmos et les tuméfactions du corps thyroïde indépendantes de la menstruation et de l'anémie.

La meilleure preuve de ce que nous avançons se trouve, selon nous, dans ce fait, que le goître arrive presque toujours après l'exophthalmos ; ce n'est que très-rarement qu'il s'est développé auparavant ; et même dans ces derniers cas, ce développement peut tenir à des causes accidentelles dont il est facile de trouver l'explication. Ainsi M. Gros [2], en relatant un fait de ce genre, dans lequel le goître existait longtemps avant que l'exophthalmos se manifestât, et persista après l'amélioration de la santé, conclut que, dans ce cas spécial, la tumeur thyroïdienne n'a joué aucun

[1] Begbie, *Month. journ.*, 1849.
[2] Gros, *loc. cit.*

rôle actif, et doit être considérée comme une simple coïncidence. De même, et dans une observation de M. Desmarres [1], l'exophthalmos ne survint qu'à l'âge de soixante ans, chez une femme
affectée d'un goître depuis sa jeunesse.

D'ailleurs, s'il y avait entre ces deux phénomènes morbides une relation de cause à effet, on devrait observer fréquemment l'exophthalmos dans
les pays où le goître est endémique. Or, ce fait
n'est rien moins que prouvé.

Quant à l'explication de MM. Henoch et Walton, que nous avons citée plus haut (p. 172), elle
peut être vraie dans certains cas de goître excessivement développé ; mais on voit rarement, dans
les observations publiées jusqu'ici, ces tumeurs
acquérir un volume assez considérable pour en-
traver la circulation dans les veines jugulaires.

Cependant, si l'on s'en rapportait à quelques
faits isolés, on serait tenté d'admettre une sympa-
thie mystérieuse entre le bronchocèle et la circulation intra-orbitaire. Ainsi Verduin [2] parle d'une
femme aménorrhéique, ayant un goître que l'on
avait ponctionné; chez elle l'écoulement menstruel
était remplacé par une hémorrhagie périodique

---

[1] Desmarres, *Maladies des yeux*, t. Ier, p. 212.

[2] Deuxième appendice à l'*Armamentarium* de Scultet, observation 18.

ayant lieu tant par le goître lui-même que par les yeux et les oreilles. Quelques faits d'amaurose survenant périodiquement pendant toute la durée de l'écoulement menstruel, faits observés par Demours (observation 350), Penchilini et Wardrop, tendraient également à faire admettre une certaine connexion entre cette importante fonction et celle de l'innervation oculaire.

Quoi qu'il en soit, la coïncidence du goître et de l'exophthalmos est déjà signalée par Demours dans l'observation suivante :

OBSERVATION [1]. — Je donne actuellement des soins (janvier 1818) à Mlle D***, âgée de onze ans; son œil gauche proémine d'une ligne et demie depuis trois ans. Elle a depuis sa naissance une prédisposition à un engorgement de la thyroïde. Sa mère, qui a apporté en naissant la même prédisposition, a un goître depuis sa première couche.

3° *Diathèses débilitantes.* — A cet ordre de causes appartiennent les maladies longues et adynamiques, le tempérament lymphatique, la scrofule, la chlorose, l'anémie ; cette dernière cause prédisposante est celle dont l'action est le plus manifeste ; de là même vient le nom d'*exophthalmos anémique* donné par plusieurs auteurs à une des variétés de la maladie qui nous

[1] Demours, *Maladies des yeux*, t. Ier, p. 485.

occupe. Quant à l'anémie elle-même, elle a été, dans la plupart des cas observés et décrits, produite par des maladies débilitantes. La femme dont l'exemple est rapporté par Pauli présenta cette altération après une longue dyssenterie : les règles étaient suspendues, la respiration difficile, la toux sèche, les pieds œdémateux, la débilité extrême. Basedow a observé l'exophthalmos dans des conditions analogues. Le premier fait qu'il cite a trait à une femme affectée d'aménorrhée avec palpitations, dyspnée, œdème de la jambe, survenus après un rhumatisme articulaire aigu et une maladie du foie ; dans le second, les règles s'étaient brusquement interrompues, il y avait diarrhée, sueurs nocturnes, amaigrissement et dyspnée. Les observations des écrivains anglais, tels que Taylor [1] et Marsh viennent encore à l'appui. Enfin le malade mentionné par Graves [2] avait souffert d'une diarrhée rebelle à laquelle avaient succédé des hémorrhagies intestinales et tous les signes de l'anémie.

On a cité deux cas [3] où la fièvre typhoïde paraît avoir eu une certaine influence sur la production de l'exophthalmos ; mais nous ferons ob-

---

[1] Taylor, dans *Med. Times and Gaz.*, mai 1856.

[2] Graves, *System. of clin. med.*

[3] Hervieux, *loc. cit.*; Praël, observation citée plus haut.

server que celui-ci fut dans les deux cas précédé de palpitations et d'hypertrophie thyroïdienne ; de sorte qu'en réalité c'est dans ce dernier ordre de causes que ces faits doivent trouver leur place.

Enfin il est fait déjà mention dans Pierre Borel[1] d'un exophthalmos survenu à la suite de la peste.

Il serait facile de multiplier les observations d'exophthalmos dû à des diathèses débilitantes ; nous nous contenterons d'en rapporter ici une très-belle et très-complète, due à M. le docteur Desgranges, dans laquelle l'exophthalmos était manifestement lié à l'état anémique de la malade. Au chapitre du traitement on en trouvera une autre due à M. Richet, où la chlorose a été la cause déterminante de la maladie.

OBSERVATION [2]. — M^me X*** est aujourd'hui âgée de soixante ans ; lui donnant mes soins depuis trente ans, j'ai pu recueillir sur elle des renseignements très-complets.

Jusqu'à l'époque critique, M^me X*** a présenté les attributs d'un riche tempérament sanguin : yeux et cheveux noirs, visage très-coloré, embonpoint, chairs fermes, santé robuste. Les globes oculaires étaient bombés chez elle, comme chez

______

[1] Pierre Borel, centurie II, observation 97, 1846 : ... *Tanta fuit in muliere febris vehementia ut mihi assertum fuerit a medico oculos ex orbita ejus eruisse ; idemque alteri pestis veneno accidisse certum est.*

[2] Fischer, *loc. cit.*

ses ascendants ; mais cette disposition n'avait rien d'anormal ou de pathologique, et n'altérait en rien l'expression du regard. La myopie a toujours été très-caractérisée ; la vision se faisait de préférence par l'œil gauche.

Migraines parfois très-intenses, mais sans retentissement sur l'estomac ; douleurs rhumatismales vagues sur plusieurs parties du corps. Quatre grossesses heureuses.

En 1832, pendant l'épidémie de grippe, névralgie sus-orbitaire très-intense du côté gauche, et qui a persisté depuis.

En 1842, pleurésie chronique du côté droit, avec épanchement ; symptômes très-graves. Guérison par les seules forces de la nature, mais affaiblissement marqué de la constitution.

Peu de temps après, arriva l'époque critique, qui fut signalée par les métrorrhagies excessives ; l'une d'elles, entre autres, a duré quarante-cinq jours. Malgré ces pertes, l'embonpoint et la coloration du visage persistaient, et n'ont diminué que lorsque la période critique a complétement cessé. Dès lors épistaxis peu abondantes, mais se renouvelant presque tous les jours.

Pour compléter l'examen de certaines causes qui peuvent avoir leur influence sur la maladie, nous devons dire que M<sup>me</sup> X*** a eu des chagrins, et que ses glandes lacrymales ont été bien souvent mises en jeu. A la moindre émotion, le cœur battait. Ces palpitations se sont montrées de bonne heure ; ainsi, M<sup>me</sup> X***, même dans sa jeunesse, ne pouvait courir et monter les escaliers sans s'arrêter bientôt pour respirer. Depuis 1831, elle a eu des syncopes, caractérisées par la sensation d'un violent coup dans la région du cœur, suivie d'un très-grand froid et de perte de connaissance.

En 1847, la sensation du toucher et la contractilité musculaire s'affaiblirent dans les doigts des deux mains ; ces symptômes restèrent isolés, et disparurent graduellement.

En 1853, blépharite folliculeuse double, guérie rapidement.

Enfin, à la suite de fatigues et d'exposition au froid humide, invasion, en 1855, d'une fièvre insidieuse, accompagnée de délire, vomissements, abattement général. Guérison par le sulfate de quinine. Mais cette affection eut un retentissement profond ; l'affaiblissement et la maigreur augmentèrent, persistèrent pendant deux mois. Un léger œdème des malléoles, qui s'était montré de loin en loin, devint persistant. Vers cette époque, occlusion des alvéoles, expulsion de plusieurs dents saines, et carie sèche des autres. La dentition jusque-là avait été très-belle. Malgré ces dernières atteintes morbides, la santé générale s'était entièrement rétablie, lorsque l'exophthalmos se montra, d'abord à l'œil gauche, qui s'est amélioré, puis à l'œil droit, qui s'est guéri rapidement ; enfin, retour à l'œil gauche avec persistance des symptômes (1854).

Nous avons déjà parlé de quelques causes qui ont pu agir localement : une blépharite ancienne, une prédisposition morale aux chagrins suivis de pleurs, et, six ou sept ans avant l'exophthalmos, un coup de paume reçu sur l'œil gauche, qui fit perdre la vision pendant plus d'un jour, causa de vives douleurs et laissa des sensations d'étincelles pendant plusieurs jours.

L'exophthalmos était peu prononcé et resta stationnaire jusqu'en 1857 : c'est seulement à cette époque que la maladie se caractérisa tout à fait. Peu de temps auparavant, une sécrétion peu abondante de larmes avait lieu pendant la nuit et le matin, et nécessitait quelques lavages réfrigérants, qui arrêtaient l'épiphora pendant le jour ; les yeux étaient alors boursouflés et rouges. Le travail, la lecture, étaient possibles pendant le jour et le soir à la lumière.

Voici l'état de la malade en 1857 :

Les globes oculaires sont développés, saillants, comme

projetés en avant ; intégrité des fonctions de la vue, qui sont plus faciles à la lumière artificielle qu'au jour ; un peu de strabisme convergent à gauche ; la myopie est exagérée, et les objets très-petits peuvent être aperçus sans gêne ni douleur ; œdème des paupières, qui s'étend jusque vers le milieu des joues, les tempes et la partie antérieure et supérieure du nez. La malade, au commencement de la journée, éprouve des difficultés à relever les paupières supérieures ; quand celles-ci sont abaissées, on aperçoit un sillon transversal et un bourrelet œdémateux qui paraît comprimer le globe de l'œil. Une douleur assez vive, augmentant par la pression, existe au niveau de la glande lacrymale droite et s'étend jusqu'au sourcil ; un autre point douloureux est indiqué au-dessous de la paupière inférieure. Ces symptômes sont plus tranchés dans la première moitié du jour ; une amélioration très-sensible se fait toujours remarquer dans la soirée. L'épiphora a résisté ; il est très-abondant, lorsque la malade est couchée pendant la nuit ; les larmes amènent alors une insomnie absolue...

Les replis de la conjonctive aux deux angles de l'œil sont rouges, engorgés et boursouflés. La physionomie a changé : les yeux sont brillants ; le regard, autrefois vif, a une expression étrange d'étonnement sauvage, de dureté ; le globe est fixe et ne peut être porté en haut.

L'état général est profondément altéré, mais pas de mouvement fébrile. L'appétit est languissant ; la malade ne mange pas de viande et ne boit pas de vin, elle a même passé dix ans sans manger de viande. Les battements du cœur sont secs, peu retentissants, bien accentués, réguliers ; aucun bruit de souffle. Quelquefois sensations d'étouffement et palpitations, mais celles-ci sont éloignées ; rien au corps thyroïde.

Le traitement suivant fut adopté :

Alimentation substantielle, vin de Bordeaux, viandes rô-

fies ; sirop iodé et iodure de potassium, purgatifs salins réi-
térés ; onctions belladonées, pédiluves.

Deux mois de ce traitement amenèrent une amélioration
dans l'œil gauche et diminuèrent l'épiphora nocturne ; c'est
alors que M^me X*** se rendit à Paris et consulta le docteur
Sichel, qui reconnut un exophthalmos dû à l'hypertrophie
et à l'infiltration du tissu cellulaire de l'orbite et causé par
un état chloro-anémique très-ancien et par une prédomi-
nance du système lymphatique ( œdème des paupières et
même d'une partie de la conjonctive droite, ophthalmie
granulaire).

Un traitement très-complet fut conseillé par M. Sichel.
Les principaux médicaments qu'il proposa furent les préparations ferrugineuses ; puis, au bout de deux mois, vésicatoires à la nuque, derrière les oreilles, et quelques sangsues
aux tempes, si une congestion sanguine locale les réclame.

Les médicaments qui m'ont paru agir le plus efficacement
sont les toniques, les ferrugineux, les purgatifs, que j'avais
déjà employés avec succès, et comme topique, la pommade
à l'oxyde de cuivre, en onctions sur le front et les tempes ;
les vésicatoires ont échoué.

De juillet 1857 à août 1858, ce traitement fut suivi exactement et amena les modifications suivantes :

Les larmes ne coulent presque plus durant la nuit ; sommeil ; l'œil droit s'améliore, mais la maladie progresse dans
l'œil gauche ; la santé générale est fortifiée ; tissu cellulaire
plus ferme ; un état subinflammatoire des paupières et de
la conjonctive apparaît.

Au mois d'octobre 1857, les deux yeux rentraient dans
l'orbite, l'épiphora avait presque cessé ; persistance du
chémosis, qui, touché avec le sulfate de cuivre, ne fait
qu'augmenter d'intensité. Interruption de tout médicament
pendant huit jours ; la coloration de la face est meilleure,
l'infiltration de la joue tend à se dissiper.

Depuis le commencement de 1858 jusqu'en septembre, la maladie est entrée dans la voie de l'amélioration la plus complète. Le chémosis a disparu ainsi que la vascularisation des conjonctives ; les paupières ne sont plus œdématiées ; la tache de la cornée se dissipe lentement ; l'œil droit est complétement normal ; l'œil gauche est presque en entier rentré dans l'orbite ; le regard a perdu son expression sauvage ; plus d'épiphora. La vue est parfaite, plus de strabisme ; les médicaments ont été administrés par intervalles pour laisser reposer la malade. L'application constante d'un bandeau de soie noire a produit de très-bons effets, ainsi que les onctions avec la pommade mercurielle belladonée, et les promenades au grand air, le soir.

M<sup>me</sup> X*** passa quarante-cinq jours aux eaux de Bagnères et de Baréges, en août et septembre 1858, et y mena une vie très-active ; elle prit les eaux ferrugineuses. Les yeux furent complétement guéris, au point de supporter sans gêne l'éclat des lumières au théâtre. Il ne reste qu'une douleur analogue à une piqûre, qui semble partir de l'angle interne de l'orbite gauche et va se perdre vers le milieu de la paupière inférieure ; tous les mouvements de l'œil sont faciles.

L'embonpoint est très-marqué, les chairs fermes ; teinte de la peau redevenue brune (état habituel), plus d'infiltration des jambes et des pieds ; les joues sont pleines, leur tissu cellulaire est dense, non tremblotant ; appétit très-ouvert, bonnes digestions. Le pouls est fort, assez précipité, régulier ; aucun bruit anormal au cœur et dans les artères ; rien à la glande thyroïde.

M<sup>me</sup> X*** passa à Paris du 10 mars au 10 juin et supporta toutes les distractions et les fatigues que donne le séjour de la capitale et surtout les spectacles. Aucun de ces changements de vie n'a réagi sur l'état des yeux, et on doit noter au contraire l'heureuse influence des délassements, qui lui ont fait oublier les idées tristes qui l'assiégeaient. La guérison est constatée par M. Sichel, et peut être regardée comme complète à tous les points de vue.

. Quant au mécanisme par lequel l'anémie une fois produite concourt à la production de l'exoph-thalmos, nous croyons qu'il est difficile d'en trouver une explication satisfaisante. D'après M. Taylor[1], l'anémie produirait « un état particulier du système nerveux dans lequel il y a tendance aux spasmes des muscles du cou ; le résultat de tels spasmes est un empêchement au retour du sang de la tête qui produit l'hypérémie et l'hypertrophie de la glande thyroïde et la dilatation des veines de l'orbite ; de là l'exophthalmie. »

M. Fischer[2] n'admet la congestion orbitaire que comme point de départ d'hypertrophie du tissu cellulaire de l'orbite, ou d'une suffusion séreuse due aux obstacles de la circulation.

Nous inclinerions plus volontiers vers cette dernière explication, mais jusqu'à ce que des faits positifs soient venus démontrer nettement la cause productrice de l'exophthalmos, nous ne croyons devoir hasarder aucune explication théorique.

[1] *Loc. cit.*

[2] *Loc. cit.*, p. 671.

4° *Efforts violents fréquemment répétés.*—Dans cet ordre de causes rentrent les maladies caractérisées par des accès s'accompagnant d'efforts plus ou moins violents, tels que les efforts inspiratoires de l'asthme et de la coqueluche, ou les convulsions de l'hystérie et de l'éclampsie.

« J'ai été consulté, dit Mackenzie[1], pour une petite fille de huit ans affectée d'un exophthalmos de l'œil droit produit par la coqueluche. L'œil était mobile et la vision bonne. Son frère s'était trouvé dans le même état; mais chez lui l'œil avait repris sa place sous l'influence des applications froides. Un autre cas d'exophthalmos que j'ai vu s'était manifesté pour la première fois à la suite d'un violent accès d'hystérie. » Gilibert[2] avait déjà signalé cette dernière coïncidence. Nous avons cité plus haut le passage de Fabrice de Hilden, relatif à l'exophthalmos qui se produit dans le ténesme de la dyssenterie.

Enfin on trouve des cas d'exophthalmos produit par la violence de la fièvre signalés dans les

---

[1] Mackenzie, t. I<sup>er</sup>, p. 455.

[2] Gilibert, *Adversaria medico-practica* (1791); *Vitia*, ordo sextus, art. EXOPHTHALMIE : .....*Aliam in hysterica : post convulsiones vehementes oculus sinister mole augetur non amissa perluciditate, nec diminuta acie.*

anciens auteurs ; nous citerons entre autres Pierre Borel, Baillon [1], Gilibert [2].

*Causes prédisposantes.* — Il nous reste peu de choses à dire pour terminer l'étiologie de cette intéressante affection.

L'exophthalmos lié au rachitisme, à la scrofule ou à la scarlatine, sera plus fréquent dans le jeune âge ; mais c'est surtout dans l'âge adulte et chez les femmes qu'on le rencontrera le plus souvent, ce qui explique tout naturellement la coïncidence fréquente de cette affection avec l'anémie et la chlorose. Il va sans dire que, parmi les tempéraments, le tempérament lymphatique est celui qui y est le plus exposé.

Quant à l'hérédité, nous ne savons jusqu'à quel point son influence peut être mise en cause. Nous ne connaissons d'autre témoignage en sa faveur que l'observation suivante de Mackenzie.

[1] Baillon, *Epidemiorum et Ephemeridum* lib. II ; *Œuvres*, t. Ier, p. 194 : *Fratris D. de La Barre medici, febris tertiana; quartus paroxysmus adeo fuit vehemens ut sursum translatus humor fuerit; hinc* εκπιεσμος *unius oculi factus est, id est expressio et exitus foras, et hic oculus deperditus tabuit.*

[2] Gilibert, *Adversaria medico-practica* (1791), art. EXOPH-THALMIE : *Criticam vidi in muliere 50 annorum nata; quæ post febrim synocham atrocibus cæphaleis stipatam turbatos omnes oculi dextri humores habuit, sed absque suppuratione; oculus primis mensibus duplo major, altero vix elapso anno minor evasit; hujus conjonctiva frequente ophthalmia occupatur.*

Observation[1]. — Une dame que je vis avec le docteur Pagan avait un exophthalmos de l'œil droit, accompagné d'une hypertrophie de la glande thyroïde et de l'utérus. Cette dernière affection et la santé générale avaient été améliorées par les ferrugineux, l'huile de foie de morue et les frictions iodées. J'avais vu, quelques années auparavant, la sœur de cette dame affectée d'exophthalmos anémique aux deux yeux...

## Symptomatologie.

L'affection qui nous occupe se manifeste par des symptômes qui lui sont propres.

*Exophthalmos.* — Le plus important de tous est le phénomène de l'exophthalmos. Celui-ci n'est pas apparent tout d'abord, et il n'est pas au commencement ce qu'il doit être plusieurs mois après. Dans le principe, il est à peine sensible, il passe même inaperçu pour le malade et pour ceux qui l'entourent ; ce n'est que lorsqu'il a progressé au point de changer la physionomie ou de troubler la vision, qu'il attire enfin l'attention. Arrivé à son summum d'accroissement, il présente des caractères variables suivant les individus. Le plus souvent l'œil repousse les paupières en avant, et proémine au point que la paupière supérieure ne suffit plus à le recouvrir, et laisse à découvert la partie supérieure de la cornée. Cette circonstance

---

[1] Mackenzie, observation 269.

donne à la figure une expression particulière ; on
dirait qu'elle exprime la colère ou la férocité,
comme dans l'observation de M. Mac Donnel.
Quelquefois l'œil bombe manifestement, mais il
est encore voilé en entier par les paupières. Très-
rarement il avance au point que toute la cornée
et une partie de la sclérotique soient à découvert.

Ainsi que l'indique la théorie, c'est directement
en avant qu'a lieu l'exophthalmos, la tumeur qui
le produit occupant régulièrement le fond de l'orbite ; cependant, bien que ce phénomène constitue
un des bons signes de la maladie, il n'est pas
essentiel, pathognomonique, comme on l'a dit,
puisque dans un certain nombre de cas l'exophthalmos a été oblique. La théorie semblerait dire
aussi qu'il doit être le plus souvent double, puisque l'infiltration se produit dans la plupart des
cas sous l'influence d'une cause générale, et qu'il
n'y a pas de raison pour qu'elle se fasse dans un
orbite à l'exclusion de l'autre ; c'est en effet ce qui
a lieu dans la cachexie exophthalmique, mais il
n'en est pas de même dans les autres cas ; on peut
voir, dans les observations que nous avons citées,
que très-souvent le déplacement se produit d'un
seul côté.

Un autre caractère qui distingue l'exophthalmos
produit par l'augmentation de volume du tissu

cellulaire orbital, c'est de s'accroître moins rapidement que dans les autres espèces d'orbitocèles ; il augmente peu à peu, et met plusieurs mois, souvent même une année, avant d'atteindre son plus haut degré.

Cette règle souffre cependant quelques exceptions. Voici un cas dans lequel un exophthalmos se produisit rapidement sous l'influence du froid.

OBSERVATION [1].—Le 16 avril 1850, je fus appelé à voir en consultation un jeune garçon de seize ans, confié aux soins du docteur James Miller. Il était venu quinze jours auparavant en chemin de fer de Londres à Glascow. Il s'était probablement exposé au froid pendant le voyage ; toujours est-il qu'il avait été pris presque immédiatement d'exophthalmos aux deux yeux ; les conjonctives étaient devenues en même temps œdémateuses et formaient des plis saillants. Le docteur Miller, craignant une ophthalmitis phlegmoneuse, l'avait saigné abondamment, avait fait appliquer des sangsues aux tempes, administré l'antimoine, provoqué une légère salivation, placé un vésicatoire à la nuque, et retranché quelques plis de la conjonctive, afin de donner issue à l'épanchement séreux.

Lorsque je vis le malade, il était au lit. Les yeux étaient fort saillants, les pupilles grandes, ce qui était probablement leur état normal : on pouvait facilement porter d'un côté à l'autre de l'orbite les yeux qui n'étaient point fixes comme dans l'ophthalmitis phlegmoneuse ; la vision était devenue bonne. Le pouls était à 82, plein et vif. En plaçant une main sur le cœur, je trouvai qu'il était af-

___

[1] Mackenzie, observation 268.

fecté de palpitations. En ouvrant la chemise, je reconnus que la glande thyroïde était augmentée de volume et douloureuse au toucher. Le cou était fortement tuméfié dans toute sa circonférence jusqu'à la nuque ; ce gonflement paraissait de nature œdémateuse. Le malade délirait légèrement par instants. Ce jeune garçon ne s'était jamais jusqu'alors plaint de palpitations. On avait depuis quelque temps observé chez lui de la pâleur. Il s'était fort adonné à la course et à d'autres exercices de force. Je conseillai le repos, l'abstention de toute nouvelle évacuation sanguine et du mercure. Je ne revis plus le malade, qui mourut quelques jours après ma visite. On ne put obtenir l'autorisation de l'examiner après la mort.

Pendant qu'il se déplace ainsi, l'œil n'éprouve aucun changement dans son volume, dans sa forme, dans ses autres caractères anatomiques. C'est là un signe d'une grande valeur, puisqu'il ne manque presque jamais.

*Trouble des fonctions.* — Il n'en est pas de même de ses fonctions : la pupille reste généralement dilatée. Pour ce qui est de la vue, le plus souvent elle a conservé sa netteté ; d'autres fois elle était tout à fait abolie (avant le traitement), ou elle a été confuse. Chez quelques malades il est survenu de la myopie. On a voulu expliquer ces diverses altérations par l'aplatissement antéro-postérieur du globe de l'œil (Richet), ou par la compression qu'exerce le tissu cellulo-adipeux orbitaire sur le ganglion ophthalmique ou le nerf optique. Quoi qu'il en soit, il est à remarquer que l'altération de la vue n'est pas toujours en rapport avec le déplacement de l'organe.

Les mouvements de l'œil sont gênés par le fait même de l'exophthalmos, surtout quand il y a strabisme. Cette gêne existe pour tous les mouvements, ou seulement pour quelques-uns. C'est ainsi que le jeune malade de M. Deval portait difficilement la pupille en dedans, que l'un des sujets de M. Desmarres mouvait difficilement ses yeux en haut et en bas.

*État de la conjonctive.* — Nous regrettons que, dans le nombre des faits que nous avons recueillis, on n'ait pas toujours noté l'état de la conjonctive oculaire. Dans les cas où cette particularité a fixé l'attention, une seule fois la conjonctive est restée normale (et le cas était peu grave). Presque toujours elle est infiltrée (chémosis séreux), comme dans la maladie de Bright; deux fois il y a eu un vrai chémosis.

*État des paupières.* — Les paupières ne sont pas aussi souvent le siége d'une infiltration; le phénomène le plus ordinaire qu'elles subissent est le déplissement, ce dont il est facile de se rendre compte. Quand l'exophthalmos n'est pas très-marqué, elles arrivent encore au contact par leur bord ciliaire; dans le cas contraire, elles se tuméfient, se vascularisent, et deviennent livides, effet ordinaire de la compression exercée sur elles par le globe de l'œil. La paupière supérieure saillante, boursouflée, forme au-dessous du sourcil une sorte de bourrelet qui ne s'efface pas, alors même que le malade ouvre les yeux le plus possible.

*Douleur.* — La douleur, si constante quand l'exophthalmos est le résultat du phlegmon, ne se montre pas ici aussi fréquemment; elle manque dans la moitié des cas; dans l'autre elle a été très-variable de siége et d'intensité. Tantôt c'est de la céphalalgie, tantôt des élancements dans l'œil; d'autres fois un sentiment de tension et des battements au fond de l'orbite; quelquefois encore la douleur n'est éveillée que par la pression exercée sur le globe oculaire.

Terminons en disant que l'on a signalé comme pathognomonique une sensation particulière que l'on éprouve, lorsqu'on presse l'œil avec les doigts de manière à le refouler dans l'orbite; on a beau le toucher avec attention et le plus profondément possible, on ne parvient à sentir absolument rien autre chose qu'une masse molle, informe, fuyant devant le doigt qui la presse, et ne donnant en définitive aucune sensation bien nette. Quand la maladie peu avancée permet de glisser le doigt entre l'œil et les parois orbitaires, on ne sent ni bosselures, ni dureté ; en un mot, aucune tumeur bien délimitée, mais seulement cette masse fuyante que l'on croit toujours saisir, et qui échappe d'autant mieux que la pression exercée sur la peau de la paupière tend celle-ci, et empêche le doigt d'aller plus loin.

*Complications.* — Les complications locales de cette affection sont celles de tout exophthalmos arrivé à un degré très-prononcé. Le contact prolongé de la cornée au contact de l'air donne lieu à des ophthalmies (blépharite, conjonctivite, ou kératite), qui peuvent amener la suppuration aiguë et la fonte de l'œil ; ou bien la cornée se dessèche, se ratatine, se flétrit, et finit par se nécroser.

Nous avons déjà cité l'observation de Praël, en voici une autre due à M. Lawrence, dans laquelle les deux yeux furent affectés successivement.

OBSERVATION[1].—Anne Price, âgée de vingt-cinq ans, domestique, entre à l'hôpital le 2 janvier. Elle sort de Fever-Hospital, d'où on l'a renvoyée au bout de deux jours, parce que sa maladie n'avait aucun trait de fièvre spécifique. C'est une femme maigre, pâle, cachectique. Son œil gauche est très-proéminent ; la conjonctive présente un chémosis, elle est œdématiée et très-rouge. La cornée, devenue opaque et du jaune d'une peau tannée, commence à s'ulcérer ; ni pus, ni écoulement. La malade se plaint d'une violente céphalalgie.

[1] *Médical Times*, 1858. — Reproduite dans la *Gazette des hôpitaux*, 29 avril 1858, p. 198.

Elle raconte que son œil s'est enflammé il y a une dizaine de jours, et qu'elle a éprouvé de cruelles douleurs dans la tempe. Son mauvais état de santé remonte au commencement de l'été, où elle a beaucoup souffert d'une diarrhée. Les yeux, les deux selon elle, ont paru depuis ce moment proéminents, au point que ses compagnes lui en ont fait l'observation. Cependant elle avait pu rester en place jusqu'à l'apparition de cet accès fébrile, qui avait présenté un caractère si particulier, que, croyant à une fièvre, on l'avait dirigée sur l'hôpital destiné au traitement de cette affection. L'œil droit n'offre rien qu'un peu de déplacement en avant.

La destruction de la cornée de l'œil gauche devint bientôt complète; l'œil était totalement perdu. M. Lawrence se détermina à enlever le globe. Cette opération fut pratiquée par le procédé ordinaire, trois semaines après l'entrée de la malade à l'hôpital. A ce moment, l'œil était très-proéminent et entouré d'une muqueuse très-gonflée et très-développée. L'iris et la pupille étaient recouverts d'une couche de lymphe jaune durcie. Pendant l'opération, rien ne vint expliquer la proéminence extrême du globe de l'œil; il n'y avait en arrière ni abcès ni tumeur. A l'exception de la destruction de la cornée, l'œil n'offrait aucun changement dans sa structure; il ne contenait pas de pus. L'opération eut une heureuse influence sur la céphalalgie, qui disparut; mais la conjonctive resta toujours assez œdémateuse pour empêcher le rapprochement des paupières.

Une semaine après l'opération, l'œil droit était attaqué par la même affection qui venait de détruire l'œil gauche. La conjonctive devient sèche, œdémateuse; la cornée, devenue opaque, ne tarde pas à se couvrir d'une croûte desséchée. En enlevant cette concrétion quelques jours après sa formation, la cornée apparaît avec sa forme régulière, mais entièrement opaque, la surface en est desséchée et rugueuse; des ulcérations se produisent, l'œil fait saillie, et bientôt l'iris est complétement mis à nu, sans voile protecteur.

L'extirpation de ce globe est aussi décidée, et le 6 mars la malheureuse est reconduite à l'amphithéâtre. Une couche de lymphe jaunâtre occupait le centre de l'œil faisant une forte saillie, entourant l'iris, etc., et tout autour exi-tait un bourrelet de conjonctive rouge, sèche et très-gonflée. Après l'opération, on trouva, comme pour l'œil gauche, la rétine, la choroïde, le corps vitré dans un état de santé apparente ; tout le mal se bornait à la partie antérieure de l'œil.

*Remarque.* — Cette observation était unique dans la longue carrière de M. Lawrence, lorsqu'une quinzaine de jours après il fut appelé en consultation par M. Alexander, auprès d'une dame sur le retour. Cette malade offrait tout à fait la même affection qui venait de priver notre pauvre femme de ses deux yeux. C'était une inflammation destructive de la cornée, sans cause apparente. Dans les deux cas, on observait la projection de l'œil en avant, sans en trouver d'autre raison que l'œdème du tissu cellulaire de l'orbite. Dans aucun, on ne put découvrir de suppuration ; le globe et l'orbite ne renfermaient pas de traces de pus.

Cette tendance funeste est heureusement combattue le plus souvent par un épiphora, qui survient à propos pour lubréfier la cornée et empêcher la perte de l'œil.

Quant aux complications générales, elles rentrent dans l'histoire de la malade de Basedow ; et nous ne pouvons mieux faire que de renvoyer nos lecteurs au premier mémoire de M. Charcot, ne voulant pas nous étendre sur un sujet qui appartient plus spécialement à la pathologie interne. Nous dirons seulement que ce sont généralement les palpitations artérielles et cardiaques qui ouvrent la scène ; la tumeur thyroïdienne et l'exophthalmos apparaissent ensuite à une époque que l'on ne saurait préciser ; ces deux derniers phénomènes sont moins essentiels à la maladie que ne le sont les palpitations. L'exophthalmos, en particulier, peut ne se montrer qu'à une époque très-tardive, et il est même des cas où il fait complétement défaut. Les battements les plus violents et les plus précipités du cœur et des artères peuvent persister sans relâche pendant des mois, des années même ; mais, en général, ils présentent une succession d'exacerbations et de rémission de durée variable, durant lesquelles les autres symptômes se modifient dans le même sens. Pendant les accès, en effet, la tumeur du cou et la saillie des yeux prennent un développement insolite ; elles sont moins prononcées au contraire dans les moments de calme.

## Marche.

Cette affection est le plus souvent de longue durée ; elle suit généralement la marche de la maladie concomitante. Quelquefois elle reste stationnaire, et persiste pendant plusieurs an-

nées. La guérison peut avoir lieu spontanément ou à l'aide de certaines médications ;
mais, dans certains cas, l'œil peut être compromis, comme dans le fait cité par M. Desmarres
(t. I^er^, p. 212), où la cornée, n'étant pas recouverte par les paupières, s'enflamma, s'ulcéra, et
tout le tissu cellulaire de l'orbite fut détruit par
un phlegmon très-intense. Dans d'autres cas,
l'œil s'est atrophié ; enfin, d'autres fois, il y a eu
guérison, mais la cécité a persisté.

Quant à la cachexie exophthalmique, le plus
souvent la maladie a eu une terminaison heureuse ; mais, dans plusieurs cas, les forces ont
diminué progressivement, la cachexie est devenue
de plus en plus profonde, et il est survenu soit
une anasarque sans albuminurie, soit une bronchite, une congestion pulmonaire ou une pneumonie lobulaire, qui ont amené la mort. Enfin,
les guérisons ne sont quelquefois qu'apparentes ;
les récidives sont fréquentes et ont été presque
toujours mortelles ; et dans les cas les plus heureux, alors même que les palpitations ont cessé
complétement, on a vu chez quelques sujets persister le goître et l'exophthalmos.

### Diagnostic.

Le diagnostic de cette intéressante affection ne présente guère de difficultés que lorsqu'un seul des deux yeux est affecté d'exorbitisme. Dans ce cas, en effet, alors même que l'exophthalmos est direct et qu'on ne peut constater aucune tumeur au pourtour de l'orbite, il se pourrait qu'il y eût au sommet de cette cavité une tumeur d'un petit volume, repoussant en avant le tissu cellulaire; mais alors il y aura le plus souvent compression sur le trajet des vaisseaux et des nerfs, et, par conséquent, suite des troubles fonctionnels caractéristiques.

La paralysie de tous les muscles de l'œil peut également produire une sorte d'exophthalmos, ou plutôt une véritable chute de l'œil (*ophthalmoptosis*); mais l'absence de locomotion oculaire nous semble, dans ce cas, un signe assez tranché pour prévenir toute confusion.

Parmi les orbitocèles proprement dites, accessibles au toucher, la seule qui aurait quelque ressemblance avec l'hypertrophie adipeuse serait l'existence d'un lipôme au pourtour de l'orbite; mais les tumeurs de ce genre sont généralement circonscrites, elles sont mobiles, présentent des bosselures, ont une marche plus rapide, et donnent rarement lieu à un exophthalmos direct.

Restent les tumeurs provenant du globe oculaire lui-même ; nous laissons de côté le phlegmon de cet organe, dont les signes sont trop nettement tranchés pour qu'il puisse y avoir un seul instant de doute dans l'esprit de l'observateur. Mais il n'en est pas de même de l'hydropisie intra-oculaire. Dans les cas où l'exophthalmos n'est pas très-prononcé, on pourrait confondre l'affection qui nous occupe avec l'hydrophthalmie. Nous donnerons dans un article spécial le diagnostic différentiel de ces deux causes productrices de saillie oculaire [1].

A propos de l'hydrophthalmie, nous sommes portés à nous demander s'il n'y a pas eu parfois coïncidence de cette altération oculaire avec l'exophthalmos dans quelques-uns des cas observés jusqu'ici. Ces deux affections se produisant le plus souvent sous l'influence de la même cause, l'anasarque, par exemple, il n'y aurait rien d'étonnant que, comme l'inflammation, l'infiltration séreuse s'étendit du tissu cellulaire au globe de l'œil.

Réciproquement, il a dû arriver de confondre

_______________

[1] Voir le chapitre Tumeurs de l'orbite en général.

avec la saillie oculaire de l'hydrophthalmie l'exophthalmos produit par l'augmentation de volume
du tissu cellulaire orbital. Telle est, du moins,
l'impression que nous a laissée la lecture d'une
note de M. Furnari [1] sur l'hydrophthalmie en
Afrique ; cette affection, très-fréquente dans ce
pays, est le plus souvent, de même que l'exophthalmos cachectique, symptomatique d'une affection générale, ou d'un vice scrofuleux. Elle est
ordinairement lente dans sa marche.

Quoi qu'il en soit, il faudra tenir grand compte
de l'état général du malade ; la coïncidence de
chlorose ou d'anémie, d'anasarque ou d'albuminurie, de maladies du cœur ou de palpitations,
sera certainement très-probante en faveur de
l'exophthalmos lié aux altérations du tissu cellulaire de l'orbite. Quant à la physionomie spéciale
du malade, nous croyons qu'elle n'a rien de caractéristique, et que l'air d'égarement signalé dans
un certain nombre de cas, tient tout simplement
à la présence d'un double exorbitisme. Pour ce
qui est de la *pointe* d'exophthalmos signalée par
M. Fischer comme caractéristique du début de
l'affection, nous ne contestons pas qu'elle ne

---

[1] Furnari, *Note sur l'hydrophthalmie et l'exophthalmie en
Afrique*, dans le *Journal de chirurgie* de Malgaigne, 1813,
p. 128.

doive exister dans un assez grand nombre de cas ;
c'est elle sans doute qui constitue le facies particulier des malades albuminuriques ou atteints de
maladies du cœur. Mais, jusqu'à présent, nous ne
croyons pas qu'on en puisse tirer pour le diagnostic un parti utile.

C'est surtout quand la saillie oculaire existera
des deux côtés, que les symptômes généraux
seront décisifs ; il est en effet bien peu d'affections agissant simultanément sur les deux yeux.
On trouvera dans le cours de cet ouvrage quelques
exemples de tumeurs développées presque en
même temps dans chaque orbite ; mais alors il
existe d'autres signes tellement tranchés que la
confusion n'est pas possible.

### Traitement.

Nous ne croyons pas devoir insister longuement sur les moyens thérapeutiques à opposer à
cette affection. L'énumération de toutes les substances médicamenteuses employées contre elle
*intùs* et *extrà* ne prouverait guère que le peu de
puissance de l'art pour obtenir la guérison de
certains cas rebelles.

Il est évident que la première indication à remplir, c'est de combattre par un traitement appro-

prié la cause générale qui a produit l'affection de l'orbite ; ce traitement variera nécessairement suivant la nature de cette cause ; le plus souvent il y aura indication d'un traitement tonique et des ferrugineux.

Pour ce qui est du traitement local, MM. Mackenzie, Taylor, etc., se bornent à des applications d'eau fraîche sur les yeux, et peut-être, dans la plupart des cas, doit-on se contenter de ce simple mode de traitement externe. Peut-être cependant les vésicatoires volants circum-orbitaires seront-ils véritablement utiles dans quelques circonstances, par exemple lorsque l'exophthalmos est lié à une infiltration séreuse. Nous avouons n'accorder que peu de confiance à tous les irritants locaux proposés pour combattre l'exophthalmos, tels que l'électricité et la teinture d'iode proposées par M. Von Græfe [1], ou la pommade d'oxyde de cuivre préconisée par M. Sichel.

Mais il est un moyen thérapeutique simple et rationnel qui a été employé avec succès par Dupuytren et Demours [2] : c'est la compression sur le globe de l'œil, à l'aide de charpie molle soutenue par un bandeau, comme après l'opération de la cataracte. Ce moyen est d'un emploi

---

[1] Von Græfe, *Archiv. für ophthal.*, III⁰ vol., 1857, p. 278.

[2] Demours, observation 407.

si facile et tellement exempt d'inconvénients, que nous n'hésiterions pas à l'employer dans tous les cas.

Voici, comme heureux ensemble de son application, l'intéressante observation que nous devons à M. Richet.

*Observation. — Exophthalmie des deux yeux. — Suffusion séreuse dans le tissu cellulaire de l'orbite survenue sous l'influence d'un état chlorotique.* — M<sup>lle</sup> *** vint au mois de juillet 1851 me consulter pour une exophthalmie des deux yeux, plus prononcée cependant du côté gauche ; elle était âgée de seize ans, et voici ce qu'elle me rapporta sur le début de la maladie et ses antécédents. Réglée depuis dix-huit mois seulement, elle voyait très-irrégulièrement et très-peu. Dans l'intervalle, elle se plaignait de flueurs blanches abondantes ; jamais d'ailleurs elle n'avait été malade.

Depuis six mois, elle s'était aperçue que ses yeux devenaient plus gros, plus saillants, et que les paupières semblaient repoussées en avant et s'écartaient l'une de l'autre. Ce phénomène d'ailleurs s'était produit sans douleur, et si la vue n'avait pas été troublée, elle n'y aurait fait vraisemblablement aucune attention. Ce sont donc ces troubles qui avaient attiré son attention et celle de ses parents. On avait constaté alors que ses yeux étaient plus saillants que d'habitude.

Un médecin de la localité fut consulté et ne prescrivit que des remèdes sans valeur réelle : des collyres astringents et quelques laxatifs légers.

Justement alarmés des progrès que faisait la maladie, les parents de cette jeune fille l'amenèrent à Paris, et je la vis dans l'état suivant.

Les deux yeux sont repoussés en avant d'une manière très-manifeste, les paupières sont écartées, et la malade éprouve, en les fermant, une gêne qui va croissant. Chaque jour l'œil gauche est beaucoup plus saillant que le droit; de plus, la conjonctive qui le recouvre, de même que celle qui tapisse les paupières, est le siége d'une injection livide, accompagnée d'œdème du tissu cellulaire sous-conjonctival. Ce phénomène est beaucoup moins prononcé du côté droit; il me paraît dépendre d'une compression du système vasculaire et particulièrement du système veineux du fond de l'orbite.

La pupille est très-dilatée, mais très-mobile, et les milieux de l'œil parfaitement transparents. Un léger strabisme de l'œil gauche en dedans se manifeste dès que l'attention de la malade est détournée; mais sitôt qu'on le lui fait apercevoir, l'œil revient à la rectitude, et se met en harmonie avec son congénère.

Le trouble de la vue n'a pas lieu seulement pendant le strabisme; il consiste en une difficulté de voir nettement les objets placés à une certaine distance, lesquels deviennent confus, ce qui n'existait pas avant la maladie; phénomène qui me paraît tenir à deux causes : d'abord à la dilatation de la pupille, et en second lieu à l'aplatissement antéropostérieur du globe oculaire par la tumeur qui le projette en avant et raccourcit son diamètre en ce sens.

J'introduisis le doigt dans l'orbite gauche en déprimant alternativement les paupières inférieure et supérieure, dans le but de rechercher si la cause de la compression ne siége point dans les parois de la cavité orbitaire, et je ne trouvai rien que de très-normal. Il était bien évident que derrière l'œil, ou pour mieux dire derrière les deux yeux, il existait un obstacle à la circulation, lequel repoussait en avant les globes oculaires.

Je songeais quel pouvait être cet obstacle, lorsque la malade me dit, ce dont elle n'avait pas encore parlé, que sa figure devenait souvent bouffie et qu'alors la saillie des yeux augmentait : cette parole fut pour moi comme un trait de lumière. Je songeai de suite qu'il avait pu se faire dans le tissu cellulaire si perméable de l'orbite, peut-être dans le tissu cellulaire situé derrière le globe oculaire, une suffusion séreuse dont la présence m'expliquait dès lors tous les phénomènes.

Je dirigeai donc mes investigations en ce sens et j'appris de la jeune fille qu'elle avait souvent les jambes enflées le soir, que dans certains moments les yeux semblaient se renfoncer, selon son expression, et que, dans d'autres moments, ils paraissaient faire une saillie plus prononcée : ce qui venait à l'appui de cette supposition d'une compression due à l'épanchement du liquide dont les variations sont assez fréquentes, ainsi qu'on peut s'en convaincre dans les cas d'œdème, d'hydrarthrose, d'hydrocèle.

Je dus rechercher alors sous quelle influence se produisaient ces suffusions séreuses bien positives des jambes, de la face et celles présumées, du tissu cellulaire orbitaire, et je pensai de suite à la chlorose ; en effet, je constatai que la malade avait dans les vaisseaux un bruit de souffle; elle était à peine et très-irrégulièrement réglée ; la coloration du visage était caractéristique ; elle avait des battements de cœur et des palpitations très-fréquentes, et enfin une gastralgie pour laquelle elle avait été pendant très-longtemps en traitement. D'après tous ces symptômes, je me crus donc en droit de porter le diagnostic suivant : suffusion séreuse dans le tissu cellulaire de l'orbite, reconnaissant pour cause un état chlorotique.

Le traitement que j'instituai en conséquence fut celui-ci : 1° un traitement général par les ferrugineux ; 2° un régime tonique; 3° comme traitement local, une compression modérée sur le globe oculaire, exercée pendant la nuit seulement, à l'aide de charpie mollette soutenue par un bandeau circulaire comme celui que l'on applique après l'opération de la cataracte, et j'appliquai moi-même le premier.

Dès le lendemain, rien que sous l'influence de cette compression, l'œil gauche avait déjà notablement diminué. Les mêmes moyens furent continués très-régulièrement pendant les quinze jours que la malade resta à Paris, et j'eus la satisfaction de la renvoyer dans un état de guérison très-satisfaisant, quoique les yeux eussent conservé encore un peu plus de saillie qu'à l'état normal. Le strabisme et les troubles de la vision avaient complétement disparu, au point que la malade se refusait à continuer la compression oculaire. Cependant, malgré cette amélioration, je recommandai d'insister sur les moyens de traitement que j'avais indiqués. J'appris plus tard que, deux mois après, la guérison s'était complétée, et que la malade n'avait rien conservé de sa maladie première ; qu'en un mot la saillie des yeux, aussi bien que le strabisme et les troubles de la vision, avaient disparu en moins de temps que les autres symptômes de la chlorose.

Dans un cas où l'exophtalmie était compliquée de conjonctivite à répétition, la *tarsoraphie* a été pratiquée et suivie de guérison. Nous n'avons pas à nous prononcer sur la valeur de ce moyen, peut-être un peu trop chirurgical. M. Græfe pense qu'il est applicable dans tous les cas intenses, et particulièrement dans ceux où l'on peut craindre de voir survenir de graves altérations de la cornée.

Enfin, il est une indication importante sur

laquelle M. Desmarres a particulièrement insisté, c'est de mettre la cornée à l'abri du contact de l'air pendant le sommeil, afin de prévenir la phlegmasie oculaire qui peut être la conséquence de ce contact prolongé. M. Desmarres conseille, à cet effet, l'occlusion des yeux au moyen de taffetas d'Angleterre.

# CHAPITRE IV.



Les tumeurs gazeuses de l'orbite sont constituées par l'introduction et le séjour de l'air dans le tissu cellulaire de cette cavité. Ce phénomène se produit ordinairement à la suite de quelque solution de continuité dans les voies lacrymales ; dans ce cas, si le sujet fait des efforts pour se moucher, l'air passe d'abord dans le sac lacrymal, et de là par la solution de continuité dans le tissu cellulaire intra-orbitaire qui s'infiltre et dont les cellules se gonflent.

L'existence de cette espèce de pneumatocèle, quoique rare, est cependant certaine. M. Desmarres [1] et M. le professeur Jarjavay [2] en citent des exemples qui ne permettent aucune espèce de doute. Voici comment s'exprime M. Desmarres :
« Aussitôt que le malade pressait son nez entre ses doigts pour se moucher, et que l'air était

[1] Desmarres, *Mémoire sur l'emphysème des paupières* (*Annales d'oculistique*, t. XIV, p. 97).

[2] *Compendium de chirurgie*, 11ᵉ livraison, t. III, p. 100.

poussé dans le canal nasal, on voyait l'œil gauche, projeté en avant dans une étendue d'un centimètre et demi au-moins, poussé par l'air qui s'introduisait en arrière du globe à chaque effort du malade pour se moucher. Dès que la compression des narines cessait, le globe reprenait sa place et se trouvait au niveau de son congénère. En même temps qu'il était poussé en avant, l'œil était dirigé de haut en bas et de dehors en dedans, et il y avait de la diplopie. Lorsque l'on cachait l'autre œil, à ce moment la vision double cessait immédiatement, et l'image perçue était unique et distincte ; elle se déplaçait seulement et suivait la direction de l'organe. »

Nous trouvons, dans l'ouvrage de M. Desmarres, un second fait ainsi conçu :

OBSERVATION [1]. — Un coup de poing appliqué sur l'œil gauche d'un employé de l'hospice de Bicêtre, qui vint me consulter en 1848, avait rompu le sac lacrymal ; il se produisit aussitôt un emphysème énorme de toute la paroi antérieure de l'orbite. Dans le but de me montrer comment il faisait à volonté passer de l'air dans la tumeur, le malade se moucha fortement en comprimant les narines : instantanément les paupières et le pourtour de l'orbite grossirent et devinrent d'un bleu noir ecchymotique, comme si l'on avait poussé dans ces tissus une injection colorée.

Il résulte de ces deux faits : 1° que l'emphysème

_______________
[1] Desmarres, *Traité des maladies des yeux*, t. Ier, p. 241.

du tissu cellulaire intra-orbitaire peut produire l'exorbitisme; 2° que si du sang se trouve extravasé sur le passage de l'air, il peut être entraîné par celui-ci et colorer les tissus.

M. Malgaigne a rapporté [1] l'observation du docteur Jahn dans laquelle il est question d'un individu atteint d'emphysème général, et chez lequel les paupières supérieures avaient la grosseur d'une pomme; les yeux eux-mêmes étaient emphysémateux et saillants hors des orbites.

L'observation publiée par M. Jarjavay démontre que l'emphysème ne se borne pas toujours aux mailles celluleuses du tissu intra-orbitaire, mais qu'il peut s'infiltrer dans le tissu cellulaire du front et de la tempe.

OBSERVATION [2]. — Le 7 du mois de septembre 1850 entra à l'hôpital des Cliniques (où M. Jarjavay remplaçait alors, en sa qualité d'agrégé, M. le professeur J. Cloquet) un malade âgé de vingt-cinq ans, nommé Aimé Rayé, pour y être traité d'une tumeur située sur la partie latérale droite du crâne. C'est un homme dont le système musculaire est peu développé, qui est maigre, et qui a vécu au milieu des privations, dans la Bourgogne, où il a quelque temps mendié son pain. Dès l'âge de neuf ans environ il a eu des douleurs sourdes dans la région frontale, douleurs qui l'empêchaient de porter une coiffure, quelque légère qu'elle fût. Plusieurs

[1] *Expérience*, année 1842, p. 106.
[2] *Compendium de chirurgie*, t. III, p. 100.

fois, après avoir tenté de se couvrir la tête, il a été obligé,
vers le soir, de se coucher sans avoir pris son repas, ou bien
de vomir les matières qu'il avait prises, s'il avait eu l'im-
prudence de manger. Ces douleurs n'étaient point perma-
nentes, mais elles se renouvelaient à des intevalles inégaux,
laissant au malade la faculté de travailler, de porter même
d'assez lourds fardeaux.

A l'âge de dix-huit ans, Rayé fit une chute d'un grenier à
foin sur le sol et resta sans connaissance pendant quelques
jours; il guérit néanmoins au bout d'un mois, époque après
laquelle il remplit les occupations de domestique. Du sang
était, dit-il, sorti par la bouche : il ne peut donner aucun
autre renseignement précis sur son état ni sur le traitement
auquel il fut soumis; toujours est-il qu'il n'avait point de
plaie au front, et que plus tard il ne présentait aucune
trace qui annonçât une lésion traumatique, récente ou ancienne, dans la région aujourd'hui affectée. Depuis cet accident, l'odorat a été perdu et ne s'est jamais rétabli. Néanmoins, les forces étant revenues, le malade s'est livré à ses
occupations habituelles, malgré quelques migraines dont il
a eu à souffrir de temps à autre. Ce n'est que vers le mois
de décembre 1849 que les douleurs, devenues plus vives,
ont appelé son attention sur l'apophyse orbitaire externe.
Cette partie était manifestement plus volumineuse, et sur
elle s'est alors développée une tumeur molle, sans changement de couleur à la peau, qui paraissait surajoutée, et qui
n'a cessé de grossir peu à peu pendant tout l'hiver. Au mois
de juin 1850, en même temps que cette tumeur se développait vers la partie supérieure de la tête, l'œil droit est devenu plus proéminent et s'est abaissé au-dessous du niveau
de l'œil gauche. Quelques troubles dans la vision se
sont manifestés dans le dernier été et se sont vite dissipés.
Les douleurs étant cependant devenues plus fortes et gra-
vatives, en même temps que l'apophyse orbitaire externe

et la tumeur crânienne augmentaient de volume, le malade a été forcé de cesser son travail et s'est résolu à quitter son pays pour venir à Paris demander les secours de l'art. Voici ce qu'il a présenté à l'observation :

Une tumeur oblongue s'étend depuis la queue du sourcil droit jusque vers l'angle supérieur de l'occipital. Elle est uniforme, sans chaleur, sans changement de couleur à la peau, offre une rénitence très-grande, et résonne dans tous les points de sa périphérie sous la percussion. Mesurée d'avant en arrière, le mètre appliqué sur sa convexité, elle a 23 centimètres ; elle en présente 21 dans sa plus grande largeur. A sa base, on constate par le toucher, sous la peau, des pointes osseuses, séparées les unes des autres par des intervalles anguleux, ressemblant assez bien à une série d'apophyses coronoïdes. Ces dents sont très-prononcées au niveau du frontal ; elles sont petites vers la partie postérieure et supérieure de la tumeur. Une plaque osseuse se trouvé détachée des os du crâne dans la partie antérieure et inférieure. Partout ailleurs le doigt constate que les téguments sont souples, amincis, sans parcelles osseuses dans leur épaisseur.

L'apophyse orbitaire externe est aussi grosse qu'une noix ; les paupières paraissent abaissées ; l'œil droit a été repoussé au-dessous du niveau de celui du côté opposé. C'est de l'apophyse orbitaire externe et de la moitié externe de l'arcade sourcilière que semble partie la tumeur dont il vient d'être question : vers la ligne médiane du front, l'os frontal ne présente en effet aucune altération dans sa forme.

La pression avec les doigts ne cause aucune douleur dans cette poche cutanée, qui se laisse déprimer et revient bien vite à sa forme première ; mais le malade sent comme un poids dans la partie tuméfiée, et parfois il est pris d'étourdissements. Il raconte que deux fois, au moyen d'une compression qu'il avait exercée avec son poing sur la tumeur, il avait pu la faire disparaître en grande partie. M. Jarjavay a lui-même obtenu cet affaissement de la tumeur et noté les sensations remarquables qu'éprouve le malade au moment où la compression est faite. Il lui semble sentir, pour employer son langage, *quelque chose qui court* dans l'apophyse orbitaire externe, puis profondément dans la face, au niveau de l'os malaire du côté droit. De là, ce courant gagne la partie antérieure du cou, où il cause un certain chatouillement : presque aussitôt suffocation, toux violente, rougeur de la face et larmoiement. Deux fois répétée, cette exploration a donné lieu deux fois aux mêmes phénomènes. À chaque fois, quand la compression était faite brusquement et avec force, l'angoisse qui avait son siége dans la poitrine était si grande, que le patient se débattait sous les mains des aides. Cet état pénible diminuait ou cessait entièrement quand la pression était rendue moins forte ou quand le malade ouvrait largement la bouche, sans doute parce qu'alors les gaz, trouvant une libre issue, n'étaient pas refoulés en aussi grande quantité et avec autant de force vers la cavité thoracique. L'auscultation, pratiquée pendant cet examen sur la racine du nez, permettait de percevoir un sifflement dont l'intensité était variable selon le degré de pression. Le même phénomène avait lieu au niveau de l'apophyse orbitaire externe, mais à un moindre degré. Si l'on recommandait au malade de se moucher, l'oreille étant encore appliquée sur la partie inférieure de la région frontale, on percevait le même sifflement et parfois des craquements rares, comme ceux que donnerait un râle muqueux ; cependant la tumeur ne se développait pas alors d'une manière très-sensible.

L'exploration des fosses nasales, faite avec une sonde, permet de constater qu'aucune tumeur n'existe dans ces cavités. Les gaz qui viennent de la poitrine passent librement dans la fosse nasale droite, pendant que la narine gauche est fermée par une pression faite avec le doigt sur l'aile correspondante du nez ; ils ne passent qu'en produisant un sifflement dans la fosse nasale gauche, les mêmes précautions étant prises à l'égard de la narine droite. Rien n'apparaît dans le fond de la gorge, mais le doigt introduit derrière le voile du palais touche, vers la partie supérieure du bord externe de l'orifice postérieur de la fosse nasale gauche, une tuméfaction dure, comme osseuse, non limitée du côté de la voûte pharyngienne.

Le sens de l'odorat est aboli ; la sensibilité tactile de la membrane pituitaire est conservée. L'ouïe est intacte. Les saveurs sont intégralement perçues ; mais certaines substances, telles que le fromage, le beurre, paraissent moins sapides, moins agréables qu'autrefois. Le malade fait remonter la perte de l'odorat à l'époque de la chute dont il a déjà été question. D'ailleurs l'appétit est bon, les digestions sont régulières et faciles. Rayé ne se plaindrait de rien, s'il n'était sujet à des étourdissements et n'éprouvait une sensation à peu près constante de poids dans la partie antérieure et latérale droite du crâne.

Deux jours après l'entrée du malade à l'hôpital, une ponction est pratiquée avec un trocart explorateur. A peine la tige métallique est-elle ôtée de la canule, que des gaz s'échappent par ce conduit et qu'on voit la peau se déprimer. La pression sur la tumeur établit un courant de gaz rapide et que l'on peut percevoir avec la main. Immédiatement après cette opération, les parties molles tégumentaires s'adaptent aux parties dures sous-jacentes et en dessinent les saillies et les anfractuosités. Les dents osseuses limitent une large excavation sur laquelle on sent une série de dépressions et d'éminences mamillaires. Le 10 septembre, quarante-huit heures après cette ponction, la peau est de nouveau soulevée : des efforts avaient été faits plusieurs fois, dans la journée du 9, pour se moucher. Le 11, les mêmes efforts ayant été renouvelés, la tumeur est presque aussi volumineuse, la peau presque aussi tendue qu'au moment de l'entrée du malade à l'hôpital. Les jours suivants, la santé de Rayé n'est altérée que par une inflammation de l'amygdale gauche et des piliers correspondants, laquelle se développe le 12 septembre et disparaît complétement au bout de trois jours, sous l'influence d'une application de sangsues au niveau de l'angle gauche de la mâchoire infé-rieure et de gargarismes astringents.

Le 20 septembre, nouvelle ponction : mêmes résultats que le 9. Le malade évitant de se moucher avec force, la tumeur ne reparaît pas les jours suivants ; cependant des douleurs se sont fait sentir de temps à autre dans la partie affectée. Au bout de six jours, la peau est déjà adhérente du côté du sommet de la tête ; l'angle orbitaire externe est manifestement moins volumineux ; les pointes osseuses se sont rapprochées des os dont elles s'élèvent. Ce retrait s'effectue d'une manière uniforme du 26 septembre au 8 octobre, et la peau est collée aux parties sous-jacentes dans les deux tiers supérieurs de l'étendue qu'occupait la tumeur. Rayé, ne souffrant plus, veut partir : il sort de la Clinique le 8 octobre.

Le malade rentre à l'hôpital, et l'observation est reprise le 3 novembre suivant. A cette époque la peau est un peu soulevée au-dessus de la queue du sourcil gauche ; les deux paupières sont toujours déprimées, ainsi que l'œil ; mais la tumeur n'est grosse que comme un petit œuf. Elle présente d'ailleurs tous les caractères des tumeurs déjà observées et qui s'étaient reproduites par deux fois. Le malade s'était plusieurs fois, dans l'intervalle de temps où nous l'avions perdu de vue, mouché avec force. Nouvelle ponction, issue de gaz et application des téguments sur les parties profondes. Les saillies osseuses, qui soulèvent encore la peau, sont manifestement moindres et affaissées.

Le 10, Rayé s'étant livré à des travaux pénibles aux environs de Paris, la tumeur reparaît. Une incision de 1 centimètre d'étendue est pratiquée près de la racine des cheveux, vers la tempe, au-dessus des saillies osseuses de l'apophyse orbitaire externe et en arrière de la branche antérieure de l'artère temporale, dont on voit les battements. Introduction entre les lèvres de cette petite plaie d'une plaque double, sorte de bouton de chemise analogue à celui qu'employait Dupuytren dans le traitement de la grenouillette. La tige qui réunit les deux plaques, dont l'une reste au dehors, est canaliculée et donne issue au gaz, que l'on fait sortir aisément au moyen d'une compression légère. Le but que se proposait M. Jarjavay était d'éviter le retour de la tumeur en ouvrant aux gaz une issue artificielle et en favorisant l'établissement d'une fistule, qui serait devenue plus tard pour ces gaz une voie de sortie permanente ; mais ce but ne fut pas atteint, du moins de la façon que l'avait espéré notre confrère. Une inflammation très-vive s'étant emparée de toute la poche, il se forma un vaste abcès, que M. Jarjavay fut forcé d'ouvrir au moyen d'une incision faite à la partie la plus déclive, au voisinage du sourcil. Le bouton à deux têtes dut alors être supprimé, et il était d'ailleurs devenu complétement inutile.

A la suite de cette dernière opération, l'abcès se détergea, la peau se recolla, les lamelles osseuses, autrefois déjetées en dehors, parurent se rapprocher de la table interne, et le malade guérit, en conservant toutefois une fistule du sinus frontal par laquelle, chose remarquable, il ne s'échappe ni air ni gaz d'aucune sorte. Il semble donc que le sinus a cessé de communiquer avec les fosses nasales, et qu'il s'est fait, probablement par propagation de l'inflammation, une oblitération complète des voies normales.

L'histoire de l'emphysème du tissu orbitaire est tout entière dans ces faits. On voit, en effet, se produire une tuméfaction élastique et rénitente, crépitant sous la pression ; il s'ensuit la protrusion plus ou moins grande du globe oculaire, la diminution de la tumeur sous la pression, avec la sensation d'un déplacement de fluides.

Le diagnostic ne peut offrir de grandes difficultés. En effet, comme l'infiltration de l'air a lieu presque toujours à la suite d'une rupture des voies lacrymales, le passage de l'air dans l'orbite, pendant que le malade se mouche, est un signe pathognomonique ; il en est de même de la crépitation particulière perçue sous la pression.

Cette affection n'est nullement grave par elle-même. Certains maquignons la développent artificiellement chez les vieux chevaux qui ont les yeux trop enfoncés dans l'orbite. A cet effet ils pratiquent une petite incision sous la paupière, puis à l'aide d'un chalumeau ils y insufflent de l'air, lequel enfle les tissus et fait ressortir le globe de l'œil. On a même vu des conscrits avoir recours à ce coupable moyen pour produire chez eux l'exophthalmos.

Toutefois, si elle est le résultat de fractures et de désordres considérables des parois de l'orbite, cette affection participe à la gravité de ces désordres.

Le traitement consiste en une issue artificielle donnée au gaz infiltré. On doit y revenir jusqu'au recollement des parties molles, si elles sont seules intéressées, et jusqu'à la consolidation des fractures, si ce sont elles qui ont été la cause de la maladie. Il faut surtout que le malade évite tout effort d'expiration.

# LIVRE III.

## TUMEURS DE LA CAVITÉ ORBITAIRE.

———

Nous voici arrivés à l'étude des orbitocèles proprement dites, celles qui se développent de toutes pièces dans la cavité de l'orbite. Ce sujet comprendra un grand nombre de chapitres différents.

1° L'étude des corps étrangers intra-orbitaires nous servira de transition entre les tumeurs du tissu cellulaire et les orbitocèles proprement dites; cette étude sera le complément de celle du phlegmon de l'orbite, dont ces corps étrangers sont souvent la cause déterminante;

2° Puis nous ferons l'histoire des tumeurs que nous appellerons *accidentelles*, c'est-à-dire dont la production n'est liée à aucune diathèse : tumeurs sanguines, lipômes, enchondromes, kystes, tumeurs fibreuses et fibro-plastiques;

3° L'étude des tumeurs *diathésiques* comprendra les cancers, névromes, tubercules et tumeurs gommeuses de l'orbite ;

4° Enfin nous examinerons à part les tumeurs du nerf optique et de la glande lacrymale.

---

# CHAPITRE I.

### TUMEURS FORMÉES PAR DES CORPS ÉTRANGERS.

#### Étiologie.

L'orbite formant une cavité parfaitement close, les corps étrangers ne peuvent y pénétrer que par suite d'une violence extérieure plus ou moins considérable. On trouve effectivement une cause traumatique dans toutes les observations de ce genre publiées jusqu'ici : c'est toujours par suite d'un coup, d'une chute ou d'un choc sur la région orbitaire, que le corps étranger s'y est introduit.

Quoique à la rigueur tous les points de l'orbite puissent être atteints par le corps vulnérant, c'est le plus souvent au niveau du grand angle de l'œil qu'a lieu la pénétration. Il est facile de s'en rendre compte d'après la configuration extérieure de cette région : la voûte sourcilière et la racine du nez forment une gouttière qui doit tout naturellement conduire le corps vulnérant au niveau du grand angle, toutes les fois que le choc a lieu de haut en bas, ou le retenir et l'empêcher d'aller plus loin, quand le choc a lieu de bas en haut. Dans les cas où le choc a lieu latéralement, le corps vulnérant rencontre le globe oculaire, glisse sur la surface convexe de ce globe et tend à être dévié d'un côté ou de l'autre; or, comme le plus souvent le choc a lieu obliquement d'avant en arrière et de dehors en dedans, c'est tout naturellement vers le côté interne que le corps étranger se trouve réfléchi.

Il est également facile de se rendre compte de la perforation fréquente de la voûte orbitaire produite par les corps étrangers quand ils pénètrent dans l'orbite ; on sait en effet combien cette voûte est mince et fragile ; en outre la plupart des instruments piquants ou contondants qui atteignent l'orbite ont le plus souvent une direction oblique de bas en haut ; on ne doit donc pas être surpris de voir le grand nombre de cas où le cerveau a été atteint par les corps vulnérants pénétrant dans l'orbite.

Dans l'étude que nous allons faire, nous n'aurons à nous occuper que des cas où le corps vulnérant, après avoir atteint l'orbite, est resté dans la plaie. Nous laisserons de côté ceux où, ne s'étant pas brisé dans le choc, il a pu être retiré intact.

Les corps étrangers trouvés jusqu'ici dans l'orbite sont : 1° d'abord les projectiles lancés par la poudre à canon : balles, grains de plomb, etc.; 2° des débris d'instruments piquants : flèche, fleurets, lime, lame de couteau; 3° des fragments de verre; 4° ce sont encore des morceaux de bois plus ou moins volumineux : baguette de cerceau, bâton de chaise, manche de parapluie, etc.; 5° enfin des bouts de tuyau de pipe.

A. *Projectiles lancés par la poudre à canon.* — Ces projectiles sont le plus souvent des balles, quelquefois des grains de plomb; dans des cas plus rares, il s'agit d'éclats de bois lancés par l'explosion d'une mine, ou bien encore de baguettes de fusil et de fusée.

Les observations de balles pénétrant dans la cavité orbitaire sont assez nombreuses; mais nous n'avons à nous occuper ici que des cas où le projectile y a séjourné.

La force d'impulsion des balles est telle qu'elles

peuvent pénétrer dans l'orbite à peu près par tous les points. Le plus ordinairement, sans doute, elles pénètrent directement par l'ouverture orbitaire, en blessant plus ou moins gravement le globe de l'œil; mais d'autres fois elles viennent se loger dans l'orbite en traversant ses parois. Ainsi Mackenzie parle d'une balle y ayant pénétré par les sinus frontaux. Larrey [1] fit l'extraction d'une balle entrée à travers la tempe gauche; on a vu une balle, après avoir déchiré en passant l'œil gauche, fracturer les os propres du nez, traverser l'ethmoïde et venir se caser dans l'angle externe et postérieur de l'orbite droit [2].

Quand la balle pénètre directement par l'ouverture orbitaire, c'est à travers les paupières ou le grand angle de l'œil; rarement l'œil est atteint profondément : le projectile glisse sur le contour arrondi qu'il lui présente, et pénètre plus ou moins loin, suivant sa force d'impulsion; quelquefois il se loge derrière les paupières, sous lesquelles on peut le sentir [3]; mais c'est là une exception : le plus souvent la force de la balle est telle qu'elle ne s'arrête même pas dans l'orbite ; elle va blesser

[1] *Chirurgie militaire*, t. III, p. 220.
[2] *Annales d'oculistique*, t. XX, p. 105.
[3] Baudens, *Clinique des plaies d'armes à feu*, p. 166 et 167.

le cerveau ou pénètre dans les cavités voisines, le sinus frontal, par exemple[1].

D'autres fois elle se loge dans la cavité orbitaire, où elle peut séjourner très-longtemps, comme dans l'observation suivante :

OBSERVATION[2]. — Un soldat des armées de Napoléon reçut une balle de mousquet juste au-dessus de l'orbite gauche; mais comme un de ses voisins était tombé mort au même instant, le blessé pensa que la balle qui l'avait frappé avait ricoché sur sa tête et tué son camarade. Pendant plus de vingt-quatre ans il fut sujet à de violentes douleurs dans l'œil gauche et la tête ; son œil faisait une saillie marquée hors de l'orbite. Les divers chirurgiens auxquels il s'adressa de temps en temps, ajoutant foi à son histoire du rebondissement de la balle, ne lui procurèrent que peu ou point de soulagement. En 1857, il vint à l'hôpital de Vérone, où le docteur de Borsa, après un examen attentif, arriva à cette conclusion, que la saillie de l'œil, s'étant montrée au moment de l'accident, ne pouvait être due qu'à la présence d'un corps étranger dans l'orbite; une portion d'os, exfoliée à la suite du coup, aurait dû être éliminée ou absorbée après un laps de temps aussi long.

On enleva une portion de l'orbite à l'aide d'une couronne de trépan. On trouva le trajet de la balle ossifié, à l'exception d'une petite ouverture d'où s'échappait de temps en temps un peu de liquide. L'os enlevé, une sonde rencontra la balle au fond de l'orbite : on l'enleva au moyen de pinces. L'œil rentra alors dans sa cavité, et après quelques semaines il s'atrophia. Les violentes douleurs disparurent complète-

---

[1] Voir l'observation de la page 104.
[2] Bresciani de Borsa, cité dans Mackenzie, observation 51.

ment, et cet homme vécut encore cinq ans; après quoi il mourut d'une pleuro-pneumonie. A l'autopsie, on reconnut que le trépan n'avait pas ouvert la cavité du crâne. Vis-à-vis du point où l'on avait enlevé une portion d'os, existait un dépôt de substance osseuse.

Les observations de grains de plomb dans l'orbite sont beaucoup plus rares ; nous en rapporterons un cas au chapitre des tumeurs sanguines. On en trouve un autre dans le Journal de Desault, dans lequel il y eut également hémorrhagie et épanchement sanguin, avec destruction de l'œil. Demours [1] en rapporte plusieurs observations; une entre autres (observation 297) est très-intéressante : il s'agit de deux grains de plomb collés ensemble dont l'un avait troué la sclérotique, l'autre était resté au dehors, tenant toujours au premier, de sorte qu'ils n'étaient séparés que par l'épaisseur de la coque oculaire.

Voici deux cas intéressants dans lesquels des éclats de fusil ont pénétré dans l'orbite.

Dans l'un, rapporté par M. Desmarres [2], il s'agit d'un militaire qui fut blessé en 1814 par un projectile lancé par un canon à mitraille, et dont la plaie guérit. Dix-huit ans après, il vint

---

[1] Demours, *Maladies des yeux*, t. II, observations 297 et suiv.
[2] Desmarres, *Traité des maladies des yeux*, t. I<sup>er</sup>, p. 158.

16

consulter M. Gensoul (de Lyon) pour un abcès de la région sus-orbitaire placé sous la vieille cicatrice. M. Gensoul fit l'extraction d'un éclat de fusil irrégulièrement arrondi et de près d'un pouce de diamètre en tous sens ; la partie convexe de ce morceau de fusil était restée contre la partie supérieure de l'orbite, et la partie concave reposait sur l'œil et ses muscles sans en gêner les mouvements.

Dans une observation due à M. Waldon[1] il s'agit d'une culasse de fusil qui vint faire saillie sur le côté droit de l'os frontal sous les téguments, et que l'on eut une certaine difficulté à extraire. Elle avait au moins trois pouces de longueur, et pesait trois onces et une drachme. Elle était logée dans le cerveau, ayant son extrémité anguleuse dirigée en arrière : elle avait dû pénétrer jusqu'au centre de cet organe. Le malade devint immédiatement paralytique et mourut trois jours après.

Nous citerons encore les faits suivants, dans lesquels il s'agit de morceaux de bois :

Un jeune homme voulant décharger un fusil avec la baguette, le coup partit, la baguette frappa

---

[1] *Memoirs of the medical Society of London*, vol. V, p. 409, 1799 ; reproduite dans Mackenzie, 3ᵉ édition, traduction Laugier et Richelot, p. 18, observation 45.

la partie interne de l'orbite, et traversa obliquement la tête; elle fut retirée presque immédiatement. Le malade guérit avec perte de la vision.

M. Cunier[1] dit avoir extrait de l'orbite d'un mineur un morceau d'écorce d'arbre, lancé par l'explosion d'une mine.

Le professeur Jœger (de Vienne) a extrait de l'orbite d'une comtesse un fragment de baguette de fusée de deux pouces de longueur.

Enfin, on trouve dans la *Gazette médicale* de Lyon[2] une récente observation de ce genre, dans laquelle un fragment de boite d'artifice fut extrait par les fosses nasales.

B. *Débris d'instruments piquants en fer.* — Les corps étrangers contenus dans cette classe sont assez variés ; tantôt c'est un fer de flèche[3], une broche de fer[4]; d'autres fois une extrémité de fleuret[5], ou bien encore une lame de couteau[6], un fragment de lime[7], un clou[8].

[1] *Annales d'oculistique*, t. VII, p. 4.
[2] Numéro du 16 décembre 1859, p. 585.
[3] Horstius, observation, lib. I; *Operum* t. II, p. 226 ; 1660.
[4] Demours, observation 17, t. II, p. 45.
[5] Percy, *Manuel du chirurgien*, p. 111 ; 1792.
[6] Sabatier, *Médecine opératoire*, I, 409.
[7] Mackenzie, observation 31, d'après M. Fischer.
[8] *Bulletin de la Société de chirurgie*, 26 avril 1854.

Leur mode de pénétration dans l'orbite peut avoir lieu de deux manières différentes : tantôt l'instrument piquant, poussé par une main étrangère, est venu s'enfoncer violemment dans l'orbite ou dans ses parois, et s'y est rompu, soit sur le coup, soit quand on a voulu le retirer ; tantôt cette pénétration a eu lieu dans une chute où la cavité orbitaire est venue heurter un corps piquant, tel qu'une lime, une broche de fer.

Ces pointes d'instruments piquants peuvent avoir une grande longueur. Percy eut à traiter un maitre d'armes qui, dans un assaut, reçut à l'œil droit un coup de fleuret si violent que le fer pénétra de près d'un demi-pied dans la tête, et se cassa au niveau de la plaie [1].

On comprend que les désordres produits par des corps piquants d'une grande longueur puissent être très-graves par leur pénétration dans la substance cérébrale. Cette gravité, parfaitement signalée dans un passage de Fabrice d'Aquapendente [2], n'est malheureusement que trop prouvée

[1] Percy, *loc. cit.*

[2] Fabrice d'Aquapendente, DE VULNERE OCULORUM PROFUNDIORE: « *Solet nonnunquam oculus vulnerari ab instrumento perforante et incidente; in quo vulnere, per vias quasdam patentes in ipsos oculos, in partem profundiorem penetrat instrumentum, et pervenit in basim et ad ventriculos cerebri; unde patientes exemplo mortui cadunt; quoniam motus ex dissipatis spiriti-*

par les faits. Ainsi, le maître d'armes dont parle Percy mourut quelques semaines après l'accident. Une jeune fille de dix ans, s'étant dans une chute enfoncé dans l'orbite l'extrémité longue de deux pouces d'une broche de fer, fut saisie de convulsions et mourut un quart d'heure après l'extraction du corps étranger [1].

De même, dans un cas observé par sir Philip Crampton [2], chez un malade mort avec des accidents cérébraux le surlendemain de l'accident, on trouva à l'autopsie que le bout en cuivre d'un parapluie, long de deux pouces, avait traversé la portion orbitaire du frontal, et s'était logé dans la substance de l'hémisphère gauche du cerveau.

Cependant la guérison peut survenir à la suite de cas de ce genre. C'est ce qui eut lieu, mais avec perte de l'œil et paralysie de la paupière supérieure, chez un bûcheron qui, dans une chute, s'était enfoncé un fragment de lime dans l'orbite [3].

bus *statim omnis deperditur et consequenter respiratio, et ita sequitur mors.* »

[1] Demours, t. II, observation 17, p. 45.

[2] *Quarterly Journal of med. science*, vol. XI, p. 352; Dublin, 1851.— Mackenzie, observation 34.

[3] Mackenzie, observation 31.

La guérison fut complète dans un cas rapporté
par Bell :

OBSERVATION [1]. — M. Bell rapporte un cas dans lequel
l'œil fut presque complétement expulsé de l'orbite par un
morceau de fer aigu qni s'était introduit par la partie infé-
rieuré de cette cavité. Ce morceau avait traversé une portion des parois et il y resta attaché l'espace d'un quart
d'heure, pendant lequel le blessé ressentit des douleurs extrêmes. La vue était abolie du côté de l'œil luxé, et la saillie
de cet œil était si considérable qu'on ne pouvait s'empêcher
de craindre la rupture du nerf optique. M. Bell douta même
qu'il y eût quelque utilité à le replacer. Néanmoins, après
qu'il eut extrait cette sorte de coin de fer, ce qui ne put se
faire qu'avec difficulté, car il était enfoncé dans la tête, la
vision revint sur-le-champ, même avant que l'œil eût été
replacé. Après qu'il le fut, on fit un traitement préventif
de l'inflammation, et la vision fut parfaitement conservée.

**C.** *Fragments de verre.* — Nous rapprocherons
des débris d'instruments piquants les fragments
de verre ; ceux-ci ne peuvent guère pénétrer
dans l'orbite que d'une seule manière : par suite
d'une violence quelconque, des carreaux de vitre
se brisent subitement en mille éclats; les fragments, doués d'une grande force de projection,
viennent frapper l'œil et pénètrent dans l'orbite.
On comprend que le nombre de ces fragments

---

[1] Bell, *System. of surgery*, t. IV, p. 162; Edinburgh, 1801.
— Mackenzie, observation 33.

puisse être très-considérable : ainsi, dans une observation tirée des *Annales d'oculistique*[1], on put en enlever primitivement un grand nombre ; malgré cela il en sortit plus de dix le lendemain et chacun des jours suivants ; neuf mois après l'accident on en retirait encore. La sortie de ces fragments était excessivement douloureuse ; ils étaient accompagnés le plus souvent d'abondantes mucosités ; tantôt il s'y joignait des stries sanguinolentes, tantôt du sang fluide en assez grande quantité ; rarement des caillots sanguins ou des matières purulentes.

Il semble que des accidents de ce genre devraient être très-graves, à cause de l'inflammation que doit déterminer la présence de corps anguleux si irritants pour l'œil et la conjonctive ; cependant, dans l'observation que nous venons de citer, l'œil est demeuré intact. De même, dans une observation communiquée à l'Académie des sciences[2], M. Blanchet parle d'un jeune homme chez lequel un fragment de verre de quinze millimètres de longueur sur un centimètre de large séjourna neuf ans au fond de l'orbite, sans occasionner ni suppuration ni trouble de la vue, et ne causa qu'un strabisme divergent.

[1] T. XXIII, p. 217.
[2] Séance du 13 septembre 1858.

De même encore, dans une observation consignée dans un recueil allemand [1], deux fragments de verre, l'un long de deux lignes et épais d'une demi-ligne, l'autre triangulaire, de la même longueur, ont séjourné pendant plus d'un mois dans l'orbite.

D. *Fragments de bois.* — Cette classe est une des plus intéressantes ; nous pouvons même dire des plus graves : presque constamment la perte de l'œil est la conséquence de ces corps étrangers, ce qui s'explique par leur volume : ils agissent à la manière de corps contondants, en écrasant l'œil et ses annexes. Peut-être, au point de vue de la vie, sont-ils un peu moins dangereux que les balles ou les instruments piquants ; vu leur gros volume et leur forme généralement mousse, ils ont plus de difficulté à traverser l'orbite pour pénétrer dans l'encéphale. Cependant cet accident pourra se produire toutes les fois que le corps vulnérant sera un peu aigu et aura été poussé avec une grande violence. C'est ce qui eut lieu dans le cas suivant cité par Larrey [2] :

Il s'agit d'un soldat qui reçut en jouant aux armes un coup si violent dans l'orbite gauche,

---

[1] *Observ. ophthal.*, par le docteur Christoph Fronmüller; Furth, 1850.

[2] Larrey, *Clinique chirurgicale*, t. Ier, p. 148.

qu'une portion de la baguette dont il avait été frappé se brisa en pénétrant dans l'orbite où elle resta engagée. Immédiatement, hémorrhagie abondante par le nez et par la bouche, accidents de paralysie, mort le quatrième jour; à l'autopsie on trouva du sang épanché à la surface du cerveau, le sinus caverneux et l'artère carotide primitive déchirés, et le morceau de bois implanté dans la substance cérébrale.

Comme on le voit, ce cas se rapproche beaucoup de celui des instruments piquants. Voici un fait analogue observé chez un jeune enfant :

OBSERVATION [1]. — Un enfant de quatre ans tomba en jouant sur la pointe d'un bâton de cerceau ; le bâton se brisa dans l'orbite, et le jeune malade succomba avec des phénomènes cérébraux. A l'autopsie on trouva une fracture de la voûte orbitaire avec déchirure du cerveau. Un fragment d'un pouce de longueur sur un tiers de pouce d'épaisseur s'était rompu dans le trou optique, et avait pénétré jusqu'au côté externe du nerf optique, déchirant en partie l'artère ophthalmique et le nerf pathétique, et touchant presque au bord postérieur de l'apophyse clinoïde.

Mais ici il ne faut pas perdre de vue le jeune âge du malade, âge auquel la capacité de l'orbite et la résistance de ses parois sont bien moindres que chez l'adulte ; à un âge plus avancé l'acci-

---

[1] *Annales d'oculistique*, IIIᵉ vol. supplément., p. 46.

dent n'aurait peut-être pas eu la même gravité.
C'est ce que semblent prouver les faits suivants :

1° Dans l'observation 20 de Scultet[1], on voit
qu'une pointe de fuseau, ayant pénétré dans
l'orbite par suite d'une chute, put être heureusement extraite par ce chirurgien.

2° Un enfant de douze ans tombe sur une broche de bois qu'on retrouve brisée près de son extrémité ; un fragment de plus de deux pouces
de longueur pénètre dans l'orbite. On extrait le
corps étranger, et dix jours après la guérison
était parfaite[2].

3° OBSERVATION[3]. — Un ouvrier en frappa violemment un
autre, vers l'angle interne de l'œil gauche, avec la pointe
d'une longue latte. Celle-ci se cassa de telle sorte, qu'un
morceau long de deux pouces et demi, large d'un demi-pouce,
et d'un quart de pouce d'épaisseur, resta dans l'orbite, et si
profondément enfoui qu'on pouvait à peine le voir ou le saisir. Le blessé se rendit à cheval jusqu'à un mille de distance,
à Barnet, où M. Morse pratiqua avec difficulté l'extraction du
fragment ; il tenait si fort que plusieurs personnes avaient
déjà cherché en vain à l'extraire. Cet homme fut pendant
longtemps dans un état grave ; il finit par se rétablir complétement, conservant l'usage de son œil et de ses muscles ;

---

[1] Scultet, *Armamentarium*, p. 218 de l'édition *Hagæ comi-
tum* de 1656.

[2] *Bulletin de Thérapeutique*, t. XVI, p. 39.

[3] *Philosophical transactions for* 1748, vol. XLV, p. 520. —
Mackenzie, observation 28.

mais, longtemps même après qu'il fut rétabli, il lui suffisait de se pencher en avant pour être pris d'un violent mal de tête.

4° Observation [1]. — *Morceau de bois deux ans dans l'orbite.* — *Extraction.* — *Guérison.* — Un garçon de treize ans tomba sur un petit morceau de bois qu'il taillait de l'autre main pour se faire un sifflet, et se déchira le grand angle de l'œil. La plaie arrosée d'eau froide se cicatrisa, et l'œil continua de fonctionner sans la moindre gêne. Deux ans après, en juillet 1848, on m'amena ce garçon pour une inflammation violente des paupières, accompagnée de douleurs vives. Je crus reconnaître que du pus s'était formé sous la paupière supérieure, très-près du nez, et je fis en cet endroit une assez large ponction. Une assez grande quantité de pus mal lié s'échappa de la plaie, et j'introduisis un stylet qui me donna une sensation dont je ne pouvais comprendre la cause. Obtenir des renseignements de ce garçon était impossible ; je lavai la plaie, et je pus en extraire avec facilité un corps étranger long de deux centimètres et de la grosseur d'une plume de corbeau. La plaie suppura environ deux mois, et finit par se fermer, avec une dépression notable de la peau, sans trop de gêne pour les mouvements de la paupière.

Dans ces observations et dans quelques autres analogues que nous pourrions citer [2], le morceau

[1] Desmarres, *Traité des maladies des yeux*, t. I<sup>er</sup>, p. 147.

[2] Voir Fabrice d'Aquapendente, *Oper. chir.*, Appendix libri II, *De vulneribus singularum partium ;* il s'agit d'un fragment de pieu;—Mackenzie, observation 258, morceau de paille;—*Annales de la Société médicale d'Anvers*, analysées dans *Annales d'oculistique*, 1847, t. XVII, p. 115 ; il s'agit d'un morceau de bois de six centimètres de long ayant séjourné deux mois dans l'orbite.

de bois plus ou moins aigu a agi à la manière
d'un instrument piquant ; dans un deuxième
ordre de faits, il s'agit de corps véritablement
contondants ; il est curieux de voir le volume
qu'avaient ces corps dans certains cas, et le peu
de désordres qu'ils ont causés : du reste, les observations de ce genre ne sont pas assez nombreuses
pour que l'on puisse en tirer des déductions positives ; aussi, vu l'intérêt qu'elles présentent,
croyons-nous devoir passer en revue toutes celles
que l'on a publiées jusqu'ici, chaque fait portant
en lui-même son enseignement.

1° Au dire de Percy, Bidloo a rapporté un fait
dans lequel on laissa sortir par la suppuration
un morceau de bois qui s'était engagé dans
l'orbite. L'œil finit par crever, après les plus
cruelles douleurs.

2° OBSERVATION [1]. — *Plaie du grand angle de l'œil faite par le
manche d'un éventail. — Trois mois après, apparition d'une tumeur au palais. — Extraction d'un fragment de cet instrument
brisé dans la plaie.*— Je me souviens d'avoir donné des soins à
un mendiant qui, ayant demandé l'aumône avec importunité
à un gentilhomme de Padoue (c'était pendant l'été), reçut de
celui-ci un coup de manche d'éventail si violent dans le
grand angle de l'œil, qu'une portion de cet instrument,
longue de trois doigts, se cassa et resta dans la plaie. Il n'y

[1] Pierre de Marchetti (observation 23), traduction Warmont,
p. 61, thèses de 1858.

en avait de visible à l'extérieur qu'une petite portion qui faisait saillie au grand angle de l'œil ; le reste avait fracturé l'orbite et était descendu vers le palais. Je donnai des soins à cet homme pendant un mois à l'hôpital : je fis d'abord l'extraction de ce qui faisait saillie au grand angle de l'œil, et je croyais que c'était tout ; la cicatrisation s'étant faite, il quitta l'hôpital guéri en apparence ; mais, trois mois après environ, il revint me trouver ayant une tumeur assez volumineuse au palais. J'incisai cette tumeur ; ce que faisant, mon bistouri heurta le manche de l'éventail, dont je fis l'extraction à l'aide de pinces. Le malade se rétablit complétement.

3° OBSERVATION [1]. — Une femme fut frappée à l'œil par un de ces instruments en os que l'on place au cordon du tablier pour qu'une des aiguilles à tricoter y trouve un point d'appui. La plaie qui en résulta se ferma, et un abcès s'étant formé deux mois plus tard dans l'angle oculaire interne, on fût fort étonné d'en voir sortir un corps étranger, long d'un pouce et demi, qui fut reconnu pour un fragment de l'instrument à tricoter, qui s'était rompu lors du coup porté.

4° OBSERVATION [2]. — Parmi les lésions traumatiques observées à la Clinique de Berne, figure un cas dans lequel, un œil ayant été blessé par un coup de pipe, il survint une hémorrhagie instantanée ; six mois plus tard, un sentiment douloureux de pression se fit sentir dans cette partie. En examinant l'œil, on trouva sous la paupière inférieure l'extrémité inférieure longue d'environ un demi-pouce de la

---

[1] Cappelletti, *Giornale di progressi della patologia*, etc., — Mackenzie, observation 243.

[2] Coup d'œil sur les maladies traitées à la clinique de Berne (1839-1841) dans le *Schmidt's Jahrbücher*, 1848, n° 7.

pompe en corne qui, enfoncée sous les plis de la conjonctive
scléroticale, ne put être enlevée que par l'incision de ces
plis.

5° OBSERVATION [1]. — *Fragment de chaise volumineux restant
trois mois dans l'orbite après avoir écrasé l'œil.* (Observation
recueillie par le docteur Hildret.)—Le nommé Villequiez, âgé
de trente et un ans, fut atteint d'érysipèle de la face et du
cuir chevelu ; dans un accès de délire, il tomba de son lit
sur le côté droit, et resta sur le parquet jusqu'au retour de
sa femme. Cette dernière, en le relevant, constata une blessure de l'œil gauche ; elle vit ensuite qu'une petite chaise
d'enfant, qui était adossée au lit du malade était renversée,
et que le bout supérieur d'un de ses montants était rompu.
N'ayant pas revu le morceau de bois cassé, elle pensa qu'il
était resté dans l'orbite, et communiqua ses doutes au médecin ordinaire. Celui-ci, néanmoins, se borna à faire appliquer douze sangsues à la joue gauche et des cataplasmes
sur l'œil blessé. Le gonflement et la douleur, qui étaient
d'abord considérables, diminuèrent bientôt, et huit jours
après le malade put être transporté à la campagne, où il
reçut les soins d'un autre médecin ; on lui fit des applications variées, mais jamais on n'introduisit de stylet dans
l'orbite.

Voici dans quel état M. Desmarres trouve le malade, trois
mois après l'accident :

La paupière supérieure est fendue vers son milieu, et, au
lieu de présenter la courbure que lui donne la présence du
globe oculaire, elle est plane et tombe à peu près perpen-
diculairement ; la paupière inférieure est intacte.

En écartant les paupières, on ne distingue plus aucune
des parties constituantes de l'œil. Il y a peu de suppuration.

M. Desmarres, après avoir solidement fixé la tête, fit au

[1] *Clinique européenne*, n° 4, 22 janvier 1859.

moyen d'une pince à dissection l'exploration de l'orbite ;
et, en dirigeant son instrument de haut en bas, il eut la
sensation d'un corps étranger un peu mobile ; en faisant
glisser une des branches de sa pince sur la face interne de
la paupière inférieure, il pénétra au-dessous d'un corps résistant et l'éleva un peu ; il le souleva complétement par
un mouvement de bascule, et quelques tractions suffirent
pour l'extraire. C'était un morceau de bois que le malade
et sa femme reconnurent comme étant le bout du montant
de chaise sur lequel il était tombé. Ce morceau de bois a la
forme d'un cône légèrement aplati, et présente par conséquent deux faces convexes ; sa base est taillée en biseau
aux dépens d'une des faces qu'elle diminue de moitié ; sa
face la plus longue a cinq centimètres et mesure toute
l'étendue du corps ; sa circonférence, prise à l'union de la
base et de la plus petite face, est de cinq centimètres et
demi.

Voici quelle position le fragment occupait : il était dirigé
de dehors en dedans et d'avant en arrière ; son sommet
avait pénétré jusqu'à la fente sphénoïdale ; sa face la plus
longue était appliquée sur le plancher de l'orbite ; la crête
formée par cette face et sa base reposait sur la moitié externe de la paupière inférieure ; la base et la plus petite
face regardaient la voûte de l'orbite.

Il existe encore des débris de la coque fibreuse et des
muscles droits, ce qui permet au malade de faire mouvoir
le moignon de l'œil simultanément avec l'œil droit qui reste
intact ; le malheureux pourra porter un œil artificiel.

6° Enfin, voici une observation excessivement
intéressante, et qui fit beaucoup de bruit il y a
quelques années ; nous pensons qu'on sera bien
aise de la relire ici ; elle a été prise à la clinique

de M. Nélaton par M. Dolbeau, alors interne du service.

Observation 1. — *Corps étranger de l'orbite.* — *Difficultés de diagnostic.—Extraction.— Guérison.*— Un jeune homme, âgé de vingt-six ans, se présente dans le service de M. Nélaton pour se faire traiter d'une fistule lacrymale, résultat d'une cause traumatique : il y a trois ans, à la suite d'une querelle, il reçut au niveau du grand angle de l'œil un coup de pomme de parapluie en ivoire, à la suite duquel il perdit connaissance pendant plusieurs heures. Les premiers soins lui furent donnés à la clinique de M. Desmarres. Il survint une inflammation très-vive, et l'on dut recourir à l'emploi d'un traitement antiphlogistique très-énergique.

Au dire du malade, M. Desmarres avait tenté depuis deux opérations dans l'intention d'extraire un séquestre. Ces deux tentatives auraient été sans résultat; dans la dernière cependant, le chirurgien aurait enlevé quelques parcelles osseuses.

*Etat actuel.* Les paupières sont largement ouvertes. Il existe un léger exorbitisme; l'axe de l'œil est dévié en dehors; il y a strabisme externe; la sclérotique présente une teinte jaune, légèrement ecchymotique; les milieux de l'œil paraissent transparents.

Au-dessous de l'angle interne de la paupière, il y a une dépression qui correspond à l'ancienne plaie. Cette dépression, qui simule parfaitement l'orifice externe d'une fistule lacrymale, a un centimètre de profondeur, mais le sac lacrymal est parfaitement intact et les larmes coulent dans les fosses nasales.

Le cathétérisme du trajet est très-difficile. Le malade, qui en a l'habitude, conduit aisément le stylet, et il est très-

----

1 *Gazette des hôpitaux,* 1854, p. 454.

facile de sentir que l'extrémité de l'instrument vient toucher un corps très-dur, lisse et immobile. La vision est à peu près abolie, les mouvements de l'œil sont altérés, aussi il ne peut être ramené en dedans; c'est à grand'peine que le malade peut le mettre dans l'axe. Les mouvements en haut et en bas sont conservés. Il y a un certain degré d'épiphora.

Il est un autre symptôme important. Le malade, qui souffre à peine pendant le jour, est pris tous les soirs de douleurs extrêmement vives qui occupent tout un côté de la tête.

M. Nélaton a demandé plusieurs fois au malade si le parapluie n'a pas été cassé; chaque fois la réponse a été négative. Le 13 juin 1853, il pratique l'opération suivante : une incision courbe de deux centimètres est faite parallèlement au bord inférieur de l'orbite ; les deux lèvres en sont écartées, le cathétérisme permet alors de constater un corps étranger qui peut être un peu mobilisé. Aussitôt le chirurgien le saisit avec une pince à anneau, et, aux acclamations de l'amphithéâtre, il extrait de l'orbite une pomme de parapluie sculptée, longue de quatre centimètres et demi, cylindrique, d'un centimètre de diamètre. — Les suites de l'opération furent simples; l'œil a repris sa place ; les douleurs ont cessé et le malade a pu quitter l'hôpital au bout de quelques jours; la fistule était presque fermée, et la vision semblait se rétablir.

E. *Tuyaux de pipe.* — En fait de corps étrangers trouvés dans l'orbite, nous n'avons plus à signaler que les bouts de tuyau de pipe. Des faits de ce genre ont été constatés par plusieurs chirurgiens, Weller entre autres [1]. Nous mention-

---

[1] Weller, *Maladies des yeux.* t. 1er, p. 167.

nerons particulièrement trois observations. L'une[1] présente un grand intérêt à cause de la blessure du cerveau que l'autopsie permit de constater : le bout de tuyau de pipe fut retrouvé dans le sinus caverneux gauche. Dans les deux autres, les corps étrangers séjournèrent deux ans dans l'orbite et sortirent, l'un[2] par les fosses nasales, l'autre[3] par la bouche, dans un accès de toux.

D'autres fois, l'art a pu pratiquer l'extraction de ces corps étrangers : il est fait mention dans un journal anglais[4] d'un bout de tuyau de pipe de terre, long d'un pouce, qui produisait l'exophthalmos et formait vers le bord orbitaire de la paupière inférieure une tumeur dont l'ouverture donna lieu à un conduit fistuleux. La sonde rencontra ce corps dur, qui fut extrait avec des pinces deux mois après son introduction dans l'orbite.

En rendant compte de ce fait, le docteur Pilz, de Prague, rappelle, dans le journal de médecine publié dans cette ville, que M. J.-N. Fischer a décrit un cas analogue également accompagné d'exophthalmos.

[1] Mackenzie, observation 245.

[2] *Annales d'oculistique*, t. XXV, p. 204; observation de M. Verhæge (d'Ostende).

[3] White, *Cases in surgery,* p. 131 ; London, 1770. — Mackenzie, observation 36.

[4] *London medical Gazette*, avril 1850.

La manière dont ces tuyaux pénètrent dans l'orbite est très-simple : c'est presque toujours dans une rixe ou dans la chaleur d'une discussion que les malades ont été frappés directement au niveau de l'orbite par une pipe que leur adversaire tenait à la main. La violence du choc amène la rupture du tuyau, dont un bout reste dans l'orbite, quelquefois à l'insu du blessé.

Il n'en a pas été ainsi dans le cas suivant, où le bout de tuyau de pipe fut un véritable projectile lancé par la poudre à canon :

Observation [1]. — Quelques gamins s'amusaient à faire partir un canon d'enfant. Pour rendre la détonation plus forte, ils imaginèrent d'y enfoncer un morceau de tuyau de pipe. Une petite fille se trouvait à quelques pas en face du canon ; lorsqu'on y eut mis le feu, elle tomba sur-le-champ, et quand on l'apporta à l'hôpital, elle était morte. Au premier aspect, on n'aperçut aucune blessure, mais seulement une petite goutte de sang. En explorant soigneusement à l'aide d'une sonde, on découvrit une petite plaie juste au niveau de la caroncule. L'autopsie montra que le morceau de tuyau de pipe était entré par là, avait perforé la voûte orbitaire et pénétré profondément dans le lobe antérieur du cerveau, où on le retrouva.

Nous rapprocherons des cas précédents l'observation suivante, dans laquelle il s'agit d'un bout de crayon d'ardoise.

[1] *Leçons sur les plaies de l'orbite*, par White Cooper, *Annales d'oculistique*, t. XXXIII, p. 222.

OBSERVATION[1].—Thomas C***, petit garçon âgé de sept ans,
était en train de jouer dans la cour de sa pension, lorsqu'un
de ses camarades le poussa et le fit tomber ; à ce moment
il tenait à la main un crayon d'ardoise taillé comme à l'ordinaire par un de ses bouts : dans sa chute, l'extrémité
mousse du crayon lui entra sous la paupière supérieure,
glissant sur le globe, et, s'enfonçant de haut en bas, pénétra
dans l'orbite, dans la direction du nerf optique ; là il se
brisa, et une portion resta fixée dans le tissu adipeux qui
entoure le globe de l'œil.

Appelé auprès du petit malade, le docteur F. Jones essaya
d'extraire le corps étranger avec une pince ; n'y réussissant
pas, il fit une incision d'un pouce environ, partant de l'angle
externe de l'œil, et divisant les fibres du muscle élévateur
de la paupière, puis il disséqua le tissu graisseux qui entourait le corps étranger, dont une partie faisait une légère
saillie, et, après quelques efforts, il réussit à l'extraire ;
c'était un fragment de crayon d'ardoise, il mesurait près de
doux pouces de long.

L'opération avait été rendue plus facile par l'administration du chloroforme ; il n'y eut pas d'hémorrhagie. Le traitement a consisté simplement dans le séjour à la chambre
avec des applications d'eau fraîche sur l'œil et l'administration intérieure d'un peu de calomel et d'opium. Quinze
jours après, la guérison était parfaite et l'enfant retournait
à l'école.

### Symptomatologie.

Généralement, la violence du choc est telle,
que le malade perd immédiatement connaissance ;

---

[1] *The Lancet*, mars 1859, reproduite dans l'*Union médicale*,
6 octobre 1859.

souvent, et principalement dans les cas où le corps vulnérant est assez volumineux pour comprimer le globe oculaire, il survient des phénomènes de surexcitation du côté de la rétine, le blessé voit des étincelles ou des flammes pendant plusieurs heures, et bientôt il devient complétement aveugle.

Immédiatement après l'accident, il survient un gonflement plus ou moins considérable des paupières, qui ne tarde pas à masquer l'œil plus ou moins complétement. Il devient alors très-difficile de constater si cet organe a été ou non lésé dans ses fonctions.

Ce gonflement s'accompagne d'un exorbitisme plus ou moins prononcé, dû, soit à la saillie du corps étranger, soit à un épanchement sanguin, ou consécutif à la tuméfaction inflammatoire du tissu cellulo-adipeux rétro-oculaire.

Quelquefois même, il se forme des abcès plus ou moins considérables qui viennent faire saillie sous la peau ou sous la conjonctive; nous avons cité, à propos du phlegmon orbitaire (p. 109, 110), un cas où un simple pédicelle d'avoine introduit dans l'orbite d'un enfant fut la cause d'un accident de ce genre.

L'exorbitisme se complique souvent de déviation du globe de l'œil, d'une sorte de strabisme dû à la rupture ou à la paralysie d'un des muscles moteurs de cet organe. Parfois même, au lieu d'exorbitisme, c'est un véritable prolapsus oculaire ; ce prolapsus, dû à la rupture de la plupart des attaches du globe, annonce généralement de graves désordres du côté du sommet de l'orbite, et doit faire craindre la lésion du cerveau. Celle-ci, du reste, ne tarderait pas à se révéler par ses phénomènes caractéristiques.

Un autre signe grave serait une hémorrhagie se produisant par le nez ou par la bouche. Elle annoncerait une déchirure artérielle de la carotide ou de l'ophthalmique. Quant à l'épanchement sanguin intra-orbitaire, il s'annoncerait par ses signes ordinaires : ecchymose sous-conjonctivale, etc.

Nous ne ferons que mentionner certaines complications pouvant être produites par la cause vulnérante, telles que la déchirure du sac lacrymal et la fistule qui en est la suite, et les diverses lésions du globe de l'œil, lésions qui en amènent trop souvent la destruction, soit immédiate, soit consécutive.

### Marche.

La marche des accidents déterminés par les corps étrangers de l'orbite est généralement aiguë et rapide ; cependant on a vu, une fois l'inflammation passée, la plaie se refermer emprisonnant le corps étranger, de sorte que les malades peuvent croire en être débarrassés. Ils portent ainsi leur corps étranger pendant un temps plus ou moins long, jusqu'à ce qu'ils soient pris d'accidents divers, à la suite desquels le corps étranger peut être extrait, ou se fait jour au dehors.

Il est assez surprenant de voir combien de temps certains corps étrangers ont pu séjourner dans l'orbite : ce temps fut de trente années dans l'observation d'Horstius (fer de flèche), et celle du docteur Fielding (balle) [1].

Le trajet suivi par ces corps est également digne de remarque : ils sortent par le nez, la bouche, la voûte palatine, etc. Le cas le plus remarquable de ce genre est celui du docteur Fielding, chez lequel une balle entra par l'orbite droit, et se dirigea en dedans ; après avoir séjourné pendant trente ans dans les tissus, et avoir déterminé la sortie d'un grand nombre de fragments osseux nécrosés par la plaie, le nez et la bouche, elle fut enfin extraite par une incision près de la pomme d'Adam.

[1] *Philosophical Transactions*, abridged by Jones, vol. V, p. 203. — Mackenzie, observation 50.

### Diagnostic.

Il semblerait, au premier abord, que le diagnostic de ce genre d'accident ne doit pas présenter de grandes difficultés ; quelquefois, en effet, le récit du malade et la présence du corps étranger visible dans la plaie ne permettent pas le doute ; mais souvent il n'en est pas ainsi : le malade est dans l'impossibilité de se rendre compte de l'accident ; la douleur qu'il ressent, jointe au gonflement des paupières, s'oppose à une exploration bien rigoureuse de la plaie.

Quant au corps étranger, le blessé est quelquefois bien loin d'en soupçonner l'existence. Ainsi, dans l'observation de M. Nélaton, le malade avait affirmé à plusieurs reprises que le parapluie n'avait pas été brisé lors de l'accident ; il avait dit à M. Desmarres avoir été frappé avec l'extrémité ferrée de ce parapluie. Il était donc parfaitement rationnel d'écarter l'idée d'un corps étranger, et de croire, comme le fit M. Desmarres, à un éclat osseux, suite de fracture de l'os maxillaire.

M. Lenoir a rapporté à la Société de chirurgie (séance du 26 avril 1854) l'observation d'un homme chez lequel il existait depuis longtemps, à la paupière supérieure, une tumeur que l'on crut de nature mélanique. En fait de commémoratifs, le malade se rappelait seulement avoir fait une chute sur cette partie, dans son très-jeune âge. Cette tumeur était constituée par un morceau de fer long de deux centimètres environ, paraissant être la pointe d'un gros clou. Le corps étranger s'était enkysté dans le tissu cellulaire de la paupière et de l'orbite ; et c'étaient les parois assez épaisses du kyste qui donnaient à cette tumeur l'aspect mélanique.

Réciproquement, on peut croire à la présence d'un corps étranger alors qu'il n'y en a pas. C'est ce qui eut lieu dans un cas où M. Michon [1] crut à un phlegmon déterminé par un corps étranger intra-orbitaire ; à l'incision, il ne sortit que du pus.

Une fois sûr de la présence d'un corps étranger dans l'orbite, le chirurgien aura encore plusieurs questions à résoudre : Quelle est la nature de ce corps étranger ? Quelle route a-t-il suivie, et quelles parties a-t-il pu intéresser dans son passage ?

Mais le point le plus intéressant est de savoir si le corps vulnérant a pénétré dans le crâne et atteint l'encéphale. Malheureusement, cette question ne peut pas toujours se résoudre primitivement ; les phénomènes cérébraux peuvent tarder

[1] *Gazette des hôpitaux*, 1849, p. 135.

dans leur apparition ; dans quelques-uns des faits que nous avons rapportés, les blessés ne se doutaient nullement de la gravité de leur mal, ils marchaient, s'occupaient de leurs affaires ; puis, tout à coup, ils étaient pris de symptômes graves, et à l'autopsie on retrouvait dans le cerveau une partie du corps étranger, qui avait traversé la plaie.

Nous avons vu que le prolapsus de l'œil établit une forte probabilité de la pénétration du corps vulnérant dans le crâne ; on pourra encore tirer quelques présomptions de la longueur du fragment resté dans la plaie, de la violence du choc, etc.

Quant à la nature du corps étranger, elle sera difficile à déterminer, si le chirurgien n'est pas mis sur la voie par les renseignements du malade ou des assistants. S'il s'agit de la rupture d'instruments piquants, il pourra, par l'examen de la pointe brisée, juger approximativement de quelle longueur le fragment a pénétré dans l'orbite.

### Pronostic.

Il résulte des considérations précédentes, que les corps étrangers intra-orbitaires constituent une affection grave ; d'abord parce que la mort en est fréquemment la conséquence, ensuite parce que le plus souvent ils entraînent la perte de l'œil, soit primitivement, soit par suite de l'inflammation consécutive à l'accident.

Relativement à la possibilité de la blessure du cerveau, on ne perdra pas de vue qu'il existe un petit nombre de cas dans lesquels une balle ou tout autre corps étranger a pu rester assez longtemps dans l'intérieur du crâne, sans déterminer d'accidents, et faire croire à une guérison apparente.

OBSERVATION [1]. — Petit racontait dans ses leçons le cas d'un soldat qui avait reçu une balle de mousquet à l'angle interne de l'œil. La blessure parut très-simple et se cicatrisa sous l'influence du traitement en usage à l'hôpital. L'homme, se croyant guéri, voulut quitter l'hôpital malgré l'avis du chirurgien, qui lui conseillait d'attendre encore. A peine était-il dehors, qu'il fut pris de frissons, obligé de rentrer, et qu'il mourut en deux jours. A l'autopsie, on trouva la balle logée au-dessous de la selle turcique et des trous optiques. Il y avait un abcès dans le cerveau.

L'observation suivante est également intéressante sous ce point de vue.

OBSERVATION [2]. — Une jeune enfant de dix ans, jouant avec

[1] Garengeot, *Des opérations de chirurgie*, t. III, observation 20 (1731).

[2] Demours, *Traité des maladies des yeux*, t. II, p. 145; Paris, 1818.

d'autres près d'une machine à filer du coton, tomba sur une des broches pointues, de cinq à six pouces de long, sur lesquelles on place la bobine. L'instrument pénétra dans l'orbite entre sa paroi interne et le globe de l'œil jusqu'à la profondeur de deux pouces, et se rompit en travers, de telle sorte qu'il ne formait au-dessus du niveau de la peau qu'une saillie de deux à trois lignes. On fit des tentatives pour l'extraire, mais on éprouva tant de difficultés qu'on ne persista point. Dix jours après, le morceau de fer faisait une saillie de neuf à dix lignes; un mois plus tard, cette saillie était encore plus considérable ; il paraissait alors tenir si peu, qu'on le saisit avec les doigts et qu'on l'enleva. Cette opération était à peine terminée, que l'enfant fut prise de convulsions, et un quart d'heure après elle était morte. La vue avait toujours été conservée pendant le séjour du corps étranger, dont la présence dans l'orbite ne paraît pas avoir déterminé de symptômes bien marqués. L'enfant avait toujours pu aller et venir.

Quelquefois, cependant, après l'extraction du corps étranger, l'œil a pu recouvrer ses fonctions.

### Traitement.

Les indications à remplir sont trop évidentes pour que nous insistions sur le traitement de cette affection. Extraire le corps étranger et faire rentrer l'œil dans sa cavité, tel devra être le premier soin du chirurgien ; puis, il tâchera de prévenir ou de combattre l'inflammation qui pourrait se déclarer. Si celle-ci s'était déjà manifestée et que l'extraction du corps étranger ne fût pas possible, il faudra insister sur le traitement antiphlogistique local, afin de sauver l'œil s'il n'est déjà perdu; et l'on pratiquera l'extraction du corps étranger sitôt qu'on en verra la possibilité.

Quant au conseil donné par Percy d'enlever plutôt l'œil que de laisser dans l'orbite un corps étranger volumineux, nous conviendrons volontiers avec MM. Warlomont et Testelin de ce qu'il a d'excessif. « Sans doute, il faut faire tous ses efforts pour extraire les corps étrangers de l'orbite, mais on doit toujours respecter l'œil quand il est intact, et même quand il ne l'est pas, dans l'espoir de conserver un moignon capable de supporter un œil artificiel. L'espace considérable qui existe entre l'orbite et le globe, et la mobilité de celui-ci, qui se prête à des déplacements vraiment extraordinaires, souvent sans en souffrir, font que sa présence doit être bien rarement un obstacle à l'extraction des corps étrangers; d'ailleurs, la tolérance des orbites pour les corps d'un volume surprenant devra engager le plus souvent le chirurgien à temporiser, plutôt qu'à recourir au moyen extrême employé par Percy [1]. »

Nous recommanderons donc de préférence, avec

[1] Warlomont et Testelin, traduction de la 4ᵉ édition de Mackenzie, t. Iᵉʳ, note de la page 20.

Demours[1], de suivre le précepte d'Hippocrate[2]:
« Si l'on était appelé pour faire l'extraction d'un corps étranger profondément introduit dans l'orbite à travers les téguments et le muscle orbiculaire, il faudrait ne faire d'abord que de légers essais, et, si la difficulté était considérable, il serait mieux de temporiser. »

[1] Demours, t. I<sup>er</sup>, p. 97.
[2] Hippocrate, *De morb. vulgar.*, lib. V, chap. XXI.

# CHAPITRE II.

TUMEURS SANGUINES.

Cette classe de tumeurs, une des plus intéressantes qu'on puisse rencontrer dans l'orbite, n'a guère attiré l'attention des chirurgiens qu'au commencement de ce siècle; elle peut se diviser de la manière suivante :

1° Tumeurs sanguines par extravasation ;

2° Tumeurs anévrysmales ;

3° Tumeurs érectiles ;

4° Tumeurs variqueuses.

---

## SECTION I.

### TUMEURS SANGUINES PAR EXTRAVASATION.

De prime abord, le liquide sanguin paraît devoir s'épancher difficilement dans l'orbite, à cause de la pression uniforme que le globe oculaire retenu par les muscles exerce sur les vaisseaux. On conçoit cependant que cet épanchement puisse se produire sous l'influence de causes vulnérantes, telles qu'une fracture de la base du crâne ou de la voûte orbitaire; ou bien encore à la suite de blessures faites par des instruments piquants ou contondants; d'autres fois il sera le résultat d'une contusion des régions voisines; dans certains cas même il paraît s'être produit spontanément.

### A. — Épanchements sanguins suite de fracture.

Souvent, dit M. Carron du Villards[1], il se manifeste dans l'orbite des épanchements sanguins à la suite de fractures du crâne. J'ai vu un grand nombre de faits de ce genre : un d'eux a laissé dans mon souvenir des traces ineffaçables ; il eut lieu chez l'infortuné docteur Bennati, qui succomba à la suite d'une chute sur le pavé. Je diagnostiquai à première vue un épanchement dans l'orbite. L'autopsie vint malheureusement prouver la sûreté de mon diagnostic : il existait une fracture de l'orbite près du trou optique; l'artère et la veine ophthalmique avaient été rompues; l'œil était repoussé en avant par un énorme caillot sanguin.

M. le docteur Maslieurat-Lagemard a publié

_____
[1] Carron du Villards, t. Ier, p. 479.

aussi [1] un fait de fracture à la suite de laquelle une accumulation assez considérable de sang fut découverte vis-à-vis de l'endroit fracturé.

On sait que l'ecchymose est un des signes caractéristiques des fractures de la base du crâne ; celle qui succède aux fractures des parois orbitaires pourra se montrer en deux endroits différents, aux paupières ou derrière la conjonctive.

« A la suite des fractures de la voûte orbitaire, le sang peut fuser dans l'orbite, mais à cette condition que la portion orbitaire de l'aponévrose qui joue le rôle de périoste soit déchirée. Rien ne s'oppose alors à ce qu'il tombe dans la cavité de l'aponévrose, traverse le tissu cellulaire perméable et descende dans la rainure oculo-palpébrale, où la transparence des tissus permet de l'apercevoir. C'est là l'ecchymose sous-conjonctivale, dont la signification, on le comprend, est d'une certaine gravité, surtout si elle n'apparaît que quelques jours après l'accident, car alors on ne peut supposer qu'elle est le résultat d'une contusion directe [2]. »

[1] *Archives générales de médecine*, 1841, t. II, p. 315 : Des ecchymoses de l'œil comme moyen de diagnostic dans les plaies de tête. — Voir encore un fait de ce genre dans Devergie, *Médecine légale*, t. II, p. 43.

[2] Richet, *Anatomie chirurgicale*, p. 313.

Quant à l'ecchymose palpébrale sans contusion des paupières, signalée pour la première fois par M. Velpeau [1] comme séméiologique des fractures orbitaires, elle est caractéristique; mais elle ne survient généralement qu'après l'ecchymose sous-conjonctivale. Seule, ou ayant précédé cette dernière, elle indiquera de préférence une fracture du pourtour orbitaire. Ainsi, dans un cas de ce genre dont M. Hippolyte Larrey nous a communiqué l'observation, où une fracture du rebord externe de l'orbite avait donné lieu à une forte infiltration sanguine des paupières, la conjonctive n'était nullement ecchymosée.

Toutes les fois donc que l'ecchymose sous-conjonctivale coïncidera avec un exophthalmos survenu brusquement à la suite d'une chute ou d'une violence exercée sur le crâne, on devra soupçonner l'existence d'un épanchement sanguin derrière le globe oculaire.

Cependant cette dernière ecchymose n'est pas un signe constant dans les fractures des parois de l'orbite avec épanchement sanguin dans sa cavité. Dans un cas de fracture du crâne présenté à la Société anatomique [2], où les parois du crâne étaient fracturées en plusieurs points, et où il

_______________

[1] *Répertoire des sciences médicales*, t. XXII, p. 307.
[2] Par M. Gaubric, *Bulletin de la Société anat.*, 1842, p. 14.

existait une fissure à la voûte orbitaire, il s'était produit une ecchymose à l'angle externe de la paupière supérieure droite. A l'autopsie on trouva dans le tissu cellulaire de l'orbite une ecchymose sous l'aponévrose, et cependant le sang ne s'était pas infiltré sous la conjonctive.

Nous donnerons, comme exemple d'épanchement sanguin suite de fracture, le fait suivant publié, bien à tort selon nous, sous un titre différent[1]. Il nous semble difficile de ne pas attribuer à un épanchement sanguin rétro-oculaire un exophthalmos produit subitement dans une chute d'une grande hauteur. Il nous est impossible de comprendre comment cette cause aurait pu produire l'hypertrophie du tissu cellulaire de l'orbite.

OBSERVATION[2]. — M. Lecacheur, de Saint-Malo, âgé de seize ans et demi, se trouvant en travers de Lisbonne en 1842, au retour d'un voyage au long cours qu'il venait de faire, dut, par suite du mauvais temps, et d'après l'ordre du capitaine du navire sur lequel il était, monter sur la vergue du grand hunier pour prendre un ris. Le mousse du bord auquel revenait de droit cette corvée, se croyant froissé dans son honneur, se lança dans les cordages immédiatement après lui, et là, dans cette position périlleuse, ces deux enfants,

[1] Hypertrophie du tissu cellulaire.

[2] *Annales d'oculistique*, 1847, t. XVII, p. 201 ; observation de M. Duval (d'Argentan).

sans prévoir les conséquences de leur action, se prirent de querelle, lâchèrent simultanément le mât qui leur servait de point d'appui et se jetèrent l'un sur l'autre pour se battre.

Lecacheur perdit le premier l'équilibre et tomba sur le pont d'une hauteur de cinquante-deux pieds. Son antagoniste, entraîné dans cette chute, fut assez heureux pour saisir une corde volante et rester ainsi suspendu en l'air.

Le pauvre jeune homme qui fait le sujet de cette observation, en tombant, se heurta violemment la partie latérale gauche de la tête sur la drome; on le releva sans connaissance. Cet état dura quarante-huit heures : le sang lui sortait abondamment par la bouche, par le nez et par les oreilles : il continua de rendre du sang noir par la bouche et l'anus pendant plusieurs jours. La tête, forcément penchée en arrière et un peu inclinée sur le côté droit, ne pouvait plus reprendre sa position ordinaire. Quelques excoriations s'apercevaient sur l'os de la pommette gauche; l'œil de ce côté était sorti de l'orbite et pendait au niveau de l'extrémité du nez.

Le capitaine du bord, son oncle, remplissant les fonctions de chirurgien, replaça l'œil dans sa cavité naturelle, fit mettre dessus un cataplasme de farine de graine de lin, et recommanda le décubitus sur le dos en adoptant autant que possible un plan horizontal. Les douleurs peu senties d'abord devinrent bientôt atroces; une fièvre violente survint, il y eut du délire : bref, Lecacheur a totalement perdu le souvenir des quinze ou vingt jours qui suivirent.

On requit notre assistance en 1843, trois mois après l'accident. Voici dans quel état nous trouvâmes le malade : la tête avait repris sa rectitude; à droite rien de particulier, la fonction visuelle n'avait subi aucune altération de ce côté, elle était intacte; à gauche, cécité absolue; plus de douleurs, sauf un sentiment de pesanteur dans le fond de l'orbite et quelques battements qui s'y faisaient sentir de temps en temps : cet œil était propulsé en avant et paraissait, lorsque la paupière se trouvait abaissée, avoir acquis un volume double, par rapport à son congénère. (Ce défaut d'harmonie donnait au malade un aspect réellement hideux.) Malgré cette extension des parties, les mouvements de l'iris étaient réguliers, soit qu'on examinât isolément l'œil affecté, soit que l'exploration portât sur les deux à la fois; les milieux transparents avaient conservé leur diaphanéité physiologique.

Les paupières étant écartées, et en comparant les deux globes, il nous sembla que ce développement anormal ne venait pas de l'œil, mais plutôt de l'hypertrophie du tissu cellulaire qui revêt le fond de la cavité orbitaire.

Nous fîmes faire des frictions sur le front et les tempes avec la pommade mercurielle iodurée; l'iode à l'intérieur fut également prescrit; quelques sangsues durent aussi être appliquées de temps à autre sur les tempes et sur les apophyses mastoïdes.

Appelé de nouveau en 1844, nous visitâmes ce malade de concert avec son médecin ordinaire. Lecacheur nous dit que son œil était resté dans un état stationnaire jusque-là, qu'il n'y ressentait aucune souffrance, mais que, entré depuis peu de jours dans un magasin de nouveautés en qualité de commis, il avait eu froid et qu'une ophthalmie s'était déclarée. Cette inflammation oculaire, ayant été négligée dans le principe, avait pris rapidement un caractère effrayant. Les paupières énormément tuméfiées, rouges et labourées de vaisseaux variqueux, ne recouvraient plus qu'imparfaitement le globe; le larmoiement était abondant, les douleurs dans le fond de l'orbite vives, la photophobie intense. Nous ordonnâmes une saignée du bras, et vingt sangsues furent appliquées, à trois reprises différentes, aux tempes et derrière les oreilles ; calomel à l'intérieur, onctions sur le front et les tempes avec la pommade mercurielle double, l'opium et l'extrait de belladone. L'ophthalmie se dissipa promptement. Le malade était donc guéri de l'épimaladie que nous venons de dire, mais l'exophthalmie subsistait au même degré.

Le médecin avec lequel je voyais Lecacheur, pensant que l'état du malade serait amélioré par l'évacuation des humeurs de l'œil, me proposa cette opération, à laquelle je ne crus pas devoir obtempérer, n'admettant pas, comme lui, une distension du globe, mais persistant à croire à une hypertrophie du tissu cellulaire qui tapisse le fond de l'orbite. Mes raisons prévalurent; cette opération ne fut pas faite. Je conseillai simplement, comme moyen final, de placer derrière l'oreille, du côté affecté, un large cautère avec la poudre de Vienne, et de continuer, tant à l'extérieur qu'à l'intérieur, les mercuriaux et l'iode.

Cette médication fut couronnée d'un plein succès : après deux mois de traitement, l'œil s'affaissa peu à peu et finit par rentrer dans ses limites naturelles.

Le 20 novembre 1846.— Le malade, que nous avons présentement sous les yeux, n'offre plus rien d'anormal : le globe oculaire se meut parfaitement dans tous les sens ; l'iris se contracte et se dilate d'une manière absolument physiologique ; en un mot, rien ne pourrait faire reconnaître l'horrible difformité dont ce jeune homme était affecté. La fonction visuelle, du reste, ne s'est point réveillée et est radicalement éteinte.

### B. — Épanchements sanguins suite de plaies pénétrantes.

Les faits de ce genre sont assez nombreux; dans le plus grand nombre il s'agit de projectiles lancés par la poudre à canon, d'éclats de mitraille ou d'obus, de balles ou de grains de plomb, comme dans l'observation suivante :

OBSERVATION [1]. — *Plaie pénétrante de l'orbite.—Épanchement de sang.— Compression et hernie de l'œil.—* M. Sée, prêtre, en allant à la chasse, reçut à peu de distance un coup de feu ; plusieurs plombs de perdrix pénétrèrent dans l'orbite et y provoquèrent un épanchement sanguin assez abondant pour qu'en moins de deux heures l'œil fît une saillie considérable ; la vue fut suspendue immédiatement. Le malade n'éprouvait autre chose qu'un sentiment désagréable dans toute la région orbitaire. L'œil ne pouvait être refoulé dans son orbite sans faire surgir dans son pourtour un bourrelet sanguin fort appréciable. Les premiers secours administrés consistèrent dans l'application de compresses glacées, que l'on renouvela fort souvent ; on pratiqua en même temps une compression modérée, et le malade fut saigné largement. Il ne survint aucun accident. Quarante-huit heures après, il se manifesta des abcès sanguins dans la partie inférieure de l'orbite. L'ouverture que l'on fit donna issue à une grande quantité de sang déjà décomposé ; pendant quelques jours il sortit à travers l'ouverture une certaine quantité de liquide sanguinolent ; peu à peu l'œil rentra dans l'orbite ; mais la vue ne revint que plusieurs mois après.

D'autres fois il s'agit de corps contondants plus ou moins aigus, poussés avec violence et ayant produit de graves désordres, comme dans le fait que cite Mackenzie.

[1] Carron du Villards, *loc. cit.*

Observation [1].—Le 10 décembre 1819, j'assistai à l'examen du corps d'un homme qui, la veille au soir, pendant une rixe dans la rue, était tombé subitement mort, par suite d'une plaie pénétrante de l'orbite, produite par l'extrémité aiguë d'un parapluie. Il s'était écoulé beaucoup de sang par le nez et la bouche. La paupière supérieure était gonflée et livide, et la conjonctive soulevée par du sang épanché. Il existait, juste au-dessus du tendon de l'orbiculaire, une plaie pénétrante qui permettait au petit doigt de s'introduire jusqu'au fond de l'orbite, entre la paroi interne et le globe de l'œil. L'extrémité du doigt sentait l'orbite fracturé.—En ouvrant le crâne, on trouve dans la cavité de l'arachnoïde et celle de la pie-mère une grande quantité d'un sang noir et fluide. La dure-mère est déchirée juste au-dessus du bord qui limite la fosse moyenne de la base du crâne, et qui est formé par la petite aile du sphénoïde. Le cerveau est déchiré en ce point, et une petite portion en est complétement détachée. En enlevant la dure-mère, la fracture, qu'on avait pu distinguer dès qu'on avait soulevé le cerveau, est complétement mise à nu. La petite aile du sphénoïde fracturée est séparée du frontal le long de la suture sphénoïdale. La fracture s'étend d'arrière en avant sur la voûte orbitaire du frontal, dans la moitié environ de son étendue; mais, ce qui est beaucoup plus remarquable, la portion relativement épaisse et résistante du sphénoïde, qui complète en arrière la voûte de l'orbite, est rompue en travers à son extrémité interne; preuve, ainsi que l'état de la dure-mère et du cerveau, de la violence avec laquelle avait été dirigé l'instrument de mort. Je dois noter que le nerf optique et le globe de l'œil étaient intacts, la cornée transparente, les humeurs de l'œil et la rétine bien conservées.

Enfin les explosions de machines à vapeur,

[1] Mackenzie, observation 21.

de meules, de pièces de fer incandescentes pro-
jettent souvent des éclats qui pénètrent dans
l'orbite sans blesser l'œil, et y produisent une
hémorrhagie.

Les épanchements sanguins, suite de plaies
faites par des instruments piquants étroits, produisent bien plus vite l'exorbitisme que ceux dus
à des corps vulnérants volumineux. M. Carron
du Villards dit avoir recueilli beaucoup de cas
de cette nature déterminés par des coups de fleuret, d'épée, de compas ou de foret.

Ces épanchements sanguins peuvent encore se
produire à la suite d'opérations pratiquées dans
l'orbite, à l'aide de l'instrument tranchant, et
particulièrement l'ablation de kystes intra-orbitaires.

Observation. — On trouve dans l'*Ophtalmic hospital Reports* (6 octobre 1857) l'observation d'une tumeur enkystée
dont on avait excisé la partie antérieure. Quatre jours après,
on ramena à l'hôpital l'enfant en proie à de vives douleurs.
Il y avait eu une hémorrhagie considérable et le kyste était
rempli par un caillot, l'exorbitisme et la tuméfaction des
paupières étaient considérables. Cet épanchement se résorba
en partie, et deux mois après l'œil avait repris sa position
normale; mais au bout d'un an l'enfant revint; le kyste
s'était rempli et poussait de nouveau l'œil au dehors. On
en fit l'incision. Quand on l'ouvrit, il s'en échappa une
grande quantité d'un liquide noir, et des lambeaux de
lymphe organisée. La tumeur était en effet une hématocèle

ressemblant à un anévrysme parfaitement guéri et contenant du sang à différents degrés de coagulation. La portion
en contact avec les parois offrait l'aspect de la fibrine disposée par couches ; celle qui occupait le centre était du
sang liquide ; enfin du centre à la circonférence on trouvait
tous les changements graduels, depuis le sang fluide jusqu'à
la lymphe organisée.

### C. — Épanchements sanguins suite de contusion.

Nous rangeons sous cette dénomination les
faits suivants dans lesquels l'extravasation sanguine s'est produite sous l'influence d'une cause
traumatique agissant en dehors de l'orbite.

On trouve dans Fabrice de Hilden [1] le récit
d'un fait de ce genre, survenu par suite d'un
coup de bâton au niveau de la suture coronale.

Dans l'observation suivante, un coup de pied
sur la joue détermina probablement la rupture
de quelque branche de l'artère ophthalmique ; de
là l'épanchement sanguin qui fut diagnostiqué.

OBSERVATION [2]. — Un homme reçut d'un aliéné, qu'il cherchait à contenir, un coup de pied qui porta sur la joue,
juste au-dessous de l'œil droit. Il fut pris immédiatement

[1] Fabrice de Hilden, centurie V, observation 17 : « ... *Qua-
propter sanguis extravenatus exitum non habens et ad oculum
sinistrum defluens*, etc.., »
[2] Delafield, *Notes to Travers' Synopsis*, etc., p. 179 ; — Mackenzie, observation 248.

de diplopie verticale, c'est-à-dire que chaque objet qu'il regardait lui paraissait double, l'une des images étant située au-dessus de l'autre. On sentait à une assez grande profondeur dans l'orbite un gonflement dur, situé au-dessous du globe de l'œil, constitué par du sang extravasé et refoulant un peu l'œil en haut. Lorsqu'on mettait le doigt au-dessous de l'autre œil, et qu'on exerçait une compression vers le fond de l'orbite, la diplopie cessait immédiatement, parce que l'on faisait alors correspondre l'axe optique de l'œil sain avec celui de l'œil malade. Ce symptôme reparaissait dès qu'on enlevait le doigt. Le sang extravasé fut graduellement absorbé, et au bout de quelques semaines la vision était redevenue normale.

Nous rattacherons aux épanchements sanguins par contusion l'observation suivante, dans laquelle l'auteur attribue la diffusion sanguine au chevauchement trop prononcé des os du crâne dans le travail de l'accouchement.

OBSERVATION [1]. — *Exophthalmie produite par un épanchement sanguin deux heures après la naissance, par suite de l'application du forceps.* — Une femme de vingt-sept ans avait déjà eu cinq couches antérieures, toutes terminées par le forceps, toutes ayant amené des enfants morts. Il y avait chez elle un rétrécissement notable du détroit antéro-postérieur. M. Redemans, appelé pour un sixième accouchement, jugea que les premiers enfants avaient succombé parce qu'on les avait laissés trop longtemps au passage, et se proposa d'agir aussitôt que la dilatation du col le lui permettrait ; il appliqua donc le forceps de bonne heure, et eut la joie d'extraire un enfant vivant, bien constitué, et dans un état satisfaisant.

[1] Docteur Redemans, *Annales d'oculistique*, t. XXVII, p. 89.

Mais, deux heures après l'accouchement, on le rappela en toute hâte : l'œil droit de l'enfant était sorti de l'orbite ; cet œil conservait ses mouvements, les muscles étaient fortement tendus, et les paupières paraissaient s'enfoncer dans la cavité orbitaire, pour se prêter à la tension de la conjonctive qui était largement mise à découvert, et offrait des traces très-prononcées d'infiltration sanguine. Il y avait également infiltration de l'œil et de la paupière du côté opposé, mais à un degré beaucoup moindre.

J'essayai, dit l'auteur, par la pression au moyen des doigts, de faire rentrer le globe oculaire, mais il me fut impossible d'y parvenir. Espérant alors rencontrer une poche sanguine qui, vidée, me permettrait de faire rentrer l'organe dans sa cavité, je fis une petite ponction exploratrice au moyen de la lancette à travers la conjonctive, à côté du globe oculaire, entre les muscles droit externe et oblique de l'œil ; mais je n'obtins pour résultat qu'un léger suintement de sang insuffisant pour permettre la rentrée du globe. Me proposant de revoir l'enfant un peu plus tard, j'établis une légère compression sur l'œil, et je demandai à mes confrères Pigeolet et Theys d'assister à une seconde visite, afin d'avoir leur opinion sur cette affection ; d'accord sur la cause et le diagnostic, reconnaissant un épanchement par diffusion, nous essayâmes, au moyen d'une bandelette mouillée, la compression du globe oculaire et de la muqueuse tuméfiée ; mais malgré la diminution de volume produite de cette manière, l'infiltration des parties sous-jacentes ne permit pas la rentrée de l'œil ; alors nous fûmes d'avis de placer quelques compresses graduées, humectées d'eau de puits, sur l'œil et de les y maintenir par un bandage circulaire du crâne ; ces dispositions ne furent suivies d'aucun résultat satisfaisant. Le gonflement se maintint malgré la compression ; bientôt la cornée perdit sa transparence, la muqueuse de l'œil s'enflamma, fournit une certaine quantité de suppuration ; la cornée s'ulcéra et livra passage aux divers liquides contenus dans l'organe visuel. Alors seulement la masse s'affaissa et les paupières reprirent leur position normale pour recouvrir le moignon. Nous jugeâmes également à propos, le premier jour, de comprendre, mais plus légèrement, l'œil gauche dans le bandage, craignant l'augmentation de l'infiltration et un résultat semblable de ce côté. A la levée du premier appareil, cet œil se trouvait dans le même état, qui se maintint quelques jours et se modifia peu à peu, de manière à ramener, au bout d'un certain temps, des dispositions complétement normales.

À quelle cause devrait être rapportée cette double infiltration ? M. Redemans l'attribue à un chevauchement trop prononcé des os du crâne dans son passage à travers le détroit rétréci. Il en tire la conclusion suivante : Lorsqu'à la suite d'un accouchement laborieux, la tête de l'enfant aura eu à supporter quelque compression un peu forte, il conviendra d'examiner les yeux, et, si l'on y remarque quelque commencement d'infiltration sanguine, on parviendra probablement, par une compression préventive, à éviter la réalisation d'un semblable accident.

### D. — Épanchements sanguins spontanés.

Les épanchements sanguins dans l'orbite peuvent-ils se former en dehors de causes traumatiques ? M. Carron du Villards dit que son père en a noté quelques cas dans un rapport sur le typhus de 1827 ; lui-même n'en a observé qu'un seul chez un marin atteint de scorbut dont l'œil fit saillie tout à coup, sans cause connue et sans douleur. Quarante-huit heures après, l'organe avait repris sa place, mais la conjonctive oculo-palpébrale et les téguments externes des paupières étaient bleu noir, ecchymosés, comme si l'indi-vidu avait reçu un violent coup de poing.

Les *Archives d'ophthalmologie* allemandes de Von Græfe (1855) contiennent l'observation d'un ouvrier de dix-neuf ans chez lequel était survenue subitement une diplopie de l'œil gauche; les mou-vements de la pupille étaient normaux; mais la vision était fortement altérée. A cause de l'ab-sence de symptômes cérébraux, le siége du mal devait être placé dans la cavité orbitaire. Il était donc très-rationnel, cette affection étant survenue subitement et peu de temps après un travail pénible, sous l'action du feu, et ensuite à cause de l'absence de symptômes inflammatoires, de croire à la présence d'un épanchement sanguin placé en arrière du globe. La guérison se fit peu à peu spontanément.

OBSERVATION 1. — *Epanchement sanguin dans l'orbite.* — Un ouvrier âgé de dix-neuf ans vint consulter l'auteur pour une diplopie qui était survenue subitement quatre jours aupa-ravant. Même en l'examinant superficiellement, on était frappé de l'expression étrange de l'œil gauche, qui ne sui-

[1] Von Græfe, *Archives d'ophthalmologie,* reproduite dans les *Annales d'oculistique,* 1855, t. XXXIII, p. 184.

vait qu'imparfaitement la direction du regard dans les mouvements latéraux, de sorte que son axe visuel se trouvait tantôt dans un état de convergence anormale, tantôt dans un état de divergence avec l'œil droit.

La diplopie uni-oculaire, dépendant de cette disposition irrégulière de l'axe visuel gauche, offrait une manière d'être très-différente, selon la position des objets. Quand l'objet était placé à droite, il y avait diplopie croisée ; à mesure qu'il se rapprochait de la ligne médiane, les images paraissaient converger davantage, et il y avait un certain espace correspondant à la position de l'objet en ligne droite, où la vision redevenait simple, si ce n'est que l'image de l'œil gauche était en même temps située un peu au-dessous de l'image de l'œil droit. L'auteur crut devoir rattacher les différents phénomènes que présentait cette aberration de la vue à une paralysie presque complète des muscles droits interne et externe.

Les mouvements de la pupille étaient normaux, mais la vision était fortement altérée, de sorte que le malade ne pouvait de l'œil gauche distinguer qu'un très-gros caractère ; cependant l'examen ophthalmoscopique ne fit rien reconnaître d'anormal dans les milieux réfringents ou dans les membranes internes, et les lunettes ne purent faire découvrir aucun dérangement dans les phénomènes de l'accommodation. En conséquence, on pouvait rattacher cette amblyopie à une paralysie complète du nerf optique, et considérer l'affection dans son ensemble comme une paralysie complète du muscle droit inférieur, du droit supérieur et de l'oblique supérieur, et comme une paralysie incomplète des droits interne et externe et du nerf optique ; l'altération fonctionnelle s'étendait aussi aux quatre nerfs, oculo-moteur, pathétique, moteur externe et optique.

À cause de l'absence de symptômes cérébraux auxquels on pût rapporter cette affection, on devait en placer le siége dans la cavité orbitaire, et il était très-rationnel, l'exorbitisme étant survenu subitement et peu de temps après un travail pénible dans lequel le malade était exposé à l'ardeur du feu, et ensuite à cause de l'absence de symptômes inflammatoires, de le considérer comme dû à un épanchement sanguin placé en arrière du globe, et déterminant la compression des nerfs indiqués plus haut. La nature de la douleur semblait d'ailleurs militer en faveur de cette opinion.

Sous l'influence du repos de l'organe malade, des émissions sanguines générales et locales, des purgatifs, etc., la douleur déterminée par la compression diminua au bout de deux jours, et disparut bientôt totalement, ainsi que la forte proéminence de l'œil gauche. Il n'était pas sans intérêt, pendant les quinze jours que dura le traitement, de voir comment les différentes parties reprendraient leurs fonctions normales. Ce fut d'abord le nerf optique qui récupéra ses fonctions, de sorte qu'au bout de six jours à peine la vision avait repris presque toute sa netteté. La faculté de mouvoir l'œil en dedans et en dehors commença alors à reparaître graduellement, et le muscle droit supérieur jouit aussi d'une certaine mobilité. Quand cette dernière fonction fut complétement rétablie, la diplopie en haut disparut entièrement et n'exista plus que pour les objets placés de côté.

Telles sont les principales circonstances dans lesquelles peut se produire l'hémorrhagie intra-orbitaire. Quelle que soit la cause qui ait donné lieu à l'épanchement sanguin, il y a indication de donner issue au sang extravasé si l'épanchement est considérable ; si celui-ci n'est pas évacué, outre les accidents inflammatoires et l'étranglement qui peuvent occasionner la fonte de l'œil, il peut se faire que le caillot s'organise et devienne la cause d'un exorbitisme permanent. Ce caillot peut même devenir le point de départ de la formation d'une tumeur fibro-sanguine qui prend de l'accroissement et nécessite plus tard l'extirpation de l'œil, comme M. Carron du Villards en rapporte un exemple [1]; ou bien il pourra se former un abcès, ou plutôt une sorte de kyste purulent, comme l'avait déjà signalé Maitrejean [2].

### Traitement.

Le traitement d'une pareille affection serait celui de toutes les tumeurs sanguines par épanchement; les résolutifs appliqués sur la partie malade, les dérivatifs sur le tube digestif et la saignée; le plus souvent il y aura indication d'ouvrir le foyer sanguin pour donner issue au liquide épanché, surtout si l'on est appelé peu de temps

---

[1] Carron du Villards, Mémoire sur l'exophthalmie, dans les *Annales d'oculistique*, 1858, t. LX, p. 120.

[2] Maitrejean, *Traité des maladies de l'œil*, 1740, p. 400, partie III, chap. 1er. « Il s'amasse quelquefois du pus ou autre matière entre le globe de l'œil et l'orbite, ou par voie de fluxion, ou de congestion, ou *par le séjour d'un sang extravasé, en suite de quelque violence extérieure, qui n'a pu se résoudre.* »

après le début du mal. Pour cela on divisera largement la paupière inférieure au niveau du bord
orbitaire. Si l'on ne peut faire sortir le sang de
cette manière, parce qu'il est réuni en caillots, on
tâchera de l'extraire avec la curette. Dans tous
les cas on aura une route tout ouverte, si la
suppuration éliminatrice vient à s'établir.

## SECTION II.

### TUMEURS ANÉVRYSMALES.

Nous arrivons à une classe de tumeurs sanguines très-intéressantes, autant par elles-mêmes
que par la grave opération employée pour les
guérir : nous voulons parler des anévrysmes intra-orbitaires, tumeurs plus communes qu'on ne
l'a décrit jusqu'ici.

Lorsque nous commençâmes à porter notre attention sur les tumeurs de l'orbite, en 1853, il
existait dans la science plusieurs observations de
prétendues tumeurs érectiles artérielles de l'orbite, traitées avec succès par la ligature de la carotide primitive. Depuis il a été publié, soit sous cette
dénomination, soit sous le titre d'*anévrysmes de
l'artère ophthalmique*, un certain nombre d'observations où un traitement différent a été mis en

usage, mais dont les symptômes étaient les mêmes. Or, tous les faits de ce genre parus depuis le commencement de ce siècle, époque où Travers en publia la première observation, nous paraissent avoir reçu le plus souvent une fausse interprétation ; nous espérons faire voir que dans presque tous les cas décrits jusqu'à ce jour sous le titre de *tumeurs érectiles artérielles* ou d'*anévrysmes par anastomose*, il s'agissait bien probablement de tumeurs anévrysmales.

Nous étudierons successivement : 1° l'anévrysme proprement dit ; 2° les anévrysmes diffus.

### 1° Anévrysme proprement dit.

Comme il est facile de le comprendre, l'anévrysme proprement dit devra se rencontrer rarement dans l'orbite, ou, quand il y existe, il ne pourra acquérir un bien grand volume. La raison en est dans le petit calibre de l'artère ophthalmique et de ses branches. On conçoit plus aisément une dilatation totale, une varice artérielle de ces vaisseaux, qu'un anévrysme avec sac formé par une ou plusieurs des tuniques de l'artère. Bien plus, le sac viendrait-il à se former, il ne peut devenir bien considérable, à moins d'occuper une grande longueur ; cet anévrysme, à cause de son petit volume, passera donc souvent inaperçu jusqu'au jour où, sous le choc de l'ondée sanguine, il finira par se rompre, et l'on aura alors les symptômes de l'anévrysme diffus consécutif. Il ne faut donc pas s'étonner du petit nombre de cas d'anévrysmes orbitaires proprement dits constatés jusqu'ici.

## A. — *Artère ophthalmique*.

Au dire de certains auteurs, Scultet, dans son *Armamentarium*, aurait publié le premier fait de ce genre, fait qu'il aurait constaté par l'autopsie. Nous n'avons pu réussir à vérifier cette assertion, malgré l'attention avec laquelle nous avons parcouru l'*Armamentarium*. On a dit également que Langenbeck et Rosas en rapportent des exemples; mais on a fait confusion avec l'anévrysme par anastomose.

Le premier, nous dirons presque le seul fait bien authentique de ce genre, est dû à Guthrie.

OBSERVATION[1]. — M. Guthrie a vu un cas dans lequel les deux artères ophthalmiques étaient dilatées, et qui s'est terminé par la mort. Les symptômes ressemblaient à ceux de l'anévrysme par anastomose, mais on ne sentait pas de tumeur. L'œil fut poussé en avant, au point qu'il paraissait

---

[1] *Lectures on the operative Surgery of the eye*, p. 158; London, 1823. — Mackenzie, observation 295.

sorti de l'orbite, mais la vision était à peine affectée. On entendait distinctement un bruit de sifflement dans la tête, ce qu'on attribua à l'existence d'un anévrysme. Après la mort, on découvrit de chaque côté un anévrysme de l'artère ophthalmique du volume d'une grosse noix. La veine ophthalmique, fortement augmentée de volume, était obstruée près de l'endroit où elle traverse la fente sphénoïdale, par suite de l'augmentation de volume qu'avaient subie les quatre muscles droits, qui avaient de plus acquis une dureté presque cartilagineuse. Cet état des muscles avait contribué, autant que le développement des vaisseaux, au déplacement de l'œil. L'existence de la maladie des deux côtés détourna M. Guthrie de lier la carotide ; au reste, il ne croit pas que le malade eût accepté l'opération.

Depuis, M. Carron du Villards a rencontré par hasard sur un cadavre, à l'amphithéâtre de l'École de médecine, un cas d'anévrysme de cette artère. En rapportant ce fait (t. 1er, p. 184), il ajoute, pour tout détail, que la tumeur était grosse comme une petite noisette.

Dans ces dernières années, plusieurs faits ont été rapportés comme anévrysmes de l'artère ophthalmique, par MM. Pétrequin, Bourguet, Vanzetti. Mais ces faits doivent rentrer dans la classe des anévrysmes diffus primitifs.

Enfin voici les détails anatomo-pathologiques d'une observation due à M. Giraudet, professeur à Tours. Il s'agit d'un anévrysme de la carotide interne et de l'ophthalmique chez une femme de cinquante-deux ans [1].

En soulevant à droite le lobe antérieur du cerveau, nous découvrons une tumeur irrégulière, oblongue, bosselée, située au-dessus du sinus caverneux. Sa couleur est d'un rouge brun mêlé de taches jaunâtres; son volume est de quatre centimètres sur deux et demi. L'artère ophthalmique droite, élargie en forme d'entonnoir, se continue avec la face antérieure de la tumeur. Celle-ci étant divisée et les caillots sanguins enlevés, on voit les deux ouvertures en entonnoir de la carotide et de l'ophthalmique, établissant la communication avec le sac anévrismal. Ce sac n'a qu'une seule cavité; l'épaisseur de ses parois varie de deux à trois millimètres. La tunique celluleuse de l'artère adhère intimement aux vaisseaux circonvoisins. La moyenne est épaissie; un faible grossissement y révèle des couches nombreuses et superposées de fibres transversales. Entre cette tunique et la tunique interne nous trouvons un grand nombre de petites lamelles osseuses d'un blanc jaunâtre. La tunique interne est marbrée de taches rouges et jaunâtres dans deux points différents; elle est complétement usée et détruite, et les lamelles osseuses sont en contact direct avec l'intérieur du kyste. Parmi les caillots que contient la tumeur, les uns s'échappent lors de l'incision; les autres sont intimement unis et disposés par couches concentriques. Le nerf optique droit est aplati comme un ruban, dévié et accolé à la face inférieure de la tumeur, le nerf moteur oculaire et la branche oculaire de la cinquième paire sont également amincis et refoulés à la base. Le sinus caverneux est oblitéré; les apophyses clinoïdes ont complétement disparu; le commencement de la voûte orbitaire est dépourvu de périoste et ruginé dans un espace de deux centimètres.

[1] *Gazette des hôpitaux*, 7 mars 1857.

## B. — *Artère centrale de la rétine.*

Parmi les branches de l'artère ophthalmique,
l'artère centrale de la rétine est la seule dont les
anévrysmes aient été notés par les auteurs. Ainsi
M. de Græfe, cité par Langenbeck, aurait observé
un anévrysme de cette artère. Voici en quels termes
il le mentionne : « In feminâ inter photophobiam
« et pulsationis in orbita sensum occæcata, arte-
« riam centralem in canale nervi optici ad culmi
« straminis ambitam, distentam, et rétinæ angiec-
« tasia, observavit. »

Cette description sommaire se rapporte à une
ampliation générale de l'artère plutôt qu'à un
véritable anévrysme.

Au dire de M. Velpeau [1], Astley Cooper aurait
noté un petit sac anévrysmal sur cette artère ;
nous ignorons d'où a été tirée cette indication.

Voici enfin un cas authentique. On lit dans le
*Dictionnaire des sciences médicales* (t. XXXV,
p. 20) :

« M. Schmidler possède une pièce d'anatomie
pathologique aussi rare que curieuse. C'est l'anévrysme des artères centrales des deux yeux chez
une princesse de Baden, aveugle depuis long-

_______________

[1] *Médecine opératoire*, 2e édition, t. II, p. 212.

temps, et pour la cécité de laquelle on avait fait venir à Fribourg Plenck, Richter, et les principaux chirurgiens d'Allemagne. Elle ne voyait un peu qu'en regardant en dessous, les tumeurs anévrysmales comprimant les nerfs optiques. »

On comprend que de pareilles tumeurs ne puissent donner lieu à des symptômes bien marqués.

### 2° Anévrysmes diffus.

La plupart des faits qui vont nous servir à faire l'histoire de cette classe de tumeurs sanguines ont été présentés sous le titre de tumeurs érectiles artérielles ou d'anévrysmes par anastomose. Telle fut la dénomination adoptée par Travers, qui en publia en 1804 la première observation ; c'est probablement cette erreur initiale qui a été la cause du vice d'interprétation adopté depuis par les auteurs classiques. Il est vrai qu'à cette époque les tumeurs érectiles n'étaient pas aussi nettement définies que de nos jours. On confondait sous ce nom une foule d'altérations de nature fort différente, ayant pour caractères communs d'être pulsatives. Quant à leurs caractères anatomiques, ils étaient encore plus mal définis. Mais il n'en est plus de même aujourd'hui ; on est convenu de réserver le nom de *tumeurs érectiles* aux tumeurs « formées par le développement accidentel d'un tissu spongieux, aréolaire, continuellement baigné de sang, dont l'organisation en un mot se rapproche beaucoup de celle du tissu érectile normal. » (*Compendium de chirurgie*, t. I<sup>er</sup>, p. 626.)

Ces tumeurs sont de deux sortes : artérielles ou veineuses ; laissons de côté ces dernières sur lesquelles nous aurons à revenir, et voyons si les caractères assignés aux tumeurs érectiles artérielles se retrouvent dans les tumeurs de l'orbite que l'on a désignées sous ce nom.

Les tumeurs érectiles artérielles débutent presque constamment par la peau, elles sont presque toujours congénitales ; on n'y observe que rarement des battements et des bruits stéthoscopiques ; la ligature des troncs artériels est le plus souvent impuissante à en arrêter les progrès, ce qui tend à confirmer l'opinion généralement admise que ces tumeurs ont pour point de départ les vaisseaux capillaires.

Or, les prétendues tumeurs érectiles de l'orbite débutent constamment par les parties profondes : elles surviennent chez des sujets d'un certain âge, souvent même chez des vieillards ; toujours elles présentent des battements et des bruits de souffle ou de susurrus. Enfin, dans un grand nombre de

cas elles ont guéri par la ligature de la carotide primitive. On a coutume d'expliquer cette heureuse
exception en faveur de l'orbite par la considération de son système circulatoire, alimenté par la
seule artère ophthalmique, et dépourvu de larges
communications avec le reste de l'appareil vasculaire. Mais c'est précisément cette considération
qui nous semble rendre plus inexplicables encore
les succès obtenus, dans l'hypothèse d'une tumeur érectile, c'est-à-dire formée par l'exagération de la circulation capillaire. Si l'on songe au
grand nombre de ramifications des branches fournies par l'artère ophthalmique, et à leurs anasto-
moses avec le système capillaire si développé de la
face, il est bien malaisé de concevoir en quoi la
ligature de la carotide pourra amener l'oblitération de ces vaisseaux hypertrophiés. Bien au
contraire, l'une des conséquences les plus prochaines de la ligature étant l'établissement d'une
circulation collatérale supplémentaire, et un
surcroît d'activité dans la circulation capillaire,
le sang des ramifications de l'artère faciale sera
énergiquement appelé dans le crâne, à travers le
système capillaire de l'orbite amplifié d'avance et
admirablement préparé par la maladie à remplir
cet office.

Les données anatomiques ne sont donc pas

favorables à l'interprétation admise jusqu'ici ; toutefois les considérations précédentes, toutes probantes qu'elles paraissent, n'auraient aucune valeur si l'examen direct et nécrologique des parties malades avait permis de constater la véritable nature de ces tumeurs. Mais il n'existe aucune preuve de ce genre ; dans les faits même terminés par la mort ( fait de M. Pétrequin ), l'autopsie n'a pu être faite.

Du reste, on peut le dire, cette interprétation a été acceptée jusqu'ici bien plutôt comme tradition que comme un fait parfaitement démontré. On voit même des chirurgiens faire leurs réserves ou exprimer leur étonnement, en présence de certains phénomènes contrariant par trop l'idée d'une tumeur érectile. Ainsi, pour ne citer qu'un fait récent, M. Broca, en présentant à la Société anatomique en 1856 une tumeur intra-orbitaire enlevée par M. Pâris (de Lille), ne peut s'empêcher de faire les réflexions suivantes : « Il ne semble pas douteux que ce soit une tumeur érectile, et cependant il y a là une circonstance gênante, en ce qu'elle est en désaccord avec les renseignements, du reste très-insuffisants, que donnent les auteurs à cet égard : c'est la circonscription nette et franche de la tumeur, circonscription si nette qu'on n'a eu à faire qu'une

seule ligature d'artère pour arrêter l'hémorrhagie. »

Quelques auteurs vont encore plus loin. Dans
les faits même présentés par eux sous la dénomination de tumeurs érectiles, ils émettent, dubita-
tivement il est vrai, le diagnostic de tumeur anévrysmale. Nous verrons que dans l'observation
de M. Herpin on soupçonna un anévrysme de la
carotide interne.

D'autres enfin, en relatant certains faits déjà
connus, les rangent parmi les anévrysmes. C'est
ce que fait M. Desmarres [1] pour le fait de M. Velpeau, et Carron du Villards pour celui de M. Jobert [2].

Aussi, après avoir acquis la conviction que tous
les faits rangés sous cette dénomination ne sont
pas des tumeurs érectiles, avons-nous été conduit
tout naturellement à nous demander s'il ne s'agit
pas là de véritables anévrysmes ; non pas d'anévrysmes proprement dits, d'anévrysmes à sac,
mais de cette variété désignée par les anciens
auteurs sous le nom d'*anévrysmes faux*, et que
nous préférons, à l'exemple de M. Broca, nommer
*anévrysmes diffus*. Or, il est facile, en raisonnant

---

[1] *Maladies des yeux*, t. Ier, p. 232.

[2] *Annales d'oculistique*, 1858, t. XL, Mémoire sur l'exophthalmie.

dans cette hypothèse, de se rendre compte de la formation de ces tumeurs sanguines.

En effet, qu'arrive-t-il quand une artère d'un calibre assez petit pour ne pas donner lieu à une hémorrhagie en nappe, l'artère ophthalmique par exemple, vient à se rompre ou à se fissurer ? Voici ce qui a lieu : le sang, en s'extravasant peu à peu, distend progressivement le tissu cellulaire, avec lequel ses caillots se feutrent et finissent par se confondre ; de sorte qu'au bout d'un certain temps il se sera formé une cavité peu régulière, quoique bien limitée, communiquant librement avec le canal de l'artère, et recevant le sang à chaque pulsation ; tumeur qui, par conséquent, donnera lieu à des battements, à des bruits stéthoscopiques divers, et tendra à s'accroître indéfiniment. Nous aurons en un mot l'anévrysme diffus *primitif*.

Les choses se passeraient exactement de même s'il s'agissait de la rupture d'un petit sac anévrysmal déjà existant. Dans ce cas encore il se formera un anévrysme diffus, que nous désignerons sous le nom de *consécutif*, pour rappeler son origine. Or, ce fait pourra parfaitement survenir dans l'orbite. Nous avons déjà insisté sur ce point que, vu le petit volume de l'artère ophthalmique, les anévrysmes à sac qui viendront à se former sur son trajet ne pourront donner lieu à aucun signe ex-

térieur appréciable, et devront passer inaperçus;
tout au plus leur existence s'annoncera-t-elle par
de vagues sensations; la tumeur continuera donc
à croître, jusqu'au jour où cédant sous l'effort du
sang les parois du sac finiront par se rompre : à
ce moment le malade éprouvera dans la tête une
sensation de déchirement, et percevra des pulsations profondes; aussi est-ce à ce jour-là qu'il fera
remonter le début de son mal.

Les faits qui nous serviront à faire l'histoire de
l'anévrysme diffus intra-orbitaire peuvent donc se
ranger en deux catégories :

Dans les uns la cause productrice de la maladie
est parfaitement appréciable : c'est un coup ou
une chute sur la tête, en un mot une cause traumatique ; dans ce cas on est tout naturellement
porté à supposer une rupture de l'artère ophthalmique. On a par conséquent affaire à un anévrysme diffus primitif bien nettement tranché.

Il n'en est pas de même dans les autres : la
rupture artérielle semble au premier abord n'être
survenue sous l'influence d'aucune cause appréciable. Mais en comparant entre elles les observations de ce genre, on ne tarde pas à y reconnaître
l'influence de causes prédisposantes : c'est dans
le cours de la grossesse, ou à la suite de travaux
d'esprit prolongés, ou encore après une fièvre

inflammatoire, souvent chez des gens avancés en âge, que sont survenues ces tumeurs. Or, que sont toutes ces circonstances sinon des causes prédisposantes de l'anévrysme ? On voit également qu'avant d'éprouver la sensation de déchirement qui précède immédiatement le développement de la tumeur, les malades ressentaient déjà depuis un temps plus ou moins long des symptômes précurseurs. Nous nous croyons donc autorisé à ranger les faits de ce genre parmi les anévrysmes diffus consécutifs.

Entrons dans l'étude détaillée de ces deux sortes d'anévrysmes en commençant par les diffus consécutifs.

A. — *Anévrysmes diffus consécutifs.*

La première observation de tumeur anévrysmale intra-orbitaire fut recueillie par Travers en 1804 ; quelques années plus tard (1812), Dalrymphe observa un fait analogue. Ces deux observations parurent sous le titre d'*anévrysmes par anastomose.* Nous croyons inutile d'en transcrire ici le texte ; elles sont connues de tout le monde et se trouvent reproduites dans tous les traités d'ophthalmologie. Elles présentent une grande analogie : dans les deux cas il s'agit de femmes adultes qui, dans le cours d'une grossesse, furent prises de vives douleurs dans la tête, et au bout de quelques jours sentirent brusquement dans l'orbite un craquement douloureux suivi de tuméfaction des paupières : chez toutes les deux il survint une tumeur circonscrite élastique et pulsative; toutes deux guérirent par la ligature de la carotide primitive.

A peu près à la même époque, nous trouvons une observation analogue de Freer ( de Birmingham) [1], dans laquelle la maladie est désignée sous le nom de *fungus hématode*. Cette observation est intéressante en ce sens que des hémorrhagies successives amenèrent la mort du malade. Il s'agit d'un homme de trente ans, fort et vigoureux, chez lequel, à la suite d'une fièvre inflammatoire, il survint dans l'orbite un sentiment douloureux de tension accompagné de battements. La douleur s'accrut rapidement, et, en peu de jours, l'œil fut chassé de l'orbite et suppura. La tuméfaction augmenta journellement, des hémorrhagies survinrent qui soulagèrent d'abord le malade, mais finirent par l'épuiser et le firent succomber en peu de temps avec des phénomènes d'hydropisie.

Enfin, voici une observation peu connue, pu-

[1] George Freer, *Observations d'anévrysmes et de maladies du système artériel*, p. 32; Birmingham, 1807.

bliée à l'étranger comme un cas d'anévrysme vrai situé à l'intérieur du crâne.

OBSERVATION [1]. — En 1836, le malade éprouvait à des intervalles irréguliers des attaques de douleur au-dessus de l'œil droit ; l'intensité et la fréquence de ces attaques avaient été graduellement en augmentant. Avant la fin de la seconde année, l'œil faisait une saillie considérable hors de l'orbite. En 1839, la tempe droite était, de même que l'œil, le siége d'une saillie morbide, et vers cette époque la douleur devint si violente qu'elle alla jusqu'au délire : celui-ci se prolongea une fois pendant quinze jours. Des douleurs se firent aussi parfois sentir à la tempe et au côté gauche de la face. Pendant l'hiver de 1838-1839, les souffrances du malade furent presque incessantes ; mais finalement un écoulement spontané abondant d'un fluide jaune, qui se fit par les narines, amena un soulagement marqué. Les douleurs augmentaient ensuite chaque fois que cet écoulement nasal s'arrêtait. L'œil droit ne lui permit bientôt plus de distinguer les objets éloignés, et, quant à l'oreille du même côté, elle avait perdu toute perception des sons.

Le déplacement de l'œil attirait tout d'abord l'attention ; il était d'un demi-pouce environ plus saillant que l'autre. La portion inférieure et externe du frontal comprenant la portion orbitaire et la moitié externe de l'arcade sourcilière, les portions correspondantes du pariétal, du temporal et du sphénoïde, séparées du corps de ces os, étaient comprises dans un soulèvement commun, occupant la tempe et ce côté de la tête. Toute cette masse laissait percevoir au toucher le frémissement caractéristique des anévrysmes, tandis que l'œil, vu de côté, était agité d'un mouvement alternatif

---

[1] *American Journ. of med. sc.*, janvier 1843, p. 173 ;—Mackenzie, observation 297.

d'avance et de recul correspondant aux battements du cœur.

. Les souffrances du malade furent beaucoup allégées par le traitement préparatoire à l'opération : il consista dans l'usage d'une nourriture simple, de facile digestion, prise en quantité modérée, et dans l'emploi des évacuants jugés nécessaires pour maintenir les organes digestifs en bon état. Au mois de janvier, le professeur Dudley de Lexington lia la carotide primitive. L'effet de la ligature se fit immédiatement sentir sur l'œil et dans tout le côté droit de la tête et de la face. L'œil n'éprouva plus aucune pulsation, la circulation dans les téguments devint languissante, et la tension de toutes les parties comprises dans la tuméfaction diminua beaucoup ; en même temps le malade déclarait qu'il était débarrassé du bruit et des mouvements qu'il ressentait dans la tête. L'affaissement rapide de toutes les parties tuméfiées, qui eut lieu une semaine après l'opération, rendit manifestes les changements survenus... Six mois après l'opération, le malade jouissait d'une bonne santé, et exerçait le métier de forgeron.

En France nous trouvons les faits de MM. Roux en 1829, Jobert en 1839, Herpin en 1844.

Dans le fait de Roux [1], il s'agit d'un jeune homme de vingt-six ans chez lequel il se développa graduellement une tumeur pulsative qui vint se manifester à l'angle du sourcil droit. Un oculiste à qui il s'adressa fit avec le trocart une ponction au centre de la tumeur ; un sang très-noir s'échappa de la plaie qu'on tint ouverte par

_______________

[1] *Journal hebdomadaire,* 1831.

une mèche de charpie. Le traitement aggrava le
mal, et le globe oculaire, qui n'était que proéminent, commença à devenir difforme. Roux fut
obligé d'en venir à la ligature de la carotide.

Voici maintenant le fait de M. Jobert; il a été
publié *in extenso* dans les *Mémoires de l'Académie de médecine*[1]. C'est encore un exemple de
ligature de la carotide pratiquée avec succès.
Nous extrayons de l'observation les détails relatifs
à la marche de la maladie.

« M. L*** est âgé de plus de soixante ans; tempérament bilioso-sanguin, système musculaire
fortement développé. Doué d'une imagination vive
et exaltée, il s'est adonné avec excès à des lectures
longues et fatigantes. Dans le courant de l'année
1836, un matin, sans symptômes préalables, il
s'aperçut que l'œil droit, injecté et saillant hors
de l'orbite, paraissait plus volumineux que le gauche. » — Voici quel était l'état de M. L*** quand
M. Jobert le vit : « L'œil chassé de sa cavité suivait
une ligne droite, ses mouvements étaient presque
abolis et douloureux ; il y avait chémosis et photophobie. Les paupières, fortement distendues, ne
pouvant recouvrir le globe de l'œil, il en résultait
un larmoiement continuel ; la vision était à peu
près perdue. Le toucher permettait de constater

____

[1] T. IX, 1841, p. 57.

la présence d'une tumeur encore peu saillante, qui avait détruit une partie de l'arcade sourci-lière. Cette tumeur prit un accroissement rapide dans l'espace de quelques mois ; se précipitant par l'échancrure qu'elle s'était pratiquée, elle remonta sur le frontal. Sa nature n'était plus douteuse ; le toucher faisait reconnaître des pulsations isochrones à celles du pouls, ainsi qu'un mouvement d'expansion manifeste ; un bruit de susurrus était perceptible à l'auscultation. »

Enfin nous trouvons en 1844 l'observation de M. Herpin recueillie par M. Triquet, et reproduite dans la plupart des journaux et des recueils consacrés à l'oculistique. Cette observation, dans laquelle les symptômes observés sont tout à fait analogues à ceux qu'on rencontre dans les faits antérieurs, est remarquable en ce sens qu'on n'y retrouve pas une cause prédisposante aussi nette que dans les autres cas. L'âge de la malade, laquelle avait près de soixante ans, nous semble cependant devoir être pris en grande considération. Tout le monde connaît les changements que l'âge amène dans le tissu artériel. Il est facile de concevoir que cette influence, en se faisant sentir spécialement sur les artères de l'intérieur du crâne, ait produit chez cette malade d'abord un anévrysme proprement dit, puis un

anévrysme diffus consécutif. La ligature de la
carotide primitive amena une guérison complète,
laquelle s'est bien maintenue. Toutefois, ainsi que
le fait remarquer l'auteur de cette observation,
peut-être avait-on affaire à un anévrysme de la
carotide interne. Nous ne serions pas éloignés de
nous ranger à cette opinion.

### B. — *Anévrysmes diffus primitifs.*

Dans toutes les observations que nous venons
de citer, l'anévrysme diffus intra-orbitaire s'est
développé spontanément, ou du moins on ne peut
lui assigner une cause efficiente directe. Il n'en
sera plus de même dans les faits suivants. On y
verra toujours une cause traumatique occasionner
la tumeur intra-orbitaire; tout porte donc à croire,
quoique le plus souvent l'autopsie ne l'ait pas
démontré, qu'il y a eu rupture des parois artérielles.

Parmi ces faits, nous citerons d'abord celui de
Busk, chirurgien de la marine anglaise : nous le
citons le premier, à cause de son cachet bien
positif, l'autopsie ayant permis plus tard de constater la nature de l'accident. L'observation publiée dans le *Med.-chir. Review* (avril 1836) a été
reproduite successivement par la plupart des

journaux, tant étrangers que français. La voici en abrégé :

OBSERVATION. — Le malade entra à l'hôpital de Londres le 15 juillet 1835, pour une commotion cérébrale produite par un violent coup de harpon sur la tempe droite ; il y avait un écoulement de sang abondant par l'oreille et de la surdité. Les paupières étaient tuméfiées de ce côté, la pupille dilatée, l'œil fixe, immobile.

Au commencement de février, par conséquent plus de six mois après l'accident, M. Busk découvrit une tumeur pulsative à la partie supérieure et interne de l'orbite, tumeur ayant tous les caractères de l'anévrysme. On fit la ligature de l'artère carotide droite le jour suivant ; les pulsations de la tumeur et celles qu'elle communiquait au globe de l'œil cessèrent immédiatement, en même temps que le bruit qu'on y avait entendu.

Il nous semble difficile de ne pas reconnaître dans cette affection un anévrysme diffus primitif ; l'auteur de l'observation lui-même l'a présentée comme anévrysme à la Société médico-chirurgicale de Londres. Du reste M. Busk a eu quelques années plus tard l'occasion de faire l'autopsie de cet homme, et de constater la rupture ancienne de l'artère ophthalmique [1].

Déjà un cas tout à fait analogue avait été observé par M. Scott. Un homme de dix-neuf ans étant tombé dans la cale d'un vaisseau, son œil

---

[1] *Dictionnaire de médecine* de Fabre, t. VI, article ORBITE.

droit présenta une saillie avec battements et cécité. Un mois après eut lieu une violente hémorrhagie nasale, qui détermina M. Scott à pratiquer la ligature de la carotide primitive. Busk, en présentant son observation, eut soin d'en rapprocher ce cas, ainsi que celui de Guthrie.

Pour en finir avec l'Angleterre, citons encore une observation due à un autre chirurgien, M. Curling [1]. « Un laboureur de quarante-neuf ans ayant fait une chute qui occasionna une fracture du crâne, l'œil droit fut chassé de son orbite au bout de six semaines et présenta des battements évidents. La ligature de la carotide pratiquée par l'auteur fit cesser l'exophthalmos et les battements. Le malade guérit; en revanche, la vue, déjà troublée avant l'opération, se perdit complétement. »

Tous ces faits sont sans doute incomplets; les bases du diagnostic n'y sont pas rigoureusement indiquées; mais cela ne doit pas surprendre. Il en est de même dans toutes les observations dont la date de publication est un peu ancienne.

Arrivons maintenant à la France. En même temps que M. Jobert soumettait à l'examen de ses confrères le malade dont nous avons parlé, M. Vel-

---

[1] *Dublin med. Press*, n° 814, 1854.

peau avait l'occasion d'observer à sa clinique un fait plus intéressant encore, tant à cause de l'existence de tumeurs semblables dans chaque orbite, que de la solidarité qui semblait exister entre elles.

OBSERVATION[1].—Un peintre en bâtiments, âgé de vingt-six ans, reçoit, au mois de janvier 1839, un coup de madrier sur la nuque; il est un instant étourdi, mais ne tombe pas sur le coup; il reste avec une pesanteur de tête, des vertiges, etc. Au bout de quelques semaines, il se plaint de douleurs dans le côté de la tête et de battements dans l'orbite droit. Pendant quelques mois il put continuer ses travaux. Plus tard, voyant que les fonctions de son œil droit se troublaient et que cet organe devenait plus gros que l'autre, il se fit admettre dans le service de M. Velpeau en juillet 1839.

A droite, il existait une exophthalmie évidente; la vue était profondément troublée de ce côté; des bosselures légèrement livides se distinguaient à travers la peau de la paupière supérieure, au-dessous de l'arcade sus-orbitaire. Ces bosselures étaient le siége de pulsations visibles à l'œil et sensibles à la main; l'auscultation y faisait entendre un bruit de forge extrêmement prononcé. Ce bruit était isochrone aux contractions du cœur; il cessait à l'instant, quand on comprimait la carotide du côté correspondant, et même, chose remarquable, il cessait à gauche presque aussi complétement qu'à droite, par la compression du tronc carotidien droit.

---

[1] Voir l'article ORBITE du *Dictionnaire en trente volumes*, t. XXII, p. 321 ; le *Bulletin de Thérapeutique*, t. XVII, p. 128, 1839, et les *Leçons orales* de M. Velpeau, 1841, t. III, p. 437.

L'orbite gauche offrait exactement les mêmes particula-
rités; il n'y avait point encore d'exophthalmie ni de trouble
de la vision, mais des bosselures et un bruit semblable y
étaient facilement constatés.

Dans ce cas, comme dans celui de M. Jobert,
la ligature de la carotide fut pratiquée, mais d'un
côté seulement. Nous aurons occasion de revenir
sur cette opération.

Les observations publiées depuis cette époque
présentent la plus grande analogie tant avec le
fait de M. Velpeau qu'avec celui de Busk et
des chirurgiens anglais. Trois d'entre elles ont
paru sous le titre d'*anévrysme de l'artère ophthalmique*, quoique en réalité les symptômes y
soient exactement les mêmes; chacune de ces trois
observations constitue la première application à
la région orbitaire des différentes méthodes appliquées dans ces derniers temps à la guérison des
anévrysmes ; c'est-à-dire l'électro-puncture, les
injections coagulantes et la compression digitale.

1° La première est due à M. Pétrequin, en 1845.
L'affection survint à la suite d'une chute, chez un
jeune homme de vingt-deux ans ; la ligature de
la carotide et l'électro-puncture furent impuissantes à prévenir la mort du malade.

2° Dans une observation due à M. Brainard et

publiée en 1853 par le journal anglais *la Lancette*[1], nous trouvons une des premières applications de la méthode de Monteggia. Il s'agit d'un adulte de trente-quatre ans, lequel, à la suite d'une chute de cheval, eut la mâchoire du côté gauche fracturée et la tête vivement contusionnée. La ligature de la carotide primitive ayant été pratiquée sans succès, ainsi que l'acupuncture avec des aiguilles rougies au feu, le chirurgien injecta dans la tumeur une solution de lactate de fer. Le malade guérit.

En 1855, nous trouvons un exemple remarquable de guérison par l'injection de perchlorure de fer ; il s'agit d'un anévrysme de l'artère ophthalmique et de ses principales branches chez une jeune fille de douze ans et demi, anévrysme survenu à la suite d'une chute sur la tête de la hauteur d'un deuxième étage. Cette observation a été présentée à l'Académie des sciences, le 19 novembre 1855, par M. Bourguet, chirurgien de l'hôpital d'Aix [2].

3° Enfin le dernier fait que nous ayons à citer a été communiqué en 1858 à la Société de chirur-

---

[1] Voir l'observation dans la *Gazette des hôpitaux* et l'*Union médicale*, 1er septembre 1853 ; elle porte le titre de : *Tumeur érectile.*

[2] Voir la *Gazette médicale* du 8 décembre 1855.

gie, par M. Vanzetti, de Padoue, conjointement avec deux autres cas d'anévrysmes traités par la même méthode, la compression digitale. Dans ce fait, observé à la clinique de l'université de Padoue par le professeur Gioppi, il s'agitd'un anévrysme de l'artère ophthalmique avec protrusion totale de l'œil.

De ce simple exposé des faits il nous semble qu'il doit résulter pour chacun la conviction qu'il y a eu un vice manifeste d'interprétation dans le nom de *tumeurs érectiles* sous lequel la plupart de ces observations nous ont été transmises : nous avons déjà dit qu'on ne pouvait désigner sous ce nom une tumeur survenue brusquement, à un âge souvent avancé, tumeur faisant des progrès rapides et arrêtée presque constamment dans sa marche par la ligature de la carotide primitive. Nous espérons qu'il paraîtra bien plus rationnel de ranger ces tumeurs parmi les anévrysmes diffus dont elles présentent tous les caractères. Dans cette manière de voir, les succès obtenus par la ligature du tronc carotidien s'expliquent tout naturellement. L'isolement de la circulation orbitaire en rend facilement raison, et, si les anévrysmes de l'orbite guérissent par la méthode d'Anel, tandis qu'il n'en est pas de même des autres anévrysmes du crâne ou de la face, cela tient précisément à ces conditions anatomiques que l'on a invoquées selon nous assez malheureusement dans l'hypothèse d'une tumeur érectile.

Il est vrai que si, à l'appui de cette dernière interprétation, on manque absolument de preuves nécroscopiques, nous n'avons pas non plus de documents de ce genre tout à fait probants pour confirmer notre manière de voir. Nous rappellerons cependant le fait de Busk, où la déchirure artérielle fut constatée plus tard par l'autopsie. Voici enfin une observation intéressante due à M. Carron du Villards, dans laquelle on trouve une coïncidence de la tumeur orbitaire avec un anévrysme inguinal. A défaut de preuves plus positives, cette coïncidence nous paraît assez probante.

OBSERVATION[1]. — M^me Conception Torres, de Puerto-Principe, âgée de cinquante ans, d'une constitution forte et robuste, vint me consulter pour une saillie de l'œil droit qu'elle attribuait à des efforts faits pendant son dernier accouchement, à l'âge de quarante-cinq ans. L'exorbitisme n'était pas encore bien développé, mais il inquiétait la malade ; l'auscultation indiquait un battement intra-orbitaire isochrone aux mouvements du cœur ; enfin, la compression

---

[1] Carron du Villards, Mémoire sur l'exophthalmie (*Annales d'oculistique*, 1858, t. XL).

de la carotide suspendait tout battement dans la tumeur,
qui alors s'affaissait légèrement. L'état du pouls reconnu en
diverses parties du corps donnait une intermittence fixe et
saccadée à chaque quatre pulsations. D'interrogations en
interrogations, j'arrivai à savoir que la malade portait à
l'aine droite une tumeur qui, disait-elle, avait un pouls.
Ayant obtenu la permission de l'examiner, je reconnus un
anévrysme de l'artère fémorale à son passage sous l'anneau,
ayant le volume d'un œuf de pinson. Je m'abstins alors de
donner mon opinion sur le traitement de l'exorbitisme ;
car l'on ne pouvait songer à lier la carotide et l'iliaque
externe en même temps. J'ai appris depuis que cette dame
était morte subitement.

En résumé, nous ne prétendons pas imposer
d'une manière absolue notre manière de voir. En
l'absence de preuves tout à fait convaincantes,
nous nous contentons d'appeler l'attention sur
ce sujet, persuadés que les faits donneront
ultérieurement raison à une interprétation qui
nous semble réunir tant de probabilités en
sa faveur. Nous ne nions pas absolument l'existence de tumeurs érectiles dans l'orbite ; d'a-
bord il existe bien manifestement des tumeurs
veineuses de ce genre : nous en rapporterons plus
loin des exemples ; quant aux tumeurs érectiles
artérielles, nous sommes obligés de faire quelques
réserves, quoique l'existence de ce genre de tumeurs ne nous semble pas jusqu'ici démontrée
par les faits ; peut-être cependant était-ce une tu-

meur de ce genre que Rosas observa chez une jeune
fille de dix-huit ans dysménorrhéique, qu'il guérit
par un traitement emménagogue; peut-être encore,
à cause du jeune âge de la malade, est-ce à cette
affection que l'on a eu affaire dans l'observation
suivante, où la ligature de la carotide primitive
fut pratiquée par M. Walton.

OBSERVATION [1]. — On apporta à M. Walton, en 1851, au
Central London Ophthalmic Hospital, une petite fille de deux
mois, remarquablement belle; elle avait une légère proéminence de l'œil droit, dont on s'était aperçu un mois après
la naissance. Rien n'indiquait une maladie spéciale, et après
quelques visites on ne ramena plus l'enfant que lorsqu'elle
eut atteint l'âge de quatre mois. A cette époque, l'œil était
proéminent, les paupières gonflées, la joue bouffie et la
conjonctive parcourue de gros vaisseaux d'un rouge vif. La
compression exercée sur l'œil diminuait pour quelques secondes sa proéminence; l'action de pleurer, au contraire,
le rendait plus vasculaire, et momentanément beaucoup
plus saillant. En quelques jours, tous les symptômes s'accrurent beaucoup. Bien que M. Walton ne pût pas reconnaître d'une manière convaincante l'existence de pulsations,
plusieurs autres chirurgiens déclarèrent qu'ils en sentaient,
et le stéthoscope, appliqué sur l'œil, faisait entendre un
souffle artériel qui n'existait pas de l'autre côté. Tout le
monde s'accorda à reconnaître l'existence d'un anévrysme
par anastomose. Depuis trois semaines on faisait, sans résultat, des applications froides; on ne jugea point prudent

---

[1] Walton's *Operative ophthalmic Surgery*, p. 258; London,
1853. — Mackenzie, observation 304.

d'essayer la compression, à raison de la douleur qu'elle paraissait exciter. Lorsque l'enfant eut atteint quatre mois et trois semaines, M. Walton lia la carotide primitive. Le docteur Show avait chloroformé la petite malade. On fit sur le trajet de l'artère une incision d'un pouce trois quarts de longueur ; l'état peu avancé de développement des muscles du cou et l'adhésion de leurs surfaces, particulière à l'enfance, rendirent l'usage du bistouri nécessaire pour leur séparation. La ligature fut passée sous l'artère, mais on ne la serra point avant que l'effet du chloroforme ne fût dissipé. C'était là une simple mesure de précaution, car l'arrêt de la circulation dans l'artère ne produisit aucun effet apparent sur le cerveau. A partir du quatrième jour après l'opération, on pratiqua la compression à l'aide de coussins maintenus par un bandage élastique placé autour de la tête. La saillie de l'œil diminua graduellement, et, le cinquième jour, l'enfant fermait facilement les paupières lorsqu'elle était endormie, chose qu'elle ne pouvait pas faire avant l'opération. Un an après, tout avait presque repris sa position normale ; il ne restait qu'une très-légère proéminence, et les mouvements étaient parfaits. La santé de la petite malade était excellente. Aucun résultat fâcheux n'avait suivi l'opération.

Telles sont les idées que nous avons essayé de faire prévaloir, dans un travail publié par nous l'an passé dans la *Gazette hebdomadaire* [1]. Nous avons été heureux de voir notre manière de voir confirmée par les réflexions d'un journal an-

[1] *Des anévrysmes intra-orbitaires* (*Gazette hebdomadaire*, 1859, p. 597, 631, 661).

glais[1] à propos d'une observation de M. Bowman, que nous reproduirons plus loin à l'article *Diagnostic*. L'auteur de ces réflexions, M. Hulke, qui semble n'avoir pas connu nos articles de la *Gazette hebdomadaire*, dit que M. Nunnely, de Leeds, a fortement insisté sur tout ceci dans une récente communication faite par lui à la *Royal Medical and Chirurgical Society*, dans laquelle il rapporte trois cas observés dans sa pratique.

Voici d'ailleurs comment M. Hulke s'exprime à ce sujet : « ... On a d'ordinaire parlé de ces cas comme étant des anévrysmes par anastomose; mais telle n'est pas, dans la majorité des cas, leur vraie nature. L'analyse de vingt et une observations fait voir qu'on peut les ranger dans deux séries distinctes : la première comprenant l'anévrysme proprement dit, tant vrai que diffus, et la seconde les anévrysmes par anastomose ou tumeurs érectiles. La première série est de beaucoup la plus nombreuse; en effet, l'âge auquel la maladie s'est le plus fréquemment montrée, la soudaineté de l'apparition des symptômes qui succèdent fréquemment à un coup ou à une violence directe, tout indique l'anévrysme proprement dit et non la tumeur érectile. »

N'est-ce pas là de point en point le résumé de

[1] *Ophthalmic Hospital Reports*, 1860.

notre pensée? Nous verrons, à propos du diagnostic, que M. Hulke va plus loin encore : il tendrait à émettre des doutes sur la nature anévrysmale d'un certain nombre des orbitocèles, dont la ligature de la carotide a amené la guérison.

### Symptomatologie.

*Prodromes.* — Il ressort de l'analyse des faits précédents que cette affection peut débuter de deux manières différentes, c'est-à-dire avec ou sans prodromes. Ces prodromes existent toujours dans le cas d'anévrysme diffus consécutif; ils consistent dans une céphalalgie profonde, quelquefois très-intense, des douleurs dans la région temporale, l'orbite et l'œil; puis une sensation de déchirement, de craquement, survient un jour brusquement, sensation que les malades comparent à celle d'un coup de fouet. — Dans le cas d'anévrysme diffus primitif, ces prodromes font complétement défaut; la maladie débute subitement, à la suite d'un coup ou d'une chute sur la tête. Quoi qu'il en soit, les malades continuent pendant un certain temps à se plaindre d'étourdissements, de douleurs aiguës avec sensations anormales de chaleur ou de froid dans l'orbite et aux environs. Il survient de l'œdème et du gon-flement des paupières. Bientôt, un sentiment de pulsations est perçu, et en même temps le malade est incommodé d'un bruissement continuel dans les oreilles ou la région temporale. Peu à peu une tension pénible se fait sentir dans l'œil, dont les mouvements deviennent plus difficiles.

*Exorbitisme.* — C'est alors que commence l'exorbitisme ; mais ce phénomène peut tarder plus ou moins dans son apparition ; il peut survenir, quelques semaines ou plusieurs années après la première manifestation des symptômes. En même temps, la vision s'altère plus ou moins. Cependant elle resta intacte dans le fait de M. Velpeau.

*Tumeur.* — Bientôt l'exorbitisme s'accompagne d'une véritable tumeur. Celle-ci peut occuper un point quelconque de l'ouverture orbitaire ; elle se montre, soit sous la peau entre le pourtour de l'orbite et le bord libre des paupières, soit sous la conjonctive, en repoussant ou renversant l'une des paupières ou toutes les deux ; son volume est variable, sa consistance inégale ; elle est ordinairement bosselée, molle et fluctuante par endroits, élastique ou même dure dans d'autres points ; la vue et le toucher y perçoivent des pulsations ; quelquefois même (comme dans le cas de M. Bourguet), il existe en même temps plusieurs tumeurs pulsatiles à différents degrés ou bien la tumeur principale est entourée de prolongements dirigés du côté du front et des tempes, suivant le trajet des artères frontale, nasale, transversale de la face, lesquels ne sont que des varices artérielles analogues à celles que M. Robert a décrites dans les téguments du crâne, sous le nom d'*anévrysmes cirsoïdes*.

La peau qui recouvre la tumeur présente une teinte bleuâtre; elle est amincie. La compression pratiquée sur la tumeur ou sur ses prolongements les déprime avec facilité, et le plus souvent les vide complétement; mais, le doigt enlevé, les tumeurs reparaissent et se remplissent de nouveau.

*Battements*. — Quand le malade baisse la tête ou fait des mouvements actifs, les battements et le bruit augmentent d'intensité; ces battements, isochrones à ceux des autres artères du corps, disparaissent instantanément lorsqu'on comprime la carotide du côté affecté; mais, si l'on continue quelque temps cette compression, les battements peuvent réapparaître, le sang étant reporté dans l'anévrysme par les vertébrales.

*Auscultation*. — Le stéthoscope appliqué sur la tumeur permet à l'oreille d'entendre un bruit de souffle continu avec redoublement (*susurrus*) extrêmement distinct ; on peut même, quelquefois, l'entendre à l'oreille nue. Dans certains cas, le bruit perçu à l'auscultation était un bruit de forge ou de râpe (fait Velpeau). De toutes les observations que nous avons citées, celle de Busk est la première où soit mentionnée l'application de l'auscultation à l'étude de ces tumeurs. Ce chirurgien y trouva un signe précieux ajouté à ceux qui lui permirent d'établir un diagnostic précis.

### Diagnostic.

Après les détails dans lesquels nous venons d'entrer, il nous semble impossible de confondre les anévrysmes diffus de l'orbite avec des tumeurs d'une autre nature. Cependant, les battements du fond de l'orbite ne sont pas toujours un signe pathognomonique de cette affection ; on les observe parfois dans certaines tumeurs encéphaloïdes très-vasculaires, ayant produit un développement exagéré de la circulation de l'orbite. C'est ce qui avait lieu dans un cas remarquable présenté à la Société de chirurgie par M. Lenoir, et que nous reproduirons plus loin [1]. On les retrouve encore, quoique rarement, dans le phlegmon or-

_____

[1] Voir le chapitre des *Tumeurs cancéreuses*.

bitaire, ainsi qu'on en trouve un exemple dans un ouvrage de M. Tyrrel[1].

On pourrait également entendre un bruit sté-thoscopique dans les artères de l'orbite, en cas de phlegmasie de ces vaisseaux. M. Gendrin[2] a publié une observation fort intéressante, dans laquelle on crut d'abord à l'existence d'un anévrysme or-bitaire.

Il s'agissait d'une femme de trente-deux ans, d'une maigreur remarquable. Elle racontait qu'un soir elle avait été prise de douleurs vives dans l'œil gauche. Le lendemain elle avait l'œil poussé en avant, comme hors de l'orbite ; la vue était éteinte de ce côté. Les signes observés conjointe-ment par MM. Gendrin et Monod furent les sui-vants : rougeur et tuméfaction dans les paupières, immobilité du globe oculaire, exophthalmie ; à la palpation, soulèvements isochrones aux diastoles artérielles ; à l'auscultation, bruit de frottement sec très-prononcé.

Cette affection présentait, on le voit, une grande ressemblance avec l'anévrysme diffus orbitaire. Il est vrai qu'il existait en même temps chez cette malade une affection du cœur et de l'encéphalite.

[1] *Recherches cliniques sur les maladies des yeux*, Londres, 1840.

[2] Gendrin, *Leçons sur les maladies du cœur*, t. 1er, p. 240.

A l'autopsie, on trouva les veines intra-orbitaires gorgées de sang, mais le tissu cellulaire de l'orbite ne contenait aucune trace d'extravasation sanguine. Dans l'intérieur du sinus caverneux la carotide interne et l'artère ophthalmique étaient entourées d'un caillot sanguin adhérent. Leur paroi interne présentait diverses altérations ; la plupart des artères de l'orbite étaient oblitérées.

Dans ce cas, suivant M. Gendrin, l'exophthalmie était due à la congestion et la dilatation des veines ophthalmiques et à l'hémorrhagie infiltrée qui s'était produite autour du sinus caverneux. Les battements étaient le résultat des pulsations de la carotide et de l'ophthalmique transmises par le sang infiltré et les artères orbitaires oblitérées; le bruit de frottement était le résultat de la lésion des parois artérielles.

Voici enfin un fait extrêmement intéressant publié tout récemment dans un journal anglais [1], fait où toutes les apparences semblaient annoncer un anévrysme intra-orbitaire ; la ligature de la carotide, pratiquée infructueusement, amena la mort de la malade. A l'autopsie on ne trouva pas le moindre signe d'anévrysme ; les altérations cadavériques étaient celles d'une phlébite des si-

---

[1] *Ophthalmic Hospital Reports,* par M. Hulke (reproduit dans les *Annales d'oculistique,* 1860).

nus caverneux, transverse, circulaire et pétreux.
Vu l'importance de cette observation, nous
croyons devoir la reproduire *in extenso*.

OBSERVATION. — *Présence de tous les signes principaux d'un anévrysme de l'orbite, mais absence d'anévrysme ou de tumeur érectile*, par M. Hulke; traduit par le docteur Testelin. — Une femme âgée de quarante ans, d'une conduite irrégulière et dissolue, entre le 18 février 1858 à *King's College Hospital*, dans le service de M. V. Bowman, présentant des symptômes que l'on supposa dépendre d'un anévrysme de l'orbite. Elle avait reçu il y a cinq mois, dans une rixe, un coup de poing sur la tempe et le côté gauche de la tête. Ce coup l'avait fait tomber à terre. Le lendemain, elle avait ressenti une vive douleur dans la tempe gauche, à un pouce environ au devant de l'oreille.

La douleur augmentait lorsque la malade marchait ou se penchait en avant, et troublait son sommeil. Elle se calma au bout de quinze jours, mais fut remplacée par un bruit de sifflement semblable à celui produit par une locomotive, qui se fit entendre du même côté de la tête, d'abord vers l'occiput, puis en dernier lieu en avant de l'oreille et de la tempe. Ce bruit était constant et augmentait lorsque les pulsations du cœur s'accéléraient. Depuis son apparition, son intensité n'avait fait que s'accroître. Ce bruit a été constamment entendu par son mari depuis trois semaines après l'accident. Un mois avant son entrée, elle voyait doubles les objets qu'elle regardait des deux yeux. Il y a quinze jours, l'œil gauche est devenu rouge et a fait une saillie sensible en avant. Voici dans quel état elle était à son entrée :

Tuméfaction générale de la région orbitaire gauche avec proéminence de l'œil correspondant, qui est congestionné.

Pupille dilatée, mais mobile. Elle voit parfaitement les objets éloignés, mais est incapable de lire. La veine angulaire, ainsi qu'une autre parcourant le bord externe de l'orbite, sont dilatées. Il existe une dépression abrupte du bord inférieur de l'orbite, au niveau de l'articulation des os malaire et maxillaire supérieur. Un bruit de sifflement intense s'étend au loin sur le côté gauche de la tête ; mais il est plus prononcé au-dessus et au devant de l'oreille. Ce son est synchrone aux battements du cœur. Un bruit semblable s'entend le long des gros vaisseaux du cou, jusqu'au niveau de l'artère carotide primitive. Les doigts, placés sur les paupières fermées, perçoivent une pulsation sensible ; on les voit s'élever et s'affaisser successivement, suivant que la pulsation commence ou cesse ; on entend aussi un bruit très-fort lorsque l'on place le stéthoscope sur la face antérieure de l'œil. Il n'y a eu aucuns symptômes cérébraux, tels que vertiges et perte de la mémoire. L'irrégularité remarquée au bord inférieur de l'orbite paraît être la conséquence d'un coup reçu trois mois après la première blessure.

Tous ces symptômes indiquaient manifestement l'existence d'un anévrysme de l'orbite, et comme ils allaient en s'accroissant, M. Bowman se décida à pratiquer la ligature de la carotide primitive. C'est ce qu'il fit, avec l'emploi du chloroforme, le 27 février. L'opération n'offrit aucune difficulté et permit de ménager les organes avoisinants. La gaîne ne fut ouverte que dans l'espace indispensable pour laisser passer l'aiguille à anévrysme. On n'aperçut ni la jugulaire interne, ni la pneumo-gastrique. Le vaisseau est lié un peu plus haut qu'on ne se le proposait, par suite de la présence d'une grosse veine qui se montre en travers de la plaie. Dès qu'on serre la ligature, toute pulsation s'arrête dans le vaisseau et dans ses branches supérieures. Les pulsations et le bruit perçu au devant de l'œil cessent. La

malade, lorsqu'elle commença à revenir à elle, éprouva des
nausées, et dit qu'elle entendait encore du bruit dans sa
tête, mais faiblement ; ce bruit toutefois ne fut plus perçu
par personne. Le lendemain elle accusa dans le côté droit
de la tête de forts battements, et à gauche un bruit semblable à celui du tambour dans le lointain. L'œil était moins
saillant et moins congestionné, et la malade déclara spontanément qu'elle ne voyait plus double.

Pendant la semaine qui suivit, elle fut tourmentée par
une toux accompagnée d'expectoration abondante à laquelle
elle était sujette depuis deux ans. Le 7, la plaie, qui était
presque cicatrisée, avait pris l'aspect phagédénique. On
percevait au devant de l'œil, et aussi sur le côté gauche du
front, un bruit distinct. Immédiatement au devant et un
peu au-dessus de l'oreille du même côté, on entend une
note musicale d'un timbre assez élevé, qui augmente d'intensité à chaque pulsation. On ne sentait aucune pulsation
de la carotide au-dessus de la ligature. L'ulcération phagédénique de la plaie s'étend, et la suppuration est de mauvaise nature. La langue devient chargée, sèche et brune.
Le 10, vers deux heures du matin, il suinte un peu de sang
de la plaie ; deux heures après, il s'en échappe environ
deux onces qui paraissent provenir de l'angle supérieur.
On arrête aisément l'écoulement à l'aide d'une légère compression.

L'hémorrhagie reparaît deux fois dans les vingt-quatre
heures qui suivent, et la malade a un fort frisson. La ligature se détache sans écoulement de sang dans la soirée
du 11, treize jours après l'opération ; mais le lendemain, vers
quatre heures du matin, il survient une hémorrhagie abondante. Elle se renouvelle plusieurs fois dans les quatre jours
suivants. On voyait sourdre le sang à plein jet du fond de
la plaie profonde et comme gangrenée ; il suffisait chaque
fois d'une compression légère pour l'arrêter. On fit usage

de compresses graduées, humectées de perchlorure de fer.
Il parut probable que l'hémorrhagie venait du bout supérieur
du vaisseau. L'œil gauche recommença à devenir saillant;
la pupille était dilatée et immobile, l'œil tourné en dehors;
il y avait ptosis de la paupière supérieure. On ne percevait
aucune pulsation de l'œil. Le 15, à la visite, il s'échappa un
jet de sang. M. Bowman, après quelques difficultés, parvint
à enfoncer un ténaculum dans l'endroit d'où le sang paraissait provenir; on pratiqua la ligature des tissus soulevés,
ce qui arrêta complétement l'écoulement de sang. La malade continua de s'affaiblir; elle était parfois fortement sur-
excitée, et enfin elle mourut le 17.

*Autopsie.* — On ne fut autorisé qu'à examiner la tête et
le cou. Le feuillet viscéral de l'arachnoïde est un peu opaque, par suite de la présence d'un peu de sérosité dans les
mailles de la pie-mère. — Cerveau et ses vaisseaux parfaitement sains, quelques drachmes de sérosité seulement
dans la corne descendante du ventricule droit. — Corps pituitaire tuméfié, congestionné, et recouvert de lymphe
plastique. La dure-mère qui recouvre la selle turcique, les
apophyses clinoïdes postérieures, ainsi que celle qui correspond aux sinus caverneux, transverse, pétreux supérieur
et inférieur, était congestionnée et recouverte d'une lymphe plastique parsemée de petits caillots de sang, mais dans
laquelle le microscope ne fait point découvrir de vaisseaux.
La dure-mère qui forme la paroi externe du sinus caverneux est gonflée et ramollie, la troisième paire qui y est
contenue est fortement tuméfiée et baigne dans du sérum;
il en est de même du ganglion de Gasser et des nerfs qui en
partent. La cavité du sinus contient un fluide puriforme
qu'un examen attentif fait reconnaître pour un coagulum
ramolli et désagrégé. Le sinus transverse est rempli par un
caillot ancien dont la partie externe est résistante et adhère
à la paroi du sinus, mais dont le centre offre une couleur

brun-jaunâtre et une consistance pulpeuse. Cette pulpe gru-
meleuse était composée en grande partie de cellules ayant
l'apparence de corpuscules du pus, mais n'offrant point par
l'addition de l'acide acétique les noyaux caractéristiques.
Dé petites masses de pigment d'un brun orange étaient mê-
lées à ces cellules. Le sinus circulaire était rempli de la
même matière. Un caillot grêle et décoloré s'étendait à une
courte distance du sinus caverneux dans le sinus pétreux
supérieur; celui-ci, dans le reste de son étendue, est rempli de caillots mous. Les trous vasculaires de la surface du
corps du sphénoïde et du sommet de la portion pétreuse
du temporal sont dilatés; une section de ces os offre une
teinte un peu brunâtre, mais ils ne sont ni ramollis ni cariés. La double courbure de la carotide qui repose contre le
côté du corps du sphénoïde, les plexus carotidiens et caverneux du grand sympathique baignent dans un sérum
ichoreux; mais l'artère n'est point dilatée, et sa surface interne est parfaitement saine. On suit très-attentivement
l'artère ophthalmique et ses branches; elles ne sont nullement dilatées ni plus nombreuses que de coutume. La branche sous-orbitaire de la maxillaire interne n'est point dilatée; le sinus maxillaire est parfaitement sain. L'os malaire
est détaché du maxillaire supérieur et légèrement déplacé
en haut. C'est la seule altération qui existe dans les parois
de l'orbite. La veine ophthalmique a beaucoup augmenté
de volume, elle ressemble à une varice. En la comparant à
celle du côté opposé, on reconnaît que cette augmentation
de volume est due à un épaississement de ses tuniques, et
nullement à une dilatation de son calibre. Dans le point où
cette veine s'ouvre dans le sinus caverneux, elle est obstruée par un caillot mou, tout semblable à celui que contient le sinus; ce caillot se prolonge le long du tronc de la
veine jusque dans l'orbite; mais là, ainsi que dans les branches collatérales de la veine, il paraissait d'une date plus

récente que le caillot qui obstrue l'embouchure de la veine dans le sinus caverneux.

La ligature a porté sur le tronc de la carotide primitive, un peu au-dessous de sa bifurcation ; les bouts du vaisseau divisé sont distants l'un de l'autre d'environ trois quarts de pouce. Les artères carotides interne et externe sont perméables et vides ; la portion inférieure du tronc de la carotide primitive, à partir du lieu où a porté la ligature jusqu'au bas du cou, est remplie par un caillot pulpeux et grumeleux qui s'échappe par l'extrémité ouverte pendant l'enlèvement des parties. A la racine du cou, le vaisseau est complétement fermé par un caillot mince, membraneux, décoloré, qui forme un septum complet ; en dessous de ce point, la carotide paraît parfaitement saine. La portion du vaisseau qui contenait le caillot grumeleux décomposé présentait une teinte brun-sale, et sa surface interne était rendue floconneuse par des lambeaux de fibrine qui y adhéraient, mais n'offrait pas d'autre altération. La carotide et ses branches étaient vides et saines. La carotide interne jusqu'à la base du crâne et dans le canal carotidien était saine, nullement dilatée, et sa surface interne unie offrait la teinte normale. Dans sa partie la plus élevée, elle contenait un mince caillot fibrineux, un simple fil qui n'occupait qu'une petite partie du calibre du vaisseau. La veine jugulaire, saine, contient un mince caillot décoloré qui part de la racine du cou et se porte jusqu'à la base du crâne ; un caillot semblable existe dans le sinus latéral.

Ainsi donc, comme le fait observer l'auteur anglais, dans ce cas d'une affection si obscure, le bruit, la pulsation, la protrusion de l'œil, en un mot tous les signes physiques de l'anévrysme de l'orbite existaient au plus haut degré, il n'y avait néanmoins ni anévrysme ni tumeur érectile.

Il est difficile d'expliquer la cause qui a ici donné lieu aux symptômes d'anévrysme ; les altérations cadavériques étaient celles d'une phlébite des sinus caverneux, transverse, circulaire et pétreux. La carotide interne peut avoir été partiellement comprimée par les parois tuméfiées du sinus caverneux contre la paroi du corps du sphénoïde, donnant ainsi naissance à un bruit qui se sera transmis par les os du crâne, agents de transmission si favorables. L'obstruction par un caillot de la veine ophthalmique, dans son point d'union avec le sinus caverneux, en gênant le retour du sang de l'orbite, explique la propulsion de l'œil, et peut-être aussi la pulsation perçue lorsque l'on appliquait les doigts ; en effet, chaque diastole de l'artère ophthalmique devait occasionner l'accroissement momentané de la quantité générale du sang dans l'orbite. Or, sa sortie par la veine ophthalmique étant empêchée, les parois résistantes de l'orbite ne permettaient de dilatation qu'en avant. L'état sain de la carotide interne et de ses branches, ainsi que celui de la veine jugulaire interne, exclut l'idée que les altérations pathologiques des sinus ne se soient développées que consécutivement à la ligature.

Enfin, on pourra confondre les anévrysmes de l'artère ophthalmique avec ceux de la carotide interne au voisinage de l'orbite. Il n'existe pas de signe certain qui permette de distinguer le siége précis de la lésion; il est vrai que, le traitement de ces deux affections étant le même, cette confusion serait à peu près sans inconvénients.

Cependant, malgré la difficulté que présente un pareil diagnostic, M. Nélaton a pu, dans un cas remarquable, diagnostiquer un anévrysme artérioso-veineux de la carotide interne produit de la façon singulière que voici : un coup de parapluie, frappant d'abord la partie externe de la paupière inférieure gauche, avait traversé l'orbite gauche de dehors en dedans et perforé ensuite le corps du sphénoïde pour aller léser la carotide interne du côté droit dans le sinus caverneux.

Nous croyons qu'on lira avec intérêt les principaux détails de ce fait aussi rare qu'intéressant; nous les empruntons à la thèse de M. Henry, alors interne du service.

OBSERVATION [1]. — *Anévrysme artérioso-véineux de la carotide interne dans le sinus caverneux.* — H*** (Camille), étudiant en

---

[1] Henry, *Anévrysme artérioso-veineux*, observation 1, p. 15; thèses de Paris, 1856.

droit, reçut le 2 janvier, à la suite d'une discussion sur le boulevard avec un inconnu, un violent coup de parapluie sur l'œil gauche. L'extrémité du parapluie avait atteint la partie externe de la paupière inférieure gauche, et, après l'avoir déchirée, avait glissé de dehors en dedans, jusqu'à la racine du nez.

Six jours après, la cicatrisation de la plaie de la paupière inférieure gauche était complète, et l'œil gauche parfaitement sain. Mais l'œil droit était plus saillant qu'à l'état normal; il y avait diplopie et chute de la paupière supérieure du même côté.

Le 3 mars, deux mois après l'accident, ce jeune homme se présente à la consultation de M. Nélaton : il n'existait aucune douleur, aucune sensation anormale. Trois semaines après l'accident, le malade a commencé à moucher du sang par la narine droite seulement; depuis, il en rend chaque jour une petite quantité.

M. Nélaton constate d'abord la paralysie du nerf de la troisième paire et l'exorbitisme; puis, posant le doigt indicateur sur l'œil et l'arcade sourcilière, il perçoit des mouvements de soulèvement de l'œil isochrones à la diastole de la radiale. Ce symptôme est pour lui un trait de lumière, et l'idée d'un anévrysme se présentant aussitôt à son esprit, il dirige en ce sens son exploration.

L'auscultation révèle un bruit de souffle assez fort, correspondant à la diastole artérielle, avec un prolongement plus faible constituant un bruit presque continu, mais cependant intermittent. Vient-on à comprimer la carotide primitive droite, le souffle, le soulèvement cessent immédiatement, pour reparaître dès qu'on cesse la compression. De plus, pendant la compression, l'œil s'affaisse et sa saillie anormale disparaît presque complétement. La compression de la carotide gauche n'amène aucun changement dans les symptômes; il n'existe aucun frémissement cataire. Le souffle s'entend surtout en appliquant le stéthoscope sur l'œil droit ; on l'entend aussi, mais moins fort et franchement intermittent, en appliquant l'instrument sur l'œil gauche et sur les divers points du front. On n'entend aucun souffle dans les carotides primitives. Le malade ne ressent de battements dans l'œil que lorsqu'on le comprime ; il entend alors dans l'oreille droite un bruit de souffle isochrone au pouls. Il boit, mange et dort comme d'habitude ; il n'est sujet ni à la céphalalgie ni aux bouffées de chaleur vers la tête.

M. Nélaton diagnostique un anévrysme de l'ophthalmique ou de la carotide interne.

Le 14, M. H*** revient à la consultation ; outre les symptômes mentionnés, on entend à l'auscultation un bruit de *piaulement* assez intense, isochrone à la diastole artérielle avec un souffle prolongé. Le malade continue à moucher chaque jour du sang de la narine droite seulement, il a eu deux jours auparavant deux épistaxis modérées.

Dans le but de s'éclairer sur la production de l'accident, M. Nélaton fit sur le cadavre une expérience à la suite de laquelle il n'hésita plus à affirmer qu'il devait y avoir un anévrysme de la carotide interne, au niveau du sinus caverneux.

D'ailleurs un anévrysme de l'artère ophthalmique aurait comprimé le nerf optique à son passage à travers le trou optique, et aurait amené des troubles de la vision, ce qui n'existait pas. Une autre raison éloignait cette supposition : c'est que, dès que l'on comprimait la carotide, l'œil s'affaissait aussitôt, et, dès qu'on levait la compression, tous les symptômes reparaissaient subitement. Il fallait donc que le sang pénétrât par un large orifice dans l'anévrysme, ce qu'on ne pouvait guère admettre avec un anévrysme de l'ophthalmique sans compression du nerf optique.

L'absence de tout symptôme de compression cérébrale

portait aussi à croire que l'anévrysme devait être contenu
par des parties résistantes et séparé du cerveau.

Ainsi l'étude raisonnée des symptômes et des dispositions
anatomiques de la région avait suffi pour révéler à l'esprit
observateur de M. Nélaton le siége précis de la lésion, et lui
permettre de diagnostiquer un anévrysme de la carotide interne dans le sinus caverneux.

..... Après plusieurs essais de compression intermittente de la carotide [1], le malade indocile fut pris d'épistaxis
d'une grande intensité, à la suite desquelles il succomba.

A l'autopsie, faite avec le plus grand soin par M. Sappey,
on trouva une fracture comminutive du sommet de l'orbite
gauche, et, dans l'épaisseur de la paroi externe du sinus caverneux droit, à la partie postérieure, une esquille osseuse,
large de plus d'un centimètre.

A la partie antérieure et supérieure du sinus se voyaient
deux orifices distants l'un de l'autre de 6 millimètres, con-
duisant l'un dans le bout inférieur, l'autre dans le bout supérieur de la carotide interne qui avait été complétement
divisée dans l'intérieur du sinus. Lé sang de la carotide interne se mêlait ainsi directement à celui du sinus caverneux. Les deux artères ophthalmiques étaient d'égal calibre.

Il ressort manifestement des considérations et
surtout des faits qui précèdent que le diagnostic
des tumeurs anévrysmales intra-orbitaires est parfois entouré de grandes difficultés et peut donner
lieu à de graves erreurs, de la part même des
praticiens les plus expérimentés. Faut-il en con-

---

[1] Voir dans la thèse de M. Henry l'ingénieux appareil imaginé
par lui à cet effet.

clure, avec M. Hulke, que l'on doit élever des doutes sur plusieurs des cas d'anévrysme de l'orbite qui ont été mentionnés. Nous croyons que ce serait aller trop loin, et quoique dans certains cas, tels que celui de M. Pétrequin et même celui de M. Herpin, nous ayons nous-même fait quelques réserves, nous croyons qu'il convient d'attendre de nouveaux faits bien observés avant de se livrer à aucune conjecture prématurée. C'est là un des nombreux *desiderata* de la pathologie orbitaire que nous avons eu et aurons encore occasion de signaler dans le cours de cet ouvrage.

### Marche.

La marche de cette maladie est généralement lente et graduelle, mais continue; sa durée est assez variable. Abandonnée à elle-même, elle amènerait presque infailliblement l'envahissement des parties voisines, la perte de l'œil, et menacerait la vie de plusieurs manières, soit en occasionnant des hémorrhagies répétées, comme dans le cas de Freer, soit en épuisant le malade par la continuité et l'excès des douleurs et des veilles.

### Traitement.

Le traitement de cette affection donne lieu à
des considérations intéressantes. Presque toutes
les méthodes de cure des tumeurs anévrysmales
ont été mises en pratique pour la guérison de l'a-
névrysme intra-orbitaire.

1° *Méthode de Valsalva.* — Langenbeck prétend avoir guéri un de ses malades à l'aide des
saignées et de la digitale. D'après lui, cette affection serait quelquefois liée à une hypertrophie du
cœur. Même dans ce cas, on comprend encore
difficilement un pareil succès.

2° *Réfrigérants et styptiques.* — Ce serait ici
le lieu de citer le cas d'Abernethy, lequel dit
avoir fait disparaître à l'aide d'une solution d'alun
et d'eau de rose une tumeur vasculaire de la paupière supérieure ; mais les tumeurs palpébrales
ne rentrent point dans notre sujet ; d'ailleurs,
cette réussite n'est qu'un fait exceptionnel, et le
traitement n'y a peut-être eu aucune part.

Dans l'observation de M. Herpin, plusieurs
mois après la guérison, l'œil primitivement sain
fut menacé d'une récidive. M. Herpin songeait
déjà à lier l'autre carotide ; mais, comme la compression de ce vaisseau ne faisait ni cesser ni

même diminuer le bruit de souffle et les battements de la région temporale, il se borna à des
applications de glace pilée, maintenue à l'aide
d'une vessie sur la tumeur. Cette médication,
continuée avec persévérance pendant trois mois,
fut couronnée du succès le [plus complet, car la
tumeur s'affaissa peu à peu et finit par disparaître
entièrement ainsi que les bruits anormaux dont
elle était le siége. La vision, un moment altérée,
redevint tout à fait normale.

3° *Compression directe.* — Elle n'est possible
que dans le cas où la tumeur serait située sur le
rebord orbitaire et aurait une base solide assez
large, ou bien si la tumeur, après avoir détruit
l'œil tout entier, s'étendait profondément dans
l'orbite. Dans ce cas, les parois orbitaires offri-
raient un plan résistant, mais la présence du nerf
optique et les douleurs qui peuvent résulter de la
compression s'opposeraient sans doute à l'emploi
de cette méthode.

4° *Ponctions répétées.* — *Acupuncture.* —
Quant à la ponction répétée de la tumeur que re-
commandent quelques auteurs, nous n'avons
point vu qu'elle ait produit de bons résultats, non
plus que l'acupuncture employée par M. Jobert,
chez le malade duquel elle amena au contraire un
accroissement de la tumeur.

5° *Ablation de la tumeur.* — Nous n'oserions certainement jamais, dans le cas qui nous occupe, tenter ce procédé périlleux. Même aujourd'hui, que la crainte des hémorrhagies est bien atténuée par l'emploi du perchlorure de fer, nous craindrions de ne pouvoir atteindre, dans le fond étroit de la cavité orbitaire, les vaisseaux divisés dans l'opération. Cependant on a osé conseiller cette méthode [1] à une époque où l'on n'avait que le tamponnement pour toute ressource contre l'hémorrhagie. Or, toutes les fois qu'il a été pratiqué (lors, par exemple, de l'ablation des tumeurs cancéreuses), le tamponnement de l'orbite a été excessivement douloureux. Un malade chez lequel M. Sichel fut forcé d'y avoir recours en ressentit des douleurs telles qu'il lui sembla qu'on lui écrasait la tête.

6° *Ligature de la carotide.* — Nous avons vu que ce fut Travers qui pratiqua le premier cette opération. Ce cas, avec onze autres publiés depuis, forme un total de douze. Nous les réunissons dans le tableau placé en tête de la page suivante.

[1] *Dictionnaire* de Fabre, t. VI, article ORBITE, p. 355.

ANÉVRYSMES DIFFUS INTRA-ORBITAIRES.

*Ligature de la carotide primitive.*

| Noms des auteurs. | Dates. | Résultat. |
|---|---|---|
| Travers. ... | 1804 | Succès. |
| Dalrymphe. | 1812 | Succès. |
| Roux. ..... | 1829 | Succès incomplet. |
| Scott. ..... | 1834? | Succès. |
| Busk. ..... | 1855 | Succès. |
| Jobert. .... | 1839 | Succès. |
| Velpeau ... | 1839 | Succès partiel. |
| Dudley. ... | 1839 | Succès. |
| Herpin. ... | 1844 | Succès. |
| Pétrequin. . | 1845 | Mort. |
| Brainard... | 1852 | Insuccès. Guérison par une autre méthode. |
| Curling.... | 1854 | Succès. |

La statistique de cette opération est assez encourageante ; sur douze cas il n'y a eu qu'une mort
et un insuccès ; et même, on peut mettre en doute
que le cas de M. Pétrequin fût véritablement un
anévrysme.

L'opération de M. Roux présenta cette particularité d'être suivie de douleurs violentes dans la
plaie et la tumeur orbitaire. Pendant plusieurs
jours le malade fut dans une agitation voisine du
délire. A sa sortie il existait encore de l'exorbitisme et de la douleur dans la tumeur.

Dans le fait de M. Velpeau on se rappelle que

la compression de la carotide primitive droite faisait complétement cesser les battements et les
bruits du côté gauche, mais que ceux de l'orbite
droit persistaient à un certain degré et qu'ils ne
cessaient complétement que par la compression
de la carotide gauche. La ligature de la carotide
droite fit d'abord cesser tous les signes des deux
anévrysmes ; mais au bout de six semaines du
bruissement put être entendu dans l'orbite droit,
et, trois mois après, l'exophthalmie et les bosselures de ce côté étaient revenues au même point
qu'avant l'opération. M. Velpeau s'assura que l'on
suspendait encore les bruits et les battements par
la compression de l'artére carotide gauche, c'est-
à-dire du côté opposé. Il y avait donc indication
à la ligature de cette artére, mais le malade recula
devant une nouvelle opération.

Ainsi, même en déduisant ces deux derniers
cas où la guérison n'a pas été complète, il reste encore une proportion de huit guérisons sur douze.
C'est une moyenne assez encourageante ; aussi
aurions-nous pu dire, il y a quelques années,
avec les auteurs du *Compendium de chirurgie*
(13ᵉ livraison, septembre 1855) : « Le mode de
traitement qui réunit aujourd'hui tous les suf-
frages, parce qu'il est à la fois rationnel et consacré par l'expérience, c'est la ligature de la caro-

tide primitive. » Mais la science a marché depuis, et actuellement ce n'est pas à cette méthode que nous aurions recours tout d'abord.

Quant à la question de savoir si la ligature de la carotide interne ne serait pas, au point de vue de la suspension absolue de la circulation orbitaire, plus efficace que celle de la carotide primitive, l'expérience n'a pas encore prononcé sur ce point. M. Velpeau, qui se fait cette demande, tout en inclinant pour l'affirmative, ajoute [1] que « la difficulté plus grande de découvrir le tronc des carotides secondaires, l'obligation où l'on serait de placer alors la ligature très-près de leur racine ou dans le voisinage de quelque grosse branche collatérale, ont arrêté jusqu'ici les chirurgiens, et rendraient peut-être en effet ce genre d'opération beaucoup plus embarrassant, au moins sensiblement plus dangereux. » — Tel n'est pas notre avis. Nous ne voyons pas en quoi la mise à découvert de la carotide interne présente de si grandes difficultés. Quant à la difficulté de lier l'artère à un point suffisamment éloigné de son origine pour que le caillot obturateur puisse se former, cette objection n'a de valeur que chez les individus dont le col est très-court.

---

[1] *Dictionnaire en trente volumes,* t. XXII, p. 324.

Chez ceux où il offre une longueur moyenne, l'opération, pour être parfaitement faite, offrira certainement quelques difficultés ; mais il nous semble qu'un opérateur habile ne devra pas s'en effrayer.

Il nous reste à analyser encore trois méthodes, toutes les trois importantes autant par leur récente origine que par les heureuses applications qui en ont été déjà faites ; nous voulons dire l'électro-puncture, les injections coagulantes et la compression digitale. Si nous avions pour faire l'histoire de ces méthodes un ensemble de faits aussi nombreux que pour la méthode précédente, nous n'aurions pas besoin d'insister beaucoup sur chacun d'eux, nous n'aurions qu'à en présenter un aperçu général. Mais il est loin d'en être ainsi ; chacune de ces méthodes n'a été appliquée pour ainsi dire qu'une seule fois à la région orbitaire ; nous devrons donc nous borner à présenter un aperçu sommaire de chaque observation.

7° *Electro-puncture.* — L'observation de M. Pétrequin, qui figure au tableau précédent à titre d'insuccès de la méthode d'Anel, est le premier exemple de l'application de l'électro-puncture au traitement des anévrysmes. Cette méthode, que M. Pétrequin devait perfectionner plus tard, n'était encore qu'un premier essai ; celui-ci ne fut pas heureux, mais on n'en peut rien conclure, la ligature de la carotide ayant déjà échoué chez ce malade.

Depuis, l'électro-puncture a été essayée une fois encore sans succès par M. Bourguet (d'Aix); la malade ne dut sa guérison qu'à l'injection de perchlorure de fer; mais comme, appliquée ailleurs, cette méthode a donné de bons résultats, de nouveaux faits nous semblent nécessaires, avant d'en rejeter l'application à la région orbitaire.

8° *Injections coagulantes.* — La méthode de Monteggia a été appliquée jusqu'à présent deux fois à l'orbite, et chaque fois avec succès.

La première de ces applications est due à M. Brainard (de l'Illinois) ; là aussi la ligature de la carotide avait été infructueuse. Après avoir tenté l'acupuncture à l'aide d'aiguilles rougies au feu et n'en avoir obtenu qu'un résultat fort imparfait, ce chirurgien injecta dans la tumeur une solution de lactate de fer filtrée (8 grains pour 1 drachme d'eau distillée). Cette injection fut suivie d'une douleur très-vive à la région temporale et de coloration de la face pendant quelques secondes, puis d'un frisson accompagné de nausées et de vomissements. Ces vomissements ne cessèrent complétement qu'au bout de plusieurs

jours. Pendant toute la durée du traitement la
tête avait été maintenue enveloppée dans des ves-
sies remplies d'un mélange réfrigérant; deux mois
après l'opération la guérison était complète, mais
l'œil s'était vidé complétement, par suite d'une
violente inflammation.

L'observation de M. Bourguet est beaucoup
plus probante, parce que l'injection de perchlorure
de fer fut la seule méthode mise en usage pour la
guérison de sa malade, jeune fille de douze ans
et demi, chez laquelle il existait une série de tumeurs au bas du front, à la partie interne de l'orbite et dans l'épaisseur de la paupière supérieure.
Il est vrai que l'électro-puncture fut essayée pré-
liminairement; mais comme cette méthode ne
donna aucun résultat, on peut en faire abstraction
pour juger le résultat de l'injection coagulante.

M. Bourguet procéda à cette opération en deux
reprises différentes. La première fois le trocart
fut plongé à la partie supérieure de la tumeur du
front, et on y injecta six ou sept gouttes de solution
de perchlorure de fer à 28 degrés. Pendant ce
temps les deux carotides étaient maintenues com-
primées, et cette compression fut continuée pendant vingt à vingt-cinq minutes. Il ne survint
aucun accident, mais les battements reparurent
au bout de quelques heures.

Le jour suivant une nouvelle injection fut pratiquée à la partie interne de l'orbite. Cette fois la canule fut plongée un peu plus profondément, et on injecta dix-sept ou dix-huit gouttes de la solution, en ayant la précaution de disséminer le liquide coagulant dans l'intérieur des tumeurs. La malade n'accusa presque pas de douleurs; il survint seulement dans la journée quelques efforts de vomissement. Le lendemain de l'opération les tumeurs du front et de l'angle interne de l'orbite étaient complétement dures, et avaient cessé d'être pulsatiles ; les battements et le bruit de souffle persistaient encore dans la paupière supérieure et le fond de l'orbite ; mais ils finirent peu à peu par disparaître. M. Bourguet vit la malade dix mois après ; l'œil était complétement rentré dans l'orbite, il n'existait plus le moindre battement; la vision s'était complétement rétablie, en un mot la guérison ne laissait rien à désirer.

Ce dernier résultat est très-encourageant ; c'est assurément le traitement que nous mettrions le plus volontiers en usage dans un cas de ce genre. Quant à la substitution au perchlorure d'autres substances coagulantes, nous n'en voyons pas l'indication, tant que l'expérience n'aura pas prononcé sur ce point.

La préférence que M. Brainard semble donner

au lactate de fer dans la note jointe à son observation s'explique par la date, date à laquelle les effets du perchlorure n'avaient pas encore été étudiés suffisamment.

9° *Compression digitale de la carotide.* — Voici enfin l'application aux anévrysmes orbitaires d'une méthode toute récente : la compression digitale. Nous n'avons qu'un fait à citer ; il a été observé à la clinique oculistique de l'université de Padoue par M. Gioppi [1]. L'anévrysme avait entraîné la protrusion totale de l'œil ; on fit la compression digitale sur la carotide. Cette compression fut intermittente ; les pulsations disparurent à la fin du quatrième jour. Au bout de quelques mois, l'œil était rentré dans l'orbite et avait repris ses mouvements. La vision qui était abolie reparut ; seulement le malade resta un peu myope de ce côté.

CONCLUSION. — En présence de ce luxe de moyens curatifs, quelle doit être la règle de conduite du chirurgien ?

A cela nous répondrons avec les auteurs du *Compendium* [2] :

[1] *Archives de médecine*, 1858, p. 731.
[2] T. III, p. 427.

« Ce n'est ni par les réfrigérants, ni par la compression directe, ni par les saignées répétées, que l'on peut espérer guérir les tumeurs anévrysmales intra-orbitaires, quoique ces moyens puissent être employés avec avantage à titre d'adjuvants. Les ponctions répétées et l'acupuncture n'ont fait, dans les cas où l'on a cru devoir les employer, qu'accélérer la marche de la maladie. L'extirpation de la tumeur présenterait des difficultés extrêmes et même des dangers, à cause du grand nombre et du volume des vaisseaux intéressés. »

Nous ajouterons :

La compression digitale de la carotide primitive n'ayant pas le moindre inconvénient, cette méthode nous semble devoir être tentée avant tout autre moyen de traitement plus actif. Si ces tentatives continuées pendant un certain temps n'ont donné aucun résultat, on pourra faire quelques essais d'électro-puncture, qui ne peuvent avoir non plus de grands inconvénients. On en viendra alors à l'injection de perchlorure de fer, pendant laquelle on aura soin d'immobiliser le sang dans la tumeur en faisant comprimer les deux carotides par un aide intelligent. Si tous ces moyens échouaient, il faudrait recourir à la méthode d'Anel ; nous pensons qu'alors on devrait donner la préférence à la ligature de la carotide interne, toutes les fois qu'elle sera possible.

## SECTION III.

### TUMEURS ÉRECTILES.

Les détails dans lesquels nous sommes entrés à propos des anévrysmes orbitaires nous dispensent de revenir sur les raisons qui nous font rejeter à peu près complétement l'existence de tumeurs érectiles artérielles admise jusqu'ici dans l'orbite. Nous comprenons difficilement que les auteurs qui ont fait de tumeurs érectiles *artérielles* le synonyme de *sous-cutanées*, aient pu décrire sous ce nom des tumeurs profondes de la région orbitaire. Seules les paupières et la région sourcilière pourront nous offrir des exemples de ce genre de tumeur; mais d'après les bornes que nous nous sommes imposées, leur description ne rentre point dans notre cadre. Nous ne ferons donc que mentionner les intéressantes observations d'Abernethy, John Bell, Allan Burns et Wardrop rapportées *in extenso* dans Mackenzie [1].

Il ne nous reste donc à étudier que les tumeurs

[1] T. I<sup>er</sup>, p. 126 et suiv.

érectiles veineuses intra-orbitaires. L'existence
de ces tumeurs est incontestable. M. le professeur
Velpeau en rapporte plusieurs exemples [1] :

Une demoiselle, âgée de seize ans, avait entre l'œil et la
paroi supérieure de l'orbite une tumeur veineuse, qui
proéminait fortement à travers la paupière correspondante
chaque fois que cette jeune personne courbait la tête.—Chez
une autre demoiselle, il existait au-dessous du sourcil une
tumeur érectile de nature veineuse, qui paraissait aussi se
prolonger profondément dans l'orbite. — Chez un homme
déjà avancé en âge, et que tourmentait une exophthalmie,
j'ai constaté que le déplacement de l'œil tenait à une tumeur
érectile veineuse entièrement cachée dans la cavité orbitaire.....

C'est encore à ce genre de tumeurs que paraît
appartenir un cas rapporté par Ledran [2], dans
lequel il s'agit d'une excroissance fongueuse au
grand angle de l'œil survenue chez une jeune
fille de seize ans aménorrhéique, excroissance
qui fut guérie par des cautérisations réitérées
avec une aiguille rougie au feu.

C'eût été peut-être ici le cas de citer une observation de tumeur érectile de l'orbite enlevée par
Dupuytren [3]. Mais comme il fut clairement dé-

---

[1] *Dictionnaire en trente volumes*, t. XXII, p. 310 et 319.

[2] Ledran, *Consultations de chirurgie*, p. 170 ; reproduit dans
le Mémoire de Louis sur les maladies de l'œil.

[3] *Journal hebdomadaire*, t. VI, 1830, p. 75.

montré à l'examen de la tumeur qu'il existait quelques noyaux cancéreux, il y a lieu de penser qu'il s'agissait d'un encéphaloïde très-vasculaire, plutôt que d'une tumeur érectile veineuse véritable.

Je ne dois pas omettre de signaler trois observations dont on trouve le résumé dans les *Annales d'oculistique* (supplément III, p. 44). Ces faits sont extraits du journal de Toulouse, et ont été publiés par MM. Viguerie et Dieulafoy. Il s'agit de tumeurs érectiles veineuses, existant dans l'orbite chez trois enfants, et dont l'extirpation pratiquée une fois par M. Viguerie, et les deux autres fois par M. Dieulafoy, fut suivie d'hémorrhagies abondantes à la vérité, mais dont on se rendit maître par le tamponnement.

*Traitement.* — Malgré ces trois cas de guérison, celui de Ledran et un fait de M. Carron du Villards, dans lequel l'extirpation d'une tumeur veineuse fut pratiquée et une hémorrhagie arrêtée par la ligature de trois artères ; malgré, dis-je, ces opérations heureuses, nous n'hésitons pas à nous ranger à l'opinion de M. Velpeau, sauf toutefois les cas exceptionnels. On comprend, en effet, que certaines circonstances puissent forcer le chirurgien d'agir ; par exemple, une tumeur érectile veineuse ulcérée, donnant lieu à d'abon-

dantes hémorrhagies et compromettant la vie du
malade.

« ... J'avouerai pour mon compte, dit M. Velpeau, n'avoir jamais osé toucher à l'espèce d'anévrysme veineux dont la jeune personne que j'ai
mentionnée plus haut était affectée. J'apprends
même aujourd'hui, huit ans après l'avoir vue,
qu'elle va décidément mieux. Les seules opérations que je conseillerais en pareil cas seraient
l'acupuncture avec lacération des mailles ou des
aréoles vasculaires, comme je l'ai fait dans un
cas, quand il s'agit de lacis érectile; ou bien
l'emploi, soit des épingles, soit de petits sétons
multiples, si la tumeur est assez rapprochée de
l'extérieur, ou formée de grosses veines ou de
mailles veineuses très-dilatées. Après tout, ce sont
des tumeurs trop peu dangereuses en elles-mêmes
pour qu'il soit prudent de leur opposer des remèdes aussi dangereux et d'une efficacité si contestable. »

Ajoutons que l'on pourrait essayer l'électro-
puncture ou les injections de perchlorure de fer,
dans les cas où la profondeur et le volume de la
tumeur feraient hésiter à employer l'instrument
tranchant.

# SECTION IV.

## TUMEURS VARIQUEUSES.

Cette affection est rarement primitive, elle est habituellement le résultat de compressions veineuses siégeant sur un point assez rapproché de l'orbite.

Suivant Chélius, ces dilatations produisent rarement la proéminence du globe oculaire. D'après umly (*Augenheilkunde*, p. 377), Schmidt cite observation d'un enfant qui portait à l'angle externe de l'œil une tumeur variqueuse d'un demiouce de longueur. Le bulbe était sain ; la tumeur iminuait pendant le sommeil. Le même auteur vu un exophthalmos produit par une tumeur ui était isochrone aux mouvements inspiraoires.

Voici enfin une intéressante observation reueillie au Bureau central, par M. Foucher. Il agit d'une tumeur que l'auteur attribue à une latation variqueuse de la veine ophthalmique, ommuniquant directement avec le sinus cavereux. Cette tumeur présente la plus grande anaogie avec une variété de tumeurs sur laquelle attention de la Société de chirurgie a été appelée ans ces derniers temps (1858). Ces tumeurs, qui occupent la voûte du crâne, sont formées par du sang contenu dans une poche extra-crânienne en communication, au moyen d'une perforation de la voûte du crâne, avec l'un des sinus de la dure-mère; elles ont pour caractère principal de disparaître lorsque la tête occupe telle ou telle position. Voici l'observation recueillie par M. Foucher.

OBSERVATION [1]. — Il s'agit d'une femme âgée de trente-sept ans, qui vint le 17 juillet se présenter à la consultation du Bureau central. Cette femme, dont la santé a toujours été excellente, porte depuis son enfance une hypertrophie assez considérable du corps thyroïde, mais dont elle ne s'est jamais préoccupée. La maladie pour laquelle elle vient consulter est survenue spontanément, il y a environ un an, et a augmenté insensiblement. C'est une tumeur occupant la partie interne du pourtour de la cavité orbitaire, soulevant la paupière supérieure dans l'espace compris entre le rebord orbitaire et le grand angle de l'œil du côté gauche. Pour apprécier les caractères de cette tumeur, il faut examiner la malade dans deux positions différentes :

1° Quand la malade a la tête droite, la tumeur n'existe pas. La peau de la paupière n'est pas soulevée, et offre complétement son aspect normal. Le doigt appliqué sur la région ne perçoit aucun battement. Le pourtour de la cavité orbitaire n'est pas altéré, et en pénétrant avec l'extrémité du doigt aussi profondément que possible vers la cavité orbitaire, on ne sent aucune inégalité, aucune dépression anormale de l'os, ni aucune tumeur. En un mot, dans cette

---

[1] *Gazette des hôpitaux*, 2 décembre 1858.

position, on ne trouve rien qui puisse faire soupçonner l'existence d'une lésion quelconque, et les régions orbito-palpébrales des deux côtés offrent complétement la même disposition.

2° Lorsque la malade penche la tête en avant, l'on voit immédiatement se produire une tumeur dans la région indiquée ; cette tumeur, du volume d'une petite noix, soulève la peau de la moitié interne de la paupière supérieure et s'avance sous la partie interne du sourcil. Elle est indolente, sans coloration anormale, mollasse, dépressible, fluctuante. Les grands efforts d'expiration y déterminent un peu de tension et de gonflement ; par contre, on remarque une légère diminution de volume lors des mouvements d'inspiration. *La tumeur disparaît entièrement en quelques minutes quand la tête est maintenue droite.* Il n'existe aucun battement en rapport avec le mouvement circulatoire, ni aucun bruit anormal. La compression exercée sur le rebord et sur la voûte orbitaire n'empêche nullement la tumeur de disparaître et de se reproduire dans les circonstances que nous venons d'indiquer. Le globe oculaire, dont les milieux sont parfaitement transparents, est un peu gêné dans ses mouvements ; lorsque la tumeur a son maximum de volume, la vision se fatigue vite et se trouble quand la malade veut travailler ; c'est même cette seule circonstance qui a engagé cette femme à venir consulter.

Le diagnostic de cette tumeur était difficile à établir ; cependant il était permis d'affirmer qu'elle était formée par un liquide, la fluctuation étant évidente. M. Foucher conclut, comme nous l'avons dit, à une tumeur formée par la dilatation de la veine ophthalmique. On sait, en effet, qu'à l'angle

interne de l'œil la veine ophthalmique s'anastomose avec la veine faciale ; cette anastomose, cachée par le muscle orbiculaire des paupières,
établit une large communication entre les veines
de la face et celles du cerveau, puisque la veine
ophthalmique se rend directement dans le sinus
caverneux. C'est au niveau de cette anastomose
que la veine faciale reçoit la veine frontale et la
veine sus-orbitaire, toujours très-volumineuse.
Or, la tumeur que portait la malade existait
en ce même point, et se prolongeait dans la direction de la veine sus-orbitaire ; si elle dispa-
raissait quand la tête était droite, c'est que le sang
contenu par elle tombait rapidement dans le sinus
caverneux.

*Traitement.* — On conçoit que le traitement des
tumeurs variqueuses de l'orbite devra être fort
simple. M. Foucher se borna à faire pratiquer une
légère compression. Un chirurgien prudent ne
devra pas suivre le précepte de Chélius [1] : « Si la
varice se montre entre le bulbe et le bord de
l'orbite, elle devra être ouverte et mise dans un
état d'irritation et de suppuration ; alors elle se
rétrécira et finira par suppurer. »

[1] *Ophthalmologie,* t. II, p. 433.

# CHAPITRE III.

LIPOME.

Le lipôme de la cavité orbitaire est une affection peu connue, soupçonnée plutôt que décrite par Demours [1]. Nous avons pu en recueillir quelques faits bien authentiques : l'un est dû à Dupuytren ; le second a été observé par Bowman. Les autres sont rapportés par M. Carron du Villards. Citons d'abord le cas de Dupuytren.

OBSERVATION [2]. — Le 12 novembre 1829, une femme âgée de cinquante ans fut opérée par Dupuytren à l'Hôtel-Dieu pour une grosse tumeur mollasse, du volume d'un œuf de poule, sortant de la cavité orbitaire par son bord supérieur. Le mal datait de quinze ans. L'œil avait été expulsé en dehors et en bas, la cornée était opaque. Dupuytren, croyant avoir affaire à un kyste hydatique, y fit une ponction exploratrice qui ne fit rien sortir immédiatement. Le contenu de l'orbite, sans exclure le globe oculaire, fut alors enlevé par le chirurgien. La dissection anatomique et l'analyse chimique de cette tumeur montrèrent qu'elle n'était qu'un véritable lipôme, blanc, presque transparent, et pénétré d'albumine ou de matière lymphatique concrète.

M. Carron du Villards [3] dit avoir vu et opéré un

---

[1] Demours, *Maladies des yeux*, observation 401.
[2] *Lancette française*, année 1835, p. 446.
[3] *Annales d'oculistique*, 1858, t. XL, p. 105.

grand nombre de ces tumeurs ; il cite le fait d'une femme qu'il opéra d'un lipôme égal en volume au poing d'un adulte. Cette tumeur n'occasionnait aucune douleur, mais bien une difformité repoussante. Il ajoute avoir toujours rencontré les tumeurs adipeuses en dehors des muscles ; Travers[1] au contraire, les a trouvées occupant les intervalles qui existent entre les muscles droits ; d'après cet auteur, ces tumeurs s'élèvent entre le globe de l'œil et la circonférence orbitaire et présentent une forme oblongue. Lorsqu'on a largement incisé la conjonctive, on peut facilement tirer à soi la masse graisseuse avec une érigne, et la disséquer.

Dans un mémoire intéressant de M. Cornaz[2], de Neufchâtel (Suisse), il est fait mention d'un lipôme datant de la naissance, observé par Hauser.

Enfin voici le fait de Bowman :

OBSERVATION[3]. — Henry John B***, jeune garçon ayant l'apparence d'une très-bonne santé, de forte complexion, fils d'un aubergiste d'Islington, vint à l'hôpital ophthalmique en février 1848, pour une tumeur des deux paupières supé-

---

[1] Travers, *Synopsis of diseases of the eye*, p. 225.

[2] Cornaz, *Des abnormités congénitales des yeux et de leurs annexes;* Lausanne, 1848.

[3] *London Journal of medecine*, novembre 1849, n° 11.

rieures qui le rendait incommode à lui-même et à ses amis,
à cause de son aspect désagréable, quoiqu'elle ne lui causât aucune douleur. La tumeur était précisément semblable
des deux côtés. Elle était presque limitée à la moitié ou aux
deux tiers externes de la paupière, s'étendant depuis le
sommet jusqu'à un seizième de pouce du bord tarse, où
elle cessait par une rainure au-dessus de laquelle les téguments relâchés et enflés pendaient, comme cela était très-
évident quand la paupière était vue de profil. La tumeur
était rougeâtre dans sa partie moyenne par l'abondance des
vaisseaux cutanés ; elle était tout à fait molle, comme si
elle provenait d'un œdème des parties sous-jacentes à la
peau ; et quand on la comprimait avec le doigt, on ne ren-
contrait pas de résistance, et il ne restait aucune inégalité.
La peau était mince et glissait librement sur le muscle orbiculaire, aussi n'était-il pas facile de saisir entre le doigt
et le pouce un pli de cette couche musculaire ; quand on y
parvenait cependant, la sensation était celle d'un tissu cellulaire redondant et lâche en dessous et non celle d'une'
tumeur. Le renversement de la paupière laissait voir la
conjonctive et le tissu sous-jacent dans leur état naturel. Le
globe était sain sous tous les rapports. Une minutieuse en-
quête sur les fonctions en général démontra que le sujet
était d'une excellente santé. Il raconta que cette tumeur
était venue graduellement des deux côtés ensemble pendant
les trois mois précédents, sans douleur et sans qu'il en eût
le sentiment, et qu'il en fût d'abord averti par les remarques de ses amis. Un matin, le mal avait tellement empiré
qu'il n'avait pu ouvrir les paupières en s'éveillant ; mais
cet accident n'avait pas eu de suites, et maintenant, depuis
quelques semaines, l'affection a été telle que je l'ai fait voir.
Il semble que c'est un œdème partiel symétrique des paupières dont la cause est cachée.

Dans mon incertitude, je prescrivis d'abord quelques pur-

gatifs et un bain de vapeur aux paupières, puis des diuré-
tiques. Mais les conditions restant les mêmes, je fis passer
quelques fils minces à travers la tumeur, d'un côté seulement, comme exploration, et je les laissai dedans une semaine, espérant qu'il pourrait s'ensuivre quelque conden-
sation de tissus le long de leur trajet ; mais quand ils furent
retirés, la tumeur resta la même, seulement les téguments
étaient plus rouges. Le malade a pris, depuis trois mois,
d'après les avis du docteur Farre, des remèdes altérants
avec une diète strictement régulière sans aucun résultat.

Pendant mon absence de la ville, en septembre, l'ami qui
avait vu mes malades lui avait donné l'iodure de potassium
et avait appliqué la teinture d'iode sur les paupières gonflées, et je continuai à mon retour, en laissant de côté la
teinture qui semblait accroître la tuméfaction en attirant
plus de sang à la peau.

En novembre, il était absolument comme en février précédent, il y avait la même rougeur et le même volume à la
peau et la même sensation aux parties ; ni sensibilité, ni
démangeaison, la santé était bonne.

Les essais faits jusque-là n'ayant point réussi à guérir la
tumeur, ils furent tous mis de côté, et j'attendis jusqu'au
printemps pour voir si par le temps il ne surviendrait aucune amélioration spontanée. A la fin d'avril le jeune
homme se présenta de nouveau. Il était exactement dans le
même état qu'avant. Je me déterminai en conséquence à
pratiquer l'opération de l'entropion en la modifiant, et à enlever, non pas seulement une ellipse horizontale des téguments sur la partie la plus avancée de la tumeur, mais aussi
une portion correspondante du muscle orbiculaire et du
fascia qui le suit, de manière à tâcher de réunir les téguments avec les parties sous-jacentes qui semblent le siége
principal de la maladie.

Le 4 mai, j'opérai sur le côté gauche ; une portion des

téguments fut soulevée avec la pince à entropion et coupée avec des ciseaux, dans une étendue des deux tiers de la largeur horizontale de la paupière et un tiers de son épaisseur verticale. L'orbiculaire ainsi découvert était sain et fut enlevé à peu près dans la même étendue, par le moyen de la pince ordinaire et des ciseaux. Un fascia cellulaire dense se présenta alors dans l'ouverture. Ce fascia ayant été enlevé à son tour, une masse de graisse ressemblant à la graisse naturelle de l'orbite, environ de la grosseur d'une amande, tomba dans l'ouverture et je l'enlevai immédiatement; elle n'était pas complétement serrée par une capsule de tissu aréolaire qui l'entourait, mais était divisée en pelotes ou petits lobes qui se mouvaient librement; c'est pourquoi elle n'avait pas l'aspect d'une tumeur graisseuse. Après son extraction, comme il n'y avait point d'autre tissu à enlever, je fermai la plaie par des sutures et j'eus la satisfaction de voir la guérison se faire en quatre jours avec une presque complète guérison de la difformité. Une quinzaine après, sur la demande du malade, je pratiquai précisément la même opération sur le côté droit et avec le même résultat. Après avoir coupé le fascia sous-musculaire, une pelote de graisse apparut et je la retranchai.

Quand la plaie fut guérie, la difformité fut même plus complétement détruite que de l'autre côté, parce qu'on avait mis plus de soin à couper le lambeau de tégument enlevé. Deux mois après, les paupières ne présentaient aucune trace de la maladie.

Les symptômes du lipôme orbitaire sont ceux de presque toutes les orbitocèles bénignes : l'exophthalmos est le plus important.

La marche de cette affection est ordinairement très-lente; l'œil sort petit à petit de l'orbite; rarement d'ailleurs le lipôme acquiert un volume considérable.

Une tumeur du fond de l'orbite peut, en progressant vers la partie antérieure de cette cavité, repousser au-devant d'elle une portion du tissu cellulaire ambiant, s'en coiffer en quelque sorte, de manière que l'opérateur qui voudrait pratiquer l'incision ou l'excision de la tumeur qu'il suppose être un kyste rencontre un peloton cellulo-graisseux, et pourrait croire avoir commis une erreur de diagnostic. M. Tavignot[1] a rapporté un fait où il a rencontré cette particularité.

L'ablation de la tumeur constitue tout le traitement.

[1] Tavignot, *Réflexions sur les kystes développés dans l'orbite* (*Journal des Connaissances médico-chirurgicales*, t. XXXI, 1848, p. 11).

# CHAPITRE IV.



La cavité orbitaire, étant formée par le rapprochement d'un grand nombre d'os, semblerait au
premier abord devoir être assez communément le
siége d'enchondromes, productions morbides qui
se rencontrent ordinairement au voisinage des
articulations ou des sutures osseuses, là, en un
mot, où le tissu fibro-cartilagineux peut être sécrété en abondance. Cependant il n'en est pas
ainsi. Tandis que la région parotidienne a fourni
plusieurs exemples de ce genre de tumeurs, et
que nous-même avons eu occasion d'en observer
un cas très-remarquable [1], nous n'avons pu trouver dans la science aucun fait d'enchondrome
intra-orbitaire.

Nous aurions donc été réduit à ne mentionner
que pour mémoire ce genre de tumeurs, si *l'U-
nion médicale* ne venait d'en publier récemment
un exemple, dû à M. Fano. Dans cet état de

---

[1] Voir notre Mémoire sur les tumeurs parotidiennes et leur
ablation, dans *l'Union médicale*, août 1857. On y trouve une
note de notre ami M. Robin sur la structure de ces tumeurs.

choses on conçoit que nous devions nous borner à reproduire l'observation *in extenso.*

OBSERVATION [1]. — *Tumeur ostéo-fibro-cartilagineuse de l'orbite. — Extirpation. — Guérison rapide.* — La nommée X***, âgée de vingt-deux ans, demeurant rue de l'Echiquier, 27, m'a été adressée par M. le docteur Courot. Elle est affectée d'une tumeur qui occupe le voisinage du grand angle de l'orbite gauche. Cette tumeur remonte, au dire de la malade, à la première enfance. Lorsqu'elle s'en est aperçue à l'âge de cinq ou six ans, la grosseur pouvait avoir le volume d'un pois. Depuis cette époque la tumeur a pris de l'accroissement, au point d'atteindre les dimensions d'une petite noisette.

Voici quels en sont les caractères actuellement, juillet 1859 :

La tumeur est située un peu en dehors de l'angle interne de l'orbite gauche ; elle soulève les téguments de la paupière inférieure, qui ont dans le point correspondant une teinte légèrement bleuâtre. En pressant sur la tumeur, on la refoule facilement d'avant en arrière et on constate manifestement qu'elle s'enfonce dans l'orbite. Si, au contraire, on la refoule d'arrière en avant, en exerçant une pression à travers la paupière inférieure, on la fait proéminer sous les téguments et on la retient contre le rebord de l'orbite. De cette façon on apprécie facilement son volume et sa consistance. Elle présente la grosseur d'une petite noisette ; elle a une forme arrondie, une consistance très-prononcée, elle est bien nettement isolée des parties voisines, et mobile en divers sens. Elle est complétement indolente par elle-même ou à la pression.

La vue est aussi nette à gauche qu'à droite ; les mouve-

---

[1] *Union médicale*, 1859, t. III, p. 537.

ments du globe oculaire gauche sont un peu gênés. Pas de larmoiement; d'ailleurs la tumeur n'a aucune connexion avec le sac lacrymal.

M. Courot m'ayant demandé mon avis sur la nature de la tumeur et sur le traitement à faire, je lui écrivis qu'il s'agissait d'un enchondrome de l'orbite et que l'extirpation en serait facile. Toutefois, avant de s'arrêter à un parti, M. Courot voulut avoir un second avis. En conséquence, la jeune malade consulta un de nos confrères les plus distingués, chirurgien d'un grand hôpital, qui opina pour une tumeur veineuse de l'orbite. M. Courot fut un instant ébranlé par cette divergence de diagnostic. Toutefois, je lui fis remarquer que la mobilité excessive de la tumeur, sa consistance très-forte, l'absence d'un état érectile de la peau ne s'accordaient guère avec la pensée d'une tumeur sanguine, Je persistai dans mon diagnostic, et l'on verra que j'avais raison. Finalement M. Courot adopta ma manière de voir, et, en conséquence, il fut décidé que je pratiquerais l'extirpation de la tumeur.

Cette opération fut faite le 7 juillet avec l'assistance de M. Courot. La malade est assise sur une chaise. Je commence par refouler la tumeur d'arrière en avant, de façon à la ramener sur le rebord orbitaire du maxillaire supérieur, et M. Courot se charge de la maintenir immobile dans ce point, en exerçant une pression continue avec une spatule sur les téguments de la paupière inférieure qui la recouvre. Au moyen d'un bistouri convexe, j'incise, couche par couche, parallèlement aux fibres de l'orbiculaire des paupières, les parties molles qui recouvrent la tumeur; à peine celle-ci a-t-elle été mise à découvert qu'elle sort spontanément et tombe sur la joue. Aucune artère n'a été ouverte et il ne s'écoule qu'une très-petite quantité de sang. Les lèvres de la plaie sont réunies par deux points de suture entortillée; une simple compresse imbibée constamment d'eau

froide est placée à demeure sur la région palpébrale inférieure.

*Examen de la tumeur.* — La tumeur a le volume d'une
amande de grosse noisette, elle est entourée d'une membrane blanche facile à enlever. Dépouillée de cette membrane, la tumeur présente un aspect blanchâtre, elle est
tellement dure qu'elle ne se laisse pas même entamer par
la lame d'un fort scalpel. Soumise à une coupe dans le sens
antéro-postérieur, elle présente une série de lamelles em-
boîtées les unes dans les autres et à la périphérie une la-
melle d'un blanc grisâtre ressemblant au fibro-cartilage et
présentant au microscope une substance amorphe, des fibres entre-croisées en divers sens et des corpuscules carti-
lagineux.

Le 8 juillet, je retire les deux épingles qui ont servi à
faire la suture entortillée. Les angles de la plaie sont cicatrisés ; le 9, la cicatrisation est presque complète. Une ecchymose existe dans l'épaisseur de la paupière inférieure.

Le 11 juillet, le pourtour de la plaie, dont les bords restent réunis, est douloureux, un peu tuméfié. Cataplasme
émollient sur la paupière, purgatif salin.

Le 16 juillet, la cicatrisation est complète.

Enfin voici deux observations de Mackenzie qui
nous paraissent se rapporter à ce genre de tumeurs.

Observation [1]. — Un morceau de pierre à chaux étant
venu frapper l'angle externe de l'orbite produisit en ce
point une plaie déchirée peu étendue, qui guérit promptement. Une petite tumeur dure, qui s'était bientôt formée sur
l'endroit de la plaie, fut extirpée, et l'on trouva qu'elle
contenait un petit fragment de pierre à chaux.

[1] Mackenzie, observation 290.

Quelques mois après, on vit reparaître dans le même point une autre petite tumeur, en rapport avec une seconde qui adhérait si fortement au contour de l'orbite, qu'on la prit pour une exostose. Au bout de quelques semaines, on découvrit le long du contour inférieur de l'orbite une troisième tumeur circonscrite, plus mobile que la dernière, mais aussi dure au toucher qu'un morceau de cartilage. Le malade était traité par M. Samuel Clarke, à qui je servis d'aide lorsqu'il enleva les tumeurs. Les deux, qui ressemblaient, au toucher, à des exostoses, étaient en partie situées dans l'orbite et adhéraient fortement à son périoste. Elles offraient à l'incision la texture blanche striée du squirrhe. L'extirpation se fit à l'aide d'une incision semi-lunaire parallèle aux bords externe et inférieur de l'orbite, et l'on enleva soigneusement toutes les parcelles du tissu induré. Plus d'un an après l'opération, aucune récidive n'avait encore eu lieu.

OBSERVATION [1]. — Le 5 juillet 1844, au *Glasgow eye infir-mary*, le docteur A. Anderson extirpa une tumeur osseuse située derrière la paupière inférieure. Elle s'enfonçait de façon à ne plus pouvoir être sentie à travers la paupière, et l'on ne pouvait la faire saillir qu'en refoulant la paupière supérieure dans l'orbite. Elle était lisse à l'extérieur, avait un diamètre de quatre dixièmes de pouce, et se composait de couches de cartilage et de matière osseuse.

[1] Mackenzie, observation 289.

# CHAPITRE V.



De toutes les tumeurs de l'orbite, les kystes sont incontestablement celles qu'on rencontre le plus fréquemment, bien qu'ils soient encore loin d'être communs. Ces tumeurs peuvent avoir deux origines distinctes : elles peuvent naître directement dans la cavité orbitaire, ou bien prendre naissance dans les paupières et de là gagner l'orbite. Cette dernière espèce a été assez souvent observée ; elle détermine dans la direction de l'œil un changement en rapport avec la situation de la tumeur, mais non directement en avant. Ces kystes palpébraux ne rentrent pas dans notre cadre.

Quant aux kystes intra-orbitaires proprement dits, c'est le plus souvent le tissu cellulaire qui leur donne naissance. Lorsqu'on songe à la situation la plus commune de ces tumeurs, il est difficile de ne pas admettre que le tissu cellulaire lâche existant entre la paupière supérieure et son muscle élévateur, entre ce muscle et le droit supérieur de l'œil, tissu cellulaire dans lequel nous avons trouvé de petites bourses synoviales, ne soit souvent le point de départ de kystes. Ce sont ces derniers que les écrivains allemands ont désignés sous le nom d'*hygromas* de l'orbite.

D'autres fois ces tumeurs peuvent avoir leur point de départ dans la glande lacrymale ou ses canalicules excréteurs. Nous en parlerons dans le chapitre spécialement consacré à cet organe.

Enfin quelques-unes naissent hors de l'orbite, soit dans le cerveau, soit dans les sinus frontaux, les fosses nasales, etc. (Voir le livre Ier.)

### Anatomie pathologique.

*Situation.* — On a observé des kystes sur tous les points des parois orbitaires ; mais on s'accorde généralement à admettre qu'ils sont plus fréquents à la voûte et au plancher de l'orbite que sur les parois latérales. C'est surtout en haut et en dehors qu'on les voit fréquemment. Rarement ils occupent le fond de l'orbite ; M. Carron du Villards [1] en rapporte un exemple observé chez un enfant : le kyste représentait une cuvette sur laquelle s'appuyait le globe oculaire.

*Volume.* — Le volume de ces kystes varie depuis celui d'un pois ou d'une cerise jusqu'à celui d'un œuf de poule. Rosas [2], Cunier [3], ont relaté

---

[1] *Maladies des yeux*, t. Ier, p. 474.
[2] *Schmidt's Jahrbücher*, t. XXXV, p. 102.
[3] *Annales d'oculistique*, supplément, t. III.

des faits de kystes très-volumineux. M. Carron du Villards [1] dit en avoir vu de la grosseur d'une forte orange.

*Forme.* — Ordinairement arrondies ou ovalaires, ces tumeurs sont quelquefois pyriformes ou bien s'accommodent à la forme des parties environnantes ; elles adhèrent d'une manière assez lâche aux tissus voisins ; cependant, à la longue, ces adhérences deviennent assez intimes pour qu'il soit difficile de les rompre sans intéresser les organes intra-orbitaires.

La *membrane d'enveloppe*, souvent excessivement mince, avait, dans quelques cas, une épaisseur d'une à deux lignes, et une structure serrée comparable à celle de la dure-mère ; on y a même rencontré des concrétions calcaires [2]. La surface interne en est ordinairement lisse et d'apparence séreuse ; quelquefois cependant on l'a vue veloutée et offrant l'aspect des muqueuses [3].

Quoique le plus souvent uniloculaires, les kystes de l'orbite peuvent être cloisonnés et partagés en plusieurs loges ; ainsi une tumeur enlevée par Saint-Yves [4] était triloculaire ; quelque-

---

[1] *Annales d'oculistique*, 1858, t. XIV, p. 105.
[2] *Ibid.*, t. III, supplément.
[3] Græfe et Walther, t. VII, p. 227.
[4] Saint-Yves, *Maladies des yeux*, 1722, p. 147.

fois même chaque loge a un contenu différent ;
c'est ce qui avait lieu dans ce dernier cas. Dupuytren a rapporté l'observation d'un petit kyste
flottant librement dans la matière d'une autre
poche plus volumineuse. Enfin des poils [1], des
dents [2] ont été rencontrés dans ces tumeurs.

Les kystes accompagnent souvent d'autres
lésions des organes de l'orbite, telles que le
cancer, etc.

Suivant le volume qu'ils atteignent et le siége
qu'ils occupent, les kystes de l'orbite peuvent
produire l'atrophie de la glande lacrymale, la distension et la désorganisation du nerf optique,
l'altération du globe oculaire, l'élargissement et
même la perforation des parois orbitaires [3].

### Classification.

D'après leur contenu, les kystes de l'orbite
peuvent être divisés en trois classes :

1° Les kystes séreux proprement dits ;

2° Les kystes séreux hydatiques ;

3° Les kystes mous (athéromes, stéatomes,
mélicérides, etc.).

---

[1] *Annales d'oculistique*, t. XII, p. 41.

[2] Barnes, *Med. chir. Trans.*, t. IV, p. 318.

[3] Middlemore, t. II, p. 609, et Delpech, *Clinique de Montpellier*, t. II, p. 99.

Enfin mentionnons, pour mémoire seulement, l'observation de kyste osseux rapportée page 78.

## 1º *Kystes séreux.*

Ce sont incontestablement les plus fréquents. Les auteurs en rapportent beaucoup d'exemples; nous citerons particulièrement :

En Angleterre : Middlemore [1], Bromfield [2], Monteath [3], Mackenzie.

En Allemagne : Schmidt [4] et Langenbeck [5].

En France, nous avons les observations de Saint-Yves [6], Delpech [7], Dupuytren [8], Richerand [9],

---

[1] T. II, p. 609.

[2] *Medical observations*, t. IV, p. 571; London, 1772. — Middlemore, t. II, p. 606. — Mackenzie, observation 280.

[3] Mackenzie, observation 275.

*Schmidt's Jahrbücher*, t. XXXVIII, p. 99; *Annales d'oculistique*, t. III, supplément, p. 47.

[5] *Neue bibliothek für die Chirurgie*, p. 40; Hannover, 1819. — Mackenzie, observation 282.

[6] *Maladies des yeux*, 1722, p. 147.

[7] *Clinique de Montpellier*, t. II, p. 505.

[8] *Gazette des hôpitaux*, 20 juin 1833.

[9] *Nosographie chirurgicale*, 1813, t. II, p. 419.

Sanson[1], Lisfranc[2], et de MM. Monod[3], Carron du Villards[4], Lafargue[5], Tavignot[6].

La sérosité contenue dans ces kystes est ordinairement limpide et transparente, de couleur citrine, souvent d'apparence albumineuse ; quelquefois on l'a vue brunâtre, ce qui tient probablement à du sang épanché (obs. de Dupuytren), ou même ayant l'apparence d'un sang noir[7]. Il est vrai que, dans ce dernier cas, le kyste avait été ponctionné déjà plusieurs fois et traversé par un fil.

De tous les kystes orbitaires, les kystes séreux sont généralement ceux dont le développement peut être le plus considérable. On en a vu s'étendre jusque dans la cavité crânienne à travers le trou optique, en écartant les os du fond de l'orbite.

[1] Sichel, *Iconographie ophthalmologique*, observation 255, p. 723.

[2] *Bulletin de la Société anatomique*, 1859, p. 287.

[3] Le cas n'a pas été publié.

[4] *Gazette des hôpitaux*, 11 janvier 1859.

[5] *Des difficultés de diagnostic*, mémoire lu à la Société médicale de Bordeaux (*Annales d'oculistique*, 1846, t. XV, p. 136).

[6] *Journal des Connaissances médico-chirurgicales*, 1848, t. XXXI, p. 11. — Voir encore les *Annales d'oculistique*, 1848, t. XX, p. 223, et une observation de M. Lionel S. Reale dans le *Med. Times*, août 1851.

[7] Mackenzie, observation 276.

Voici une observation de ce genre due à Delpech.

OBSERVATION[1]. — *Kyste développé dans l'orbite et prolongé dans la cavité crânienne par le trou optique.* — Louis Bonnet, né dans le département de l'Aveyron, âgé de vingt ans, d'une stature moyenne, d'un teint coloré, jouissant d'une assez bonne santé, fut admis à l'hôpital Saint-Éloi, le 30 avril 1825. Il portait depuis l'âge de huit ans une tumeur considérable, qui remplissait l'orbite gauche et faisait une grande saillie entre les paupières. En l'examinant attentivement, voici ce qu'elle présentait : les paupières bridées, fort distendues dans le sens de leur largeur, étaient séparées entre elles par un intervalle d'un pouce et demi ; leur surface était recouverte d'une peau mince, injectée, mais nullement altérée d'ailleurs ; leur bord libre était encore orné de quelques cils rares, clair-semés et fins ; l'espace intermédiaire était ouvert, saillant, rouge, recouvert de la conjonctive fort injectée, fongueuse, humectée de larmes et de mucosités puriformes.

La place dans laquelle avait dû exister la cornée transparente en présentait à peine quelques traces ; une demi-teinte brune, que l'injection et l'épaississement de la conjonctive permettaient de discerner, était le seul indice de son existence. La vue était oblitérée depuis plusieurs années, et l'œil paraissait atrophié. Toute la saillie qui distendait les paupières paraissait formée par une tumeur logée dans l'orbite jusque dans son fond, placée entre les muscles du bulbe oculaire, lesquels lui imprimaient les mêmes mouvements qu'à l'œil lui-même, et dont la rénitence annonçait suffisamment le caractère : il était évident qu'il s'agissait d'un kyste, dont la longue innocuité annonçait

[1] Delpech, *Chirurgie clinique de Montpellier*, p. 505.

suffisamment la nature séro-muqueuse. En effet, la tumeur était fluctuante dans toute son étendue.

Le malade ne put rien nous apprendre sur les causes de cette altération organique ; il se souvenait seulement que, dans le principe, une douleur assez vive se fit sentir, pendant environ un mois, dans la profondeur de l'orbite malade ; que peu de temps après l'œil avait paru soulevé, et successivement chassé de sa cavité ; que la vue de cet œil s'affaiblit dans la proportion du déplacement ; que la conjonctive s'enflamma et conserva longtemps cet état morbide ; que la cornée se couvrit d'ulcérations, dont quelques-unes produisirent la perforation et l'évacuation du corps vitré.

On constatait aisément que la cavité orbitaire avait acquis des dimensions extraordinaires ; ce qui s'accordait parfaitement avec l'ancienneté attribuée à la maladie et avec son premier développement, à une époque où celui du squelette était loin d'être complet. Les formes du front, du nez et de la demi-arcade dentaire supérieure gauche, en étaient changées, mais rien ne l'était, ni quant aux formes du côté opposé, ni quant aux facultés de l'œil droit, ni quant à celles des autres sens, ni même en ce qui concernait l'intelligence. Point d'illusions dans le sens de l'ouïe ni dans celui de la vue ; point de dégradation dans celui de l'odorat ; point d'altération dans les facultés musculaires ; pas la moindre différence dans la force active des quatre membres ; enfin, pas la moindre douleur à la tête. Le malade était seulement gêné par la maladie, en ce que l'état des choses entretenait dans la conjonctive renversée une excitation telle que la moindre variation dans l'état atmosphérique y renouvelait l'inflammation aiguë et les ulcérations dont il n'avait jamais cessé complétement de souffrir. Il désirait ardemment se délivrer de sa maladie, et nous l'examinâmes avec attention pour seconder ses vœux.

Nous avions déjà eu d'autres occasions d'observer des kystes séro-muqueux, très-grands et très-anciens, et précisément dans la même région ; nous avions éprouvé que l'épaississement des kystes, en cet état, ne provenait que des inflammations fortuites qu'ils peuvent avoir contractées, et ne nuit pas à leur oblitération par l'inflammation suppurative. Rien ne pouvait nous faire soupçonner quelque différence notable entre ce cas et celui que nous avons exposé précédemment, et les analogies que nous avons fait connaître. Tout autorisait l'opinion d'une parfaite identité, et nous dûmes nous livrer à l'espérance d'un succès que de si bonnes raisons semblaient promettre. L'opération fut donc décidée et acceptée par le malade.

Le 6 mai, en présence de nos collègues les professeurs Lallemand et Dubreuil, le malade étant placé sur un siége solide, sa tête assujettie contre la poitrine d'un aide, nous plongeâmes horizontalement la lame d'un bistouri droit vers le milieu de la paupière inférieure, lieu auquel correspondait le point résistant et le plus sensiblement fluctuant de la tumeur. Un liquide coulant, transparent, de couleur citrine, se répandit aussitôt et s'élança avec une grande force, au point d'atteindre plusieurs assistants. Nous fûmes surpris de ce phénomène ; nous le fûmes aussi de la quantité de ce liquide, qui nous parut disproportionnée, par rapport au volume de la tumeur, même en ayant égard à l'accroissement de l'orbite qui le contenait ; mais nous fûmes bien plus étonnés lorsque, portant un doigt dans la cavité que le liquide venait d'abandonner pour constater les choses, nous reconnûmes que le kyste, qui en effet était séromuqueux, qui, comme nous l'avions prévu, présentait des épaississements nombreux, durs, inégaux et complétement indolents, ne se bornait pas à l'orbite que cependant il tapissait en entier, mais qu'il se prolongeait dans la cavité crânienne, à travers le trou optique dilaté au point d'ad-

mettre librement notre doigt indicateur. Nous pûmes aisément constater, et nos collègues en firent autant après
nous, que le prolongement postérieur du kyste, moins altéré que le reste par l'inflammation, mais en présentant
néanmoins des traces évidentes, était plongé dans la substance cérébrale, dont on distinguait aisément la consistance.

Il ne fut que trop aisé dès lors de porter un fâcheux
pronostic. Il était impossible de soustraire à l'inflammation
le prolongement crânien du kyste; il n'était pas au pouvoir
de l'art d'empêcher que cette inflammation se propageât
aux parties en rapport le plus intime avec la partie intra-
crânienne du kyste. La substance cérébrale elle-même ne
paraissait pas pouvoir échapper à une semblable destinée,
soit par ses rapports avec l'arachnoïde, soit par ceux que le
kyste lui-même paraissait avoir avec elle. Un miracle pouvait seul faire que l'inflammation ne s'étendît pas du kyste
aux parties environnantes. De la charpie fut engagée mol-
lement dans la cavité et les bords de la plaie maintenus
isolés par l'interposition d'une bandelette de linge enduite
de cérat.

Le malade souffrit peu les deux premiers jours; mais
dès le troisième il survint des douleurs qui annoncèrent
bien l'événement auquel nous étions préparés. Elles par-
taient de la plaie et s'étendaient au front et jusqu'à l'occiput.
Les traits du malade étaient profondément altérés, la langue était rouge, la soif vive, la température du corps fort
élevée, le pouls fréquent et sans consistance; la nuit fut
fort agitée; il y eut du délire. Le quatrième jour, le pouls
bien plus vif et plus fréquent; la chaleur est brûlante; les
douleurs sont comme la veille (vingt sangsues à chaque
tempe); nuit moins agitée, assoupissement.

Le cinquième jour, assoupissement plus profond; déco-
loration de la face; oblitération des sens; insensibilité générale; on ne peut dire s'il y a paralysie. La connaissance

est entièrement perdue. Mort dans la soirée sans autre agonie et sans convulsions.

Autopsie faite dix-huit heures après. L'extérieur du
crâne fortement injecté. Les vaisseaux du cerveau dans le
même état. Le tissu cellulaire sous-arachnoïdien infiltré,
demi-opaque, opalisé. Dans les ventricules latéraux, environ
trois onces de sérosité lactescente. La substance du cerveau,
dans toute sa face inférieure, ramollie et gris ardoise, surtout vers la partie gauche et antérieure.

Vis-à-vis la fosse temporale interne de ce même côté, et
tout près de la selle turcique, il y avait une adhérence de la
substance cérébrale telle qu'il fallut la couper par couches
minces pour la séparer et pour connaître l'état des choses.
Alors il fut évident que la diffluence du cerveau dans presque toute sa partie antérieure gauche était portée jusqu'à
l'état purulent ; que du véritable pus avait été fourni par
les méninges ; qu'un prolongement du kyste de l'orbite
se plongeait dans la substance de la face inférieure de ce
lobe, dans une profondeur d'environ trois pouces, refoulant
à cette même profondeur la pie-mère et l'arachnoïde, et
adhérant fortement à ces mêmes membranes. Ce prolongement du kyste orbitaire présentait, comme le reste, des
bosselures, des inégalités considérables d'épaisseur dans ses
parois. Sa structure était absolument la même ; sa cavité
contenait la même matière purulente, et n'était distincte
que par une sorte d'isthme formé par le trou optique.

Ce dernier, déplacé, situé plus haut en arrière que
celui du côté opposé, distendu, arrondi, présentait un diamètre de plus de six lignes ; changement qu'il avait évidem·
ment éprouvé dans le temps de son état de mollesse. Le
nerf optique gauche y avait entièrement disparu, il avait
été divisé par la pression du kyste contre le contour de
cette ouverture osseuse.

A la face inférieure et dans l'épaisseur du lobe anté-

rieur droit du cerveau, dans le point parallèle, était un autre kyste séro-muqueux, comme celui du côté gauche, mais
différent de celui-ci, en ce que sa structure primitive était
conservée sans altération, que sa cavité contenait de la sérosité pure, et qu'il était plongé dans la substance du cerveau sans refoulement de la pie-mère et de l'arachnoïde ;
il avait des rapports d'union avec ces membranes dans un
seul point, en bas et en avant, lieu où il était le plus
superficiel. Son volume était égal à celui de la moitié d'un
œuf de pigeon divisé selon son grand axe. La couche
inférieure du cerveau, dans le pourtour de ce second kyste,
était ramollie et gris ardoise. Le point correspondant des
méninges avait légèrement souffert de l'inflammation.

A l'exception de la membrane muqueuse de l'estomac,
qui était légèrement rouge, tout le reste du cadavre n'offrait aucun intérêt.

## 2° *Kystes hydatiques.*

Les kystes séreux renfermant des hydatides ont
été moins souvent observés que les kystes séreux
simples ; il est vrai que la présence de l'hydatide a
dû quelquefois passer inaperçue. C'est ce qui a dû
arriver aux auteurs anciens, dans lesquels on
n'en trouve aucun exemple. Le cas le plus ancien
que nous connaissions est celui de J.-L. Petit
déjà cité page 20, dans lequel, à l'autopsie, on
trouva sous la dure-mère trois hydatides, dont
une occupait le fond de l'orbite.

Un des premiers faits bien observés d'hydatides

orbitaires est dû à M. Lawrence [1]. On en trouve aussi un cas dans la clinique de Delpech [2]. Depuis, MM. Weldon [3], Middlemore [4], Bowman [5], Garcià Romeral (de Madrid) [6], Goyrand (d'Aix) [7], Ansiaux (de Liége) [8] en ont rapporté des exemples; aussi est-on surpris de voir Mackenzie [9] traiter d'illusoire l'existence des hydatides dans ces kystes.

La plupart des tumeurs de ce genre ont été observées chez des personnes peu avancées en âge; les malades de MM. Ansiaux et Goyrand étaient des enfants.

Du reste, à part la présence de l'hydatide, ces kystes sont tout à fait semblables aux kystes séreux ; or il n'existe aucun signe qui puisse faire soupçonner cette présence ; c'est presque toujours

---

[1] Mackenzie, observation 629.

[2] *Clinique chirurgicale*, t. II, p. 99.

[3] Weldon, *Cases and obs. on Surgery*, p. 104.— Mackenzie, observation 273, t. II.

[4] Middlemore, t. II, p. 614.

[5] *Med. chir. Transactions*, t. XVII, p. 48; London, 1831.— Mackenzie, observation 630.

[6] *Annales d'oculistique*, t. XIV, année 1845, p. 125.

[7] *Annales de la chirurgie française et étrangère*, t. VIII.

[8] *Gazette des hôpitaux*, 31 octobre 1854. — Voir encore Schmidt, *loc. cit.*, p. 90; *Casper's Heilkunde*, t. Ier, p. 257.

[9] T. Ier, p. 465.

à l'insu du chirurgien que l'acéphalocyste se trouve dans la tumeur; on croit n'avoir affaire qu'à un simple kyste séreux ; on le ponctionne ou on l'incise, ce qui donne lieu d'abord à l'issue d'une sérosité citrine limpide ; puis on est tout étonné de voir sortir par l'incision une substance blanche opaque, laquelle n'est autre chose qu'une hydatide ; quelquefois même on en voit sortir plusieurs, soit spontanément, soit sous l'influence d'une pression exercée sur la tumeur. Voici, comme exemple, l'observation de M. Goyrand (d'Aix).

*Exophthalmie produite par le développement d'un acéphalocyste solitaire dans l'orbite* [1]. — Le sujet de cette observation est un enfant âgé de onze ans, qui me fut adressé au commencement de juin, par mon ami M. Girard, médecin à Gardanne. L'œil gauche, repoussé en avant et sur le nez, était tout hors de l'orbite ; là, il était immobile, son axe était dirigé en dehors. Les paupières, soulevées et distendues, ne recouvraient l'œil qu'en partie ; leurs bords libres, renversés en dedans, tournaient leurs cils contre cet organe. La conjonctive oculaire était injectée ; la palpébrale l'était bien plus encore ; la cornée avait perdu en partie sa transparence ; cette membrane était obscurcie comme par un nuage ; la faculté visuelle n'était point abolie dans cet œil, mais elle y était fort affaiblie. Les douleurs que le jeune malade accusait ne paraissaient être

---

[1] *Annales de chirurgie française et étrangère*, t. VIII, par M. Goyrand.

que le résultat de la compression et de la distension des parties. L'œil s'était ainsi déplacé peu à peu ; les parents du malade avaient commencé de s'en apercevoir deux ans avant.

L'œil n'avait que son volume normal. La tumeur qui l'avait déplacé faisait saillie au devant du côté externe de la base de l'orbite. La fente palpébrale était considérablement allongée. En écartant les paupières sur la commissure externe, on voyait en dehors de l'œil la tumeur recouverte par la conjonctive injectée et boursouflée.

Cette tumeur se distinguait très-bien de la base de l'orbite ; elle était dure, mais résistante, et en la prenant alternativement avec deux doigts appliqués l'un sur la paupière supérieure, l'autre sur l'inférieure, j'y apercevais une fluctuation qui ne me sembla jamais douteuse.

Je savais donc que je n'avais point affaire à une tumeur solide, mais à un kyste plein de liquide. Ce kyste ne pouvait être un athérome ou un mélicéris, car il avait pris naissance au fond de l'orbite, loin, par conséquent, des cryptes sébacés, et n'avait évidemment que des rapports de contiguïté avec la peau et la conjonctive. Était-ce un kyste purulent ? un kyste séreux ?

Le déplacement de l'œil n'avait pas été précédé ou accompagné d'accidents qui pussent autoriser la première supposition.

Les kystes séreux se forment dans un tissu cellulaire séreux ; rarement, je crois, dans un tissu adipeux comme celui de l'orbite. Je pensai que j'avais affaire à un kyste hydatique ; ce qui contribua beaucoup à me mettre sur la voie, c'est le souvenir d'un cas fort analogue à celui-ci que j'avais observé chez un enfant, à la clinique de l'Hôtel-Dieu de Paris, en 1828. Dans ce dernier cas, apparemment la tumeur ne faisait pas de saillie sur les côtés de l'œil déplacé, et le boursouflement de la conjonctive augmentait le volume apparent de cet organe, ce qui fit croire qu'il était le siége d'une dégénérescence cancéreuse. On crut devoir en faire l'extirpation. L'œil fut saisi avec la pince érigne de Muzeux. Un premier coup de bistouri fit jaillir du fond de l'orbite un liquide aqueux ; l'opération n'en fut pas moins continuée, et quand l'œil fut enlevé, l'hydatide tomba sur la joue du malade. L'œil n'était nullement dégénéré.

Je fis connaître mon opinion sur la nature de la tumeur à mes confrères ; j'y mis toutefois quelque réserve, car on ne pouvait, dans un pareil cas, arriver à un diagnostic tout à fait positif.

Le 10 juin, je procédai à l'opération, aidé par MM. Guiran et Blancard.

J'incisai la commissure externe des paupières jusqu'à la tempe, et mes deux aides se chargèrent d'écarter les bords de l'incision avec des crochets mousses. Pendant que je cherchais à inciser la conjonctive qui recouvrait la tumeur, le malade, peu docile, fit un mouvement en avant, le bistouri perça le kyste, et nous vîmes jaillir par la ponction un liquide d'une limpidité parfaite. La tumeur se flétrit et s'affaissa. Avec une pince à crochets, je saisis alors le kyste et la conjonctive qui le recouvrait, et j'en excisai un lambeau avec les ciseaux courbes. Le kyste fut ainsi largement ouvert. J'y plongeai le doigt, qui pénétra sans obstacle jusqu'au fond de l'orbite ; puis, regardant au fond de la poche, j'y distinguai un corps blanc, opalin, membraniforme, ridé, que je retirai avec la pince ; c'était une hydatide solitaire qui, distendue, avait dû avoir le volume d'une très-grosse noix.

L'hydatide extraite, l'œil est rentré de lui-même dans l'orbite, conservant sa direction oblique en dehors, et s'est enfoncé plus profondément que son congénère.

J'ai réuni l'incision de la commissure palpébrale par trois points de suture entortillée et couvert l'œil et les parties voisines de compresses imbibées d'eau froide.

Dans la journée, il s'est fait un écoulement abondant de larmes et de sérosité sanguinolente. Le 11 au matin, gonflement considérable des deux paupières, reproduction de l'exorbitisme, peu de douleur, fièvre nulle, pas de tuméfaction à l'incision.

Le soir, il y a eu de la douleur et de la fièvre ; le gonflement a beaucoup augmenté, il s'étend aux bords de l'incision, qui sont douloureux et tiraillés par la suture, au nez, au front, aux paupières de l'autre œil. J'enlève les aiguilles de la suture et je fais appliquer un cataplasme émollient.

Le 12, diminution notable du gonflement, écoulement abondant de larmes sanguinolentes et de pus. Les paupières peuvent s'entr'ouvrir, l'œil n'est guère moins saillant qu'avant l'opération ; les douleurs et la fièvre ont presque cessé.

Le 15, suppuration toujours abondante ; l'œil est beaucoup moins saillant ; le reste de la face est désenflé ; il n'y a plus de fièvre, l'appétit est vif, l'état général est parfait. L'incision de la commissure des paupières s'est réunie par première intention, quoique les aiguilles de la suture aient été retirées trente-six heures après l'opération.

Le 17, la suppuration continue ; l'œil a repris sa place dans l'orbite : son axe est toujours dévié en dehors ; les paupières sont encore un peu tuméfiées ; le jeune malade quitte la salle.

Il revient me voir le 1er juillet. Il n'existe plus alors aucune trace d'exorbitisme ni d'entropion. Le strabisme divergent est bien moins prononcé ; l'œil peut se diriger en avant, mais ne peut pas encore se tourner du côté du nez. Il n'existe plus d'injection à la conjonctive. La cornée s'éclaircit ; la vue s'est déjà notablement améliorée.

Souvent les vésicules hydatiques ne sont sorties qu'au bout de quelques jours, entraînées par

là suppuration, comme dans le fait observé par
M. Bowman.

OBSERVATION 1. — James Walker, âgé de vingt ans, voilier,
fut admis au Royal London Ophthalmic Hospital, dans le service de M. Bowman, le 10 août 1852, pour une tumeur
située à l'intérieur de l'orbite gauche, et qui avait déjà
déterminé la désorganisation du globe de l'œil. A la partie
supérieure et interne, on sentait une tumeur diffuse et
molle, qui donnait au doigt une sensation de fluctuation
obscure ; la conjonctive de la paupière était renversée en
dehors, l'œil lui-même déplacé en avant et dirigé aussi un
peu en dehors et en bas. La cornée était enfoncée, flasque
et à moitié opaque ; le globe de l'œil en partie affaissé.
Au premier aspect on était fortement porté à croire qu'il
s'agissait de quelque tumeur maligne, située derrière l'œil,
idée que semblait confirmer le teint pâle et cachectique
du malade. Il rapporta qu'il s'était aperçu, trois ans auparavant, de la saillie anormale de son œil gauche, et qu'à la
même époque il avait commencé à ressentir une vive douleur derrière cet organe. Ces deux symptômes s'étaient
promptement accrus sans aucune affection inflammatoire
aiguë de l'œil ; la vue s'était graduellement affaiblie jusqu'à un an environ avant son admission, époque à laquelle
elle s'était complétement éteinte. Depuis le début de sa
maladie, il avait éprouvé une forte céphalalgie frontale qui,
dans ces derniers temps, l'avait complétement empêché de
dormir. C'était même surtout ce dernier symptôme qui l'a-
vait décidé à venir demander un avis. Il avait employé
beaucoup de moyens médicaux, mais aucune opération
chirurgicale n'avait été tentée.

[1] *Médico-chirurgical Transactions,* 1831. — Mackenzie, t. II,
observation 630.

*27 août.* — M. Bowman se détermina à tenter l'exploration de la tumeur, et choisit pour cela le point un peu élastique qui existait à sa partie supérieure et interne, et qui était recouvert par la paupière supérieure. Après avoir soulevé cette paupière, il fit avec un bistouri une ponction, qui laissa échapper sur-le-champ une certaine quantité d'un liquide aqueux parfaitement limpide, et la tumeur diminua sensiblement. Il agrandit immédiatement l'ouverture dans le sens horizontal, jusqu'à ce qu'elle fût assez grande pour laisser passer son doigt, qu'il introduisit dans une cavité qui s'étendait jusqu'au sommet de l'orbite, garnie de chaque côté des tissus de cette région, épaissis et confondus. Il put néanmoins sentir le nerf optique et quelques-uns des muscles droits comme disséqués par le kyste qui s'était insinué dans leurs interstices. On rechercha surtout avec le doigt et la curette s'il n'existait pas d'hydatides ; mais on n'en amena aucune en vue, et l'on en conclut qu'il s'agissait d'un kyste aqueux simple, entouré de tissus altérés par la compression qu'il exerçait sur eux. Dans le but d'amener l'oblitération du kyste, on y introduisit une mèche de charpie, dont une des extrémités pendait par l'ouverture que l'on avait faite ; on couvrit le tout d'un cataplasme, et l'on envoya le malade se coucher. Il survint un gonflement considérable, et au bout d'une semaine la suppuration s'étant établie, trois hydatides se montrèrent dans la matière de l'écoulement ; deux d'entre elles avaient le volume de grosses billes, et une troisième, la moitié seulement de ce volume. Elles étaient presque globuleuses et leurs parois étaient composées d'une membrane mince semi-transparente.

Le gonflement des tissus intra-orbitaires diminua graduellement, et au commencement d'octobre les parties avaient presque pris leurs dimensions naturelles. Les restes de l'œil s'étaient affaissés et unis de nouveau avec le contour de l'orbite. Quelques nuits après que l'on eut vidé le kyste, le malade fut complétement débarrassé de la céphalalgie dont il avait été si longtemps tourmenté.

### 3° *Kystes mous.*

Nous rangeons sous cette dénomination les kystes stéatomateux, athéromateux, mélicériques, sébacés, colloïdes, purulents, mélaniques, observés dans l'orbite. Il n'existe pas entre toutes ces variétés de ligne de démarcation bien tranchée; du reste une délimitation exacte de chacune d'elles serait sans utilité pratique.

A. *Stéatomes.* — Les stéatomes paraissent les moins rares de ces kystes; on en trouve une observation due au docteur Buck (de Lubeck) dans le *Schmidts Jahrbücher*, 1836; la masse enlevée pesait trois onces. Mackenzie en rapporte deux: l'une (observation 279) empruntée à Langenbeck; l'autre, due à M. Barnes, est intéressante autant par l'existence d'une poche à deux cavités que par la présence d'un germe dentaire dans l'une d'elles.

Voici cette observation :

OBSERVATION [1]. — *Kyste double s'étendant au fond de l'orbite et contenant une dent.*—Thomas Heard, jeune homme de

---

[1] *Medico-chirurgical Transactions*, t. IV, p. 316; London, 1813. — Mackenzie, observation 281.

dix-sept ans, d'une bonne santé, fut admis à l'hôpital ophthalmique d'Exeter, dans le service de M. Barnes, pour une tumeur qui s'opposait complétement à la vision de l'œil gauche. La tumeur était située au-dessous de l'œil et occupait une très-grande partie de l'orbite : elle paraissait s'étendre à une grande profondeur, et faisait saillie en avant. La peau n'était point adhérente ; l'œil était intact. La tumeur avait paru dans la première enfance et, à cette époque, elle n'était pas plus grosse qu'un pois.

Dans l'opération, on divisa le muscle oblique inférieur de l'œil qui paraissait tendu en travers de la partie antérieure de la tumeur. Le kyste adhérait solidement à l'angle externe et à une partie du bord inférieur de l'orbite. On l'ouvrit, pour se donner de l'espace, vers l'extrémité postérieure de la tumeur ; à son côté interne, il paraissait embrasser un prolongement osseux pointu, naissant à peu près de la ligne de jonction de l'ethmoïde avec le maxillaire supérieur. Il fut enlevé sans difficulté ; ce n'était autre chose qu'une dent ; le kyste adhérait solidement autour d'elle. Le malade avait toutes ses dents.

On trouve dans le journal *the Lancet* [1] l'observation d'un kyste stéatomateux orbitaire du volume d'une grosse noix, enlevé chez un enfant de huit ans ; sa mère assurait que cette affection était congénitale.

B. *Athéromes.* — Rosas eut occasion d'observer un cas d'athérome [2] chez une femme de quarante-cinq ans. L'incision de la tumeur donna

---

[1] *The Lancet*, 1826-27, t. XI, p. 718.
[2] *Schmidt's Jahrbücher*, t. XXXV, p. 103.

issue à une matière graisseuse d'un gris verdâtre, d'une consistance sirupeuse, du poids de six onces.

On en trouve aussi un exemple dans l'atlas d'Ammon [1].

C. *Mélicérides.* — Un cas de ce genre de tumeur est rapporté par Marchetti [2].

On en trouve également un exemple dans Græfe et Walther [3]. Il s'agit d'une tumeur de la forme d'une poire, de la grandeur d'un œuf de pigeon, contenant une matière d'un blanc jaunâtre, de consistance crémeuse, dans laquelle étaient des noyaux plus durs, semblables à du miel.

Nous citerons encore les observations de Middlemore [4], A. Berard [5], O'Ferral [6] et Caudemont [7].

[1] Pl. XI, fig. 8.

[2] Pierre de Marchetti, observation 21, traduction Warmont (Thèses, 1858), p. 57. L'observation est intitulée : *Mélicéris du grand angle de l'œil,* s'étendant jusqu'à la pupille, qu'on traita en vain par une grande quantité de remèdes, et qui fut enfin enlevée adroitement avec son follicule sans blesser l'œil.

[3] Græfe und Walther's *Journal der Chirurgie,* etc., t. VII, p. 255; Berlin, 1825. — Mackenzie, observation 271.

[4] Middlemore, *Maladies des yeux,* t. II, p. 613.

[5] *Annales d'oculistique,* t. XII.

[6] *Dublin hospital Gazette,* t. II, p. 161, 241 ; reproduit dans les *Annales d'oculistique,* t. XIX, p. 64, et dans l'*Union médicale,* 15 janvier 1848.

[7] *Bulletins de la Société anatomique,* 1844, p. 205; discussion à propos d'une orbitocèle présentée par M. Figuière.

**D.** *Kystes sébacés.* — Ces kystes naissent ordinairement de la conjonctive. M. Walton [1] en a observé un cas chez un enfant de quatre ans ; la tumeur s'étendait profondément dans l'orbite.

En voici une observation très-complète due à M. Testelin.

OBSERVATION [2]. — Dans le courant de septembre 1846, se présente à la consultation gratuite de la Société de médecine de Lille une jeune fille de la campagne, âgée de vingt ans, bien constituée, d'un tempérament lymphatique. Elle vient demander un avis pour son œil droit, qui est saillant en avant et refoulé en haut et en dedans par une tumeur qui occupe la partie interne et inférieure de l'orbite. Cette tumeur est très-appréciable à la vue ; la peau qui la recouvre n'a point changé de couleur et a conservé sa mobilité; elle est indolente ; la pression n'y développe aucune douleur, et donne une certaine sensation de mollesse et de fluctuation obscure qui ne permet pas de reconnaître s'il s'agit d'une tumeur solide ou liquide ; toutefois la pression ne la fait pas rentrer dans l'orbite ni diminuer de volume. La vision est abolie, bien que la malade distingue encore la lumière de l'obscurité ; la pupille est dilatée, mais encore mobile ; l'œil, à part cela, est parfaitement intact. La cornée est transparente, il n'existe aucune espèce d'injection ; cependant les paupières, rapprochées le plus possible, laissent à nu un bon quart de la face antérieure de l'organe. Celui-ci est mobile, mais les mouvements en bas et en dehors sont impossibles. La jeune fille, peu intelli-

[1] *Med. Times*, 1854, p. 195.

[2] Mackenzie, traduction Warlomont-Testelin, observation 277, t. I<sup>er</sup>, p. 471.

gente, ne sait donner que des renseignements incomplets. Elle paraît n'avoir jamais éprouvé dans l'œil et l'orbite qu'un sentiment de gêne et de distension, mais point de douleur vive ; elle a perdu la vue petit à petit, et ses parents ont vu son œil sortir lentement de l'orbite. Il n'y a du reste pas longtemps que tous ces symptômes sont devenus marqués, de sorte qu'aucun traitement n'a encore été tenté. La première chose à faire me parut devoir être de s'assurer de la nature de la tumeur ; dans ce but j'y enfonçai un trocart explorateur : il ne s'écoula absolument aucun liquide, bien que l'instrument fût enfoncé de près de deux centimètres et dirigé avec précaution dans tous les sens. Cette exploration ne détermina presque aucune douleur. La malade accepta l'extirpation que nous lui proposâmes et je la pratiquai quelques jours plus tard ; après avoir agrandi à son angle temporal la fente palpébrale, la paupière inférieure fut complétement détachée de la face antérieure de la tumeur. Pendant ce temps de l'opération, le bistouri entama le kyste qui formait la tumeur, et mit à nu une substance offrant la consistance de graisse solide, et l'aspect, la couleur, surtout l'odeur fétide, si caractéristique de la matière accumulée dans les kystes sébacés de la peau, appelés *tannes*. Je crus que ce qu'il y avait de mieux à faire était d'agrandir l'ouverture du kyste et de le vider. J'amenai alors au dehors, avec une curette, une quantité prodigieuse de la matière que nous venons de décrire ; le tout ressemblait sans exagération au volume d'une orange. Je n'aurais jamais cru que l'orbite pût contenir une pareille quantité de matière étrangère. Les manœuvres nécessaires pour extraire cette substance m'avaient permis de reconnaître que le kyste s'étendait jusqu'à l'extrémité la plus reculée de l'orbite ; il eût donc été fort difficile de l'enlever par dissection. Au reste, bien loin de douter qu'il pût être détruit par suppuration, je crus au contraire qu'il n'y avait qu'à se précautionner contre une inflammation trop vive. Je me bornai donc à maintenir la plaie du kyste et des paupières dilatée à l'aide d'une mèche très-courte et à prescrire des applications froides sur l'œil. L'organe avait repris de suite sa place naturelle, et dès le lendemain la vision commençait déjà à revenir : au reste, pas d'inflammation de l'œil ni de la poche. La mèche s'était dérangée et il était sorti spontanément quelques parcelles de la substance déjà décrite, offrant une fétidité extrême. Injections émollientes qui entraînent de nouveaux fragments. On continue plusieurs jours les mêmes moyens ; voyant alors que l'inflammation n'arrivait point, je pratique des injections au nitrate d'argent d'abord faibles, puis aussi chargées que la prudence le permet ; des injections de teinture d'iode, l'introduction souvent répétée de mèches chargées de pommades irritantes, le crayon de nitrate d'argent promené à l'intérieur du kyste, rien n'y fait : celui-ci ne se contracte pas et se borne à fournir une suppuration séreuse mélangée parfois de fragments de la substance déjà décrite, qui offre toujours la plus grande fétidité. La santé générale se maintient et l'œil, dont la vision est bonne, n'est nullement enflammé ; la plaie extérieure a une grande tendance à se réduire à un petit pertuis, et il a fallu l'agrandir plusieurs fois pour pouvoir continuer à agir sur le kyste. Au bout de trois mois la sonde pénètre toujours au fond de l'orbite, comme le premier jour. Les os ne sont pas malades. Cinq mois après l'opération et alors que depuis quelque temps nous faisions reposer la malade, celle-ci est prise, à la suite de l'exposition à un froid intense, d'une kératite superficielle pour laquelle elle ne vient me consulter que lorsqu'il existe déjà un vaste ulcère au centre de la cornée. La maladie cède à un traitement approprié ; mais la cicatrisation de l'ulcère laisse au centre de la cornée une taie prononcée qui annule presque complétement la vision.

Huit mois après l'opération, il existait toujours à l'angle externe de l'œil une petite ouverture fistuleuse, par laquelle sortait de temps en temps un liquide séro-purulent, et parfois des fragments fétides de la matière primitive ; depuis cette époque je n'ai pas revu la malade. La matière extraite de la poche, analysée par M. Simon, pharmacien à Lille, s'est trouvée composée de cinq sixièmes de divers principes gras et d'un sixième de sels calcaires et d'une matière animale analogue à l'épiderme.

E. *Kystes colloïdes.* — Enfin dans une observation due à M. Wolf, il s'agit d'un kyste colloïde ovale, rempli d'un liquide gélatineux.

Observation [1]. — Chez un homme qui avait reçu pendant son enfance un coup de pierre à l'œil gauche, le globe oculaire de ce côté, poussé en dehors, perdit peu à peu complétement la vue ; il faisait une saillie d'environ deux pouces et demi, et était pressé par une tumeur élastique et résistante qui remplissait tout l'orbite et dépassait la taille d'un œuf de poule : elle fut extirpée avec l'œil en ménageant les paupières. C'était un kyste colloïde, ovale, rempli d'un liquide gélatineux, et embrassant par sa paroi supérieure le nerf optique. Les parois de cette tumeur, intimement confondues avec le névrilème du nerf optique et avec les muscles de l'œil, étaient composées d'un tissu cellulaire dont les couches internes se rapprochaient de la nature du fibroïde. L'orbite se remplit rapidement de granulations, et le malade se rétablit complétement.

F. *Kystes purulents.* — On a admis également dans l'orbite l'existence de kystes purulents ; nous

---

[1] *Annales d'oculistique,* 1857, p. 102.

croyons que dans ces cas il s'agissait de kystes mous passés à l'état de suppuration. Comme exemples curieux de ce genre on peut citer le cas de Saint-Yves, où il existait une tumeur à trois cavités, dont la plus voisine de la peau contenait un liquide purulent, et l'observation suivante, où le kyste renfermait des poils [1].

Cette tumeur, située à côté de la glande lacrymale, au côté externe de la paupière supérieure droite, prenait sa racine assez profondément dans l'orbite. Elle était sphérique, du volume d'un marron, et contenait de la matière ressemblant à du pus coagulé, ainsi qu'une infinité de petits poils, ayant beaucoup de ressemblance avec les cils. Elle fut enlevée en totalité.

G. *Kystes mélaniques*. — Voici une observation de mélanose enkystée dans l'orbite.

OBSERVATION [2]. — M. Villard, âgé de trente ans, négociant à Marseille, vint consulter M. le docteur Pamard (d'Avignon), pour une tumeur ayant la forme et le volume d'une grosse amande dépouillée de sa coquille, située à l'angle externe de l'œil droit. Elle soulevait la conjonctive, à travers laquelle on apercevait une coloration qui fit présumer l'existence d'une tumeur mélanique.

[1] Observation de Kerts dans le *Journal médical de la Néerlande*, reproduite dans les *Annales d'oculistique*, t. XII, p. 41.

[2] Pamard, *De la mélanose oculaire*, dans *Annales d'oculistique*, t. XXIX, p. 26.

L'ablation en fut pratiquée le 12 mars 1830. La tumeur fut parfaitement isolée et enlevée sans de grandes difficultés ; examinée avec soin, elle offrait l'aspect d'une amande enveloppée dans un kyste mince, diaphane, qui renfermait une substance comparable à la cire noire dont les soldats se servent pour leurs gibernes. C'était la même consistance et la même couleur.

La guérison eut lieu promptement, et M. Villard put retourner à Marseille quinze jours après son arrivée, sans conserver de traces de la maladie et de l'opération qu'elle avait nécessitée.

### Étiologie.

Les kystes orbitaires se développent le plus souvent chez les jeunes gens ou les adultes ; quelquefois chez des enfants ; presque jamais chez des vieillards. Le sexe féminin et le tempérament lymphatique semblent y prédisposer.

Quant aux causes déterminantes, la seule dont l'existence paraisse bien démontrée est celle d'une violence sur la région frontale, temporale ou sus-orbitaire, soit un coup, soit une chute sur cette partie. Les autres causes invoquées par les auteurs sont assez vagues ; ainsi l'on a cité les suivantes : refroidissement, extirpation d'un kyste de la paupière supérieure ; irritations et inflammations des paupières, de la conjonctive, etc.

### Symptomatologie.

A l'exemple de M. Rognetta, on peut rapporter à deux principaux tous les symptômes des kystes de l'orbite :

1° L'*exophthalmos* avec ses conséquences, douleurs, diplopie ou amblyopie, photopsie, épiphora, ulcérations de la cornée, etc.

2° L'*existence d'une tumeur particulière* sur un point du pourtour de l'orbite.

Ce second symptôme peut manquer, quand le kyste s'est développé au fond de l'orbite ; il est peu appréciable au commencement de la maladie.

Une douleur très-vive, ressentie subitement par le malade dans l'orbite affecté a semblé, dans quelques cas, marquer le début de l'affection ; mais ce fait est très-rare et ne se trouve mentionné que dans une ou deux observations ; quand la douleur s'est montrée, elle n'a point persisté et la maladie a pris le caractère indolent qu'elle affecte ordinairement.

Le début de ce genre d'orbitocèles est complétement latent dans la presque généralité des cas. Ce n'est qu'au bout d'un certain temps que les malades éprouvent au fond de l'œil une espèce de tension, une douleur sourde et profonde, qui devient surtout appréciable pendant les mouvements du globe oculaire ; quelques-uns ont eu la sensation d'un corps étranger ou de picotements dans l'œil.

A cette époque, il n'y a encore aucun changement appréciable dans le globe oculaire, et le malade s'inquiète peu de son affection. Mais bientôt survient un léger *exorbitisme*, et quand le kyste n'est pas rétro-oculaire, ce qui est le cas le plus ordinaire, un certain degré de *strabisme*. Quant à l'exorbitisme, il varie suivant le siége de la tumeur ; rarement direct, il a le plus souvent lieu en dedans ou en dehors ; en même temps il peut survenir un autre phénomène signalé par A. Berard [1], c'est une altération dans la portée de la vue, le malade devenant *myope* ou *presbyte*, suivant que la tumeur comprime l'œil dans le sens antéro-postérieur, ou verticalement.

Par suite des progrès de l'exophthalmos surviennent d'autres troubles visuels, *amblyopie* ou *diplopie*; le malade éprouve des sensations de flammes, de lueurs ; il voit les objets plus ou moins déformés. Ces phénomènes, qui sont d'abord sujets à quelques variations, vont sans cesse en augmentant, et aboutissent à une amaurose complète avec dilatation et immobilité de la pupille, lorsque

[1] *Annales d'oculistique*, 1844, t. XII.

la compression ou la distension du nerf optique est
devenue considérable. Cependant, fait digne de
remarque, on voit dans les observations de kystes
volumineux la vue conservée à une époque où
l'exorbitisme avait déjà des proportions considérables : peut-être cette circonstance peut-elle
s'expliquer par les flexuosités du nerf optique,
lesquelles lui permettent de se prêter à une assez
grande élongation.

Bientôt les douleurs deviennent plus vives;
dans quelques cas, il est vrai, elles ont fait
complétement défaut pendant toute la durée de
l'affection; mais le plus souvent elles se décla-
rent ou se caractérisent quand l'exorbitisme commence à devenir apparent; le sentiment vague de
pression, de tension profonde, éprouvé primitivement par le malade devient de plus en plus fort
et intolérable; il s'étend quelquefois à toute la
moitié correspondante de la tête, ou bien à la narine, à la tempe, au front du même côté; il prive
le malade de sommeil; à l'insomnie succèdent la
perte de l'appétit et l'amaigrissement.

En même temps l'exophthalmos augmente; on
le voit parfois amener la propulsion complète de
l'œil hors de l'orbite; ainsi Saint-Yves parle d'un
œil qui faisait sur la joue une saillie d'un pouce;
chez le malade de M. O'Ferral, le globe oculaire

pendait sur la joue. Par suite, les mouvements de l'œil, d'abord seulement gênés et faisant naître des sensations de lumière, deviennent de plus en plus difficiles, et peuvent finir par devenir impossibles.

L'épiphora, autre conséquence de l'exophthalmie, ne survient ordinairement que quand le kyste est assez volumineux ; quelques auteurs ont noté un état de sécheresse de l'œil, dont on a voulu faire le signe pathognomonique des kystes siégeant dans l'épaisseur ou au voisinage de la glande lacrymale. Nous verrons plus loin ce qu'il y a de fondé dans cette opinion. (Voir le chapitre XIII.)

Nous n'insisterons pas non plus sur le renversement des paupières et les accidents qui résultent de l'exposition permanente de l'œil au contact de l'air ; nous en avons déjà parlé suffisamment dans les chapitres précédents.

Enfin la tumeur elle-même devient apparente au pourtour de l'orbite ; l'époque de cette apparition varie suivant le siége du mal. Cette tumeur, séparée du globe oculaire par un sillon plus sensible au toucher qu'à la vue, est arrondie, élastique, plus ou moins nettement fluctuante ; quelquefois même on pourra en constater la transparence, comme dans le cas de M. Carron du

Villards [1] et celui de Sanson [2], où la paupière supérieure, considérablement distendue, offrait la
transparence de l'hydrocèle et laissait entrevoir
la forme ovoïde du kyste; elle est indolente à la
pression et ne paraît adhérer ni à la peau des
paupières qui la recouvre, ni aux parois de l'orbite; on sent distinctement qu'elle se prolonge au
fond de cette cavité. En la comprimant, on fait
naître chez le malade des sensations de lumière.

Puis, si le développement du mal continue, la
cavité orbitaire elle-même cède peu à peu à la
pression qui tend à l'élargir; elle peut ainsi
prendre des proportions énormes, gêner le fonc-
tionnement des organes voisins, et rompre la symétrie des deux moitiés de la face [3].

### Diagnostic.

De même que pour toute orbitocèle, le diagnostic comprend ici deux points principaux:
1° reconnaître la présence d'une tumeur, 2° distinguer la nature de cette tumeur. Le premier de
ces points sera traité avec détail au chapitre où nous
envisagerons d'une manière générale les tumeurs
de l'orbite. Quant aux signes qui peuvent faire

[1] *Gazette des hôpitaux*, 1839.
[2] Sichel, *Iconographie ophthalmologique*, observation 255.
[3] Delpech (observation citée).

soupçonner la présence d'un kyste, nous dirons seulement que les kystes se distinguent des tumeurs inflammatoires par le manque total de phénomènes généraux, ainsi que par leur marche extrêmement lente et leur longue durée; des tumeurs osseuses ou sanguines, par l'absence des signes sensibles qui les caractérisent.

Le diagnostic devient plus facile quand la tumeur est devenue sensible au doigt et à l'œil du chirurgien. La rénitence et la tension de cette tumeur, sa fluctuation [1], quelquefois même sa transparence [2], sont des signes caractéristiques d'une tumeur enkystée. Cependant on comprend que, dans certains cas, il puisse exister des difficultés sérieuses, et qu'il soit parfois difficile de distinguer un kyste d'une tumeur solide, comme un cancer [3] ou un corps fibreux. C'est ce qui arrive quand le kyste est profond, quand ses parois sont épaisses, ou qu'il est recouvert d'une couche graisseuse, comme cela s'est vu quelquefois. Dans ces cas la ponction exploratrice viendra éclairer le diagnostic.

[1] Observation de Langenbeck, *loc. cit.*, p. 40.

[2] Observation de MM. Sanson et Carron du Villards.

[3] Voir l'observation d'une erreur de ce genre commise par Spry, dans les *Philosophical Transactions*, 1755; t. XLIX, part. I, p. 18. — Reproduite dans Mackenzie, observation 124.

Mais pour tirer de cette opération tout le fruit désirable, il faut la faire hardiment, avec un trocart assez volumineux, profondément enfoncé dans la direction de la tumeur. S'il ne sort que du sang, ou s'il ne s'écoule rien, on est fondé à diagnostiquer une tumeur solide. L'écoulement de sérosité ne permet pas de mettre en doute l'existence d'un kyste. Cependant il ne suffit pas de constater l'existence d'un liquide séreux dans une tumeur de l'orbite, pour être définitivement fixé sur la nature de la maladie ; en effet, derrière le kyste peut exister une tumeur solide, un cancer par exemple. MM. Todd, Tavignot et Mackenzie[1] ont rapporté chacun un cas de ce genre. Il pourrait arriver qu'il existât, comme dans une observation d'A. Berard[2], un paquet graisseux au devant du kyste ; dans ce cas le trocart pourrait bien ne donner issue à aucune goutte de liquide.

Ce qui se passe après la ponction fournit sur l'état du kyste d'autres données importantes : l'œil reprend-il sa place, c'est que la poche a été complétement vidée ; dans le cas contraire, il y a lieu de penser que l'on a affaire à un kyste mul-

---

[1] Tavignot, *Réflexions pratiques sur les tumeurs développées dans l'orbite*, dans le *Journal des Connaissances médico-chirurgicales*, t. XXXI, p. 11. — Mackenzie, t. I<sup>er</sup>, p. 464.

[2] *Bulletin général de thérapeutique*, 1844, observation 2.

tiloculaire, hydatique, ou compliqué de quelque autre affection.

La plupart des chirurgiens insistent avec raison sur les avantages de cette méthode. Richerand [1] cite un cas où il entreprit, contre son opinion, mais d'après celle des autres consultants, l'extirpation d'un prétendu carcinome de l'orbite chez un homme qui portait seulement un kyste, dont l'ouverture donna issue à une assez grande quantité de liquide albumineux et fut suivie de la guérison. Evidemment une simple ponction exploratrice eût rendu inutile l'incision de la paupière et les manœuvres d'une extirpation commencée.

L'observation de M. Lafargue [2] est encore intéressante sous ce rapport. Le malade qui en fait le sujet portait une orbitocèle sur la nature de laquelle il y eut autant d'opinions que de consultants. L'un en fit un cancer, l'autre crut y entendre un frémissement, et jugeant la tumeur de nature érectile, proposa la ligature de la carotide. Une ponction faite ultérieurement avec un couteau à cataracte leva tous les doutes; il s'agissait d'un kyste, dont l'ablation pratiquée séance tenante amena la guérison du malade.

[1] *Nosographie chirurgicale*, t. II, p. 119; Paris, 1815.
[2] Lafargue, *loc. cit.*

Enfin, par l'exploration attentive de la portion accessible de l'orbite, on pourra juger de l'étendue de la tumeur et des adhérences qu'elle a pu contracter. Il sera bon aussi d'examiner les cavités voisines pour voir si le kyste n'y aurait point sa source.

Une fois la maladie reconnue et la nature du kyste bien constatée, il reste encore à apprécier avec justesse son siége et sa véritable position, car cela importe beaucoup pour le traitement: « La tumeur existe-t-elle entre le muscle palpébral et le globe oculaire, elle aura par son développement promptement refoulé en haut le muscle élévateur de la paupière supérieure, et, dès le début du mal, l'œil presque complétement laissé à découvert aura dû s'enflammer. De plus, si l'on vient à appliquer la pulpe du doigt sur la tumeur pendant qu'on ordonne au malade de lever la paupière, on sent manifestement les fibres du muscle qui font effort pour se contracter. Le kyste est-il au contraire entre le releveur et l'orbite, la paupière peut encore s'abaisser, et, lorsqu'elle se relève, le doigt, appliqué sur la tumeur, ne sent aucune contraction analogue à celle perçue dans le cas précédent. Le muscle ne passe donc pas au devant.

« L'importance de ce point de diagnostic est facile à saisir. Comme ce qu'il faut ménager surtout ici, c'est le muscle élévateur de la paupière supérieure, si la tumeur passe au-dessous de lui, l'incision devra être faite par la conjonctive , tandis que dans le cas contraire c'est par la portion cutanée de la paupière qu'il faudra la pratiquer.» (A. Berard [1].)

### Marche.

De même que partout ailleurs, le développement des kystes dans l'orbite se fait avec lenteur ; rarement, ils mettent en danger la vie du malade ; mais le mal tend incessamment à s'accroître et la perte de la vue peut en être la conséquence, si l'on n'y porte remède. Nous ne connaissons pas de guérison spontanée de ce genre d'orbitocèles. Middlemore [2] rapporte, d'après Abernethy, l'histoire d'un kyste de l'orbite, qui se rompit pendant l'exploration du chirurgien, ce qui amena la guérison du malade.

### Pronostic.

Traités convenablement, les kystes de l'orbite ne présentent le plus souvent rien de grave. On

[1] *Loc. cit.*, p. 166.
[2] T. II, p. 609.

parvient assez facilement à les guérir ; et quelle
que soit la méthode employée, il est rare de voir
survenir des accidents sérieux.

Cependant ce genre de tumeurs ne constitue
pas toujours une affection aussi simple qu'on
pourrait être tenté de le croire : il ne faut pas
perdre de vue qu'ils peuvent s'étendre jusqu'au
fond de l'orbite, et même à travers le trou optique ; que l'inflammation du kyste peut s'étendre
aux méninges et même jusqu'au cerveau, comme
cela s'est vu.

Enfin dans un cas, unique jusqu'à présent
dans la science, l'infection purulente est survenue à la suite de l'excision partielle d'un kyste
de la cavité orbitaire. Voici le résumé de cette
intéressante observation.

OBSERVATION 1. — Perdreau, vingt-quatre ans, menuisier,
entre à la Pitié dans le service de Lisfranc pour une exophthalmie occasionnée par une tumeur située dans l'intérieur
de l'orbite du côté droit, entre la paroi interne de cette cavité
et le globe oculaire. Cette affection paraît avoir débuté il y
a environ quatre ans...

Le jour de l'entrée du malade, on observe les circonstances suivantes : l'œil est repoussé sur la tempe ; il est im-

______

¹ *Bulletin de la Société anatomique*, XIVᵉ année, 1839, p. 287.
L'observation a été recueillie par M. Aran, dans le service de
M. Gendrin, où le malade fut transféré dès les premiers symp-
tômes d'infection purulente.

mobile et fixé dans ce point par une tumeur fluctuante qui déborde la base de l'orbite et s'étend jusqu'à la partie moyenne de la paupière inférieure, en se prolongeant un peu sur la joue. En haut, où elle est plus saillante, elle projette en avant la paupière supérieure et arrive jusqu'à l'angle interne de l'œil : cette tumeur, qui embrasse presque entièrement le globe oculaire, est dure, tendue ; elle est recouverte en avant par la conjonctive, qui est rouge, enflammée. Un examen attentif fait reconnaître de la fluctuation dans toute son étendue. Du reste, l'œil a conservé son volume normal, la vue n'est pas complétement perdue de ce côté, et, bien qu'elle soit considérablement diminuée, bien que les perceptions soient confuses, le malade parvient à distinguer les objets très-rapprochés. Les paupières restent écartées ; jamais il n'y a eu de douleurs continues dans le fond de l'orbite ; jamais de céphalalgie.

Afin de reconnaître la nature de la tumeur, Lisfranc pratiqua une ponction exploratrice qui donna issue à une once et demie environ d'une liqueur séreuse, incolore, claire comme de l'eau distillée. Immédiatement après, l'œil fut replacé dans l'orbite et l'on maintint les paupières rapprochées à l'aide d'un tampon de charpie et de quelques circulaires de bande.

Le lendemain il survint un érysipèle de la face et une ophthalmie très-intense... ces accidents se dissipèrent dans l'espace de huit jours.

Cependant l'exophthalmie se reproduisit, le liquide s'accumula de nouveau dans l'intérieur du kyste, chassant encore l'œil de sa cavité ; aussi, un mois après, le sujet se trouvait dans le même état que le jour de son entrée. La cure palliative ayant été infidèle, on eut recours à un procédé opératoire plus efficace.

Les paupières ayant été écartées autant que possible, Lisfranc saisit la tumeur avec des pinces, l'attira à lui, et essaya de la disséquer, afin d'en faire l'extirpation complète. La profondeur à laquelle pénétrait le kyste et son adhérence intime au globe oculaire rendirent cette dissection impraticable : alors il incisa verticalement et il excisa partiellement sa paroi antérieure à droite et à gauche de l'ouverture; puis de la charpie y fut introduite, pour y déterminer la suppuration des portions restantes du kyste.

Pendant les cinq premiers jours, point d'accidents : écoulement par la plaie d'une assez grande quantité de sérosité purulente. Le sixième jour, érysipèle de la face, ophthalmie très-intense, en un mot mêmes complications que celles qui étaient survenues à l'occasion de la ponction. Ces accidents se dissipèrent comme la première fois. Le kyste suppura beaucoup jusqu'au vingtième jour, et le pus s'écoula avec assez de facilité.

Du vingtième au vingt-cinquième jour, l'ouverture devint très-étroite, le pus séjourna, l'exophthalmie se reproduisit en partie. On agrandit l'ouverture, ce qui donna issue à une assez grande quantité de pus fétide ; l'œil fut replacé dans l'orbite et la paupière renversée en dehors fut maintenue avec une bandelette de diachylon.

A partir de ce moment le pus s'écoula facilement au dehors; chaque jour la suppuration devint moins abondante; le kyste revint tellement sur lui-même qu'il admettait à peine une sonde cannelée. La maladie marchait ainsi franchement vers la guérison, lorsque les symptômes de l'infection purulente se déclarèrent : frissons irréguliers, langue blanche, bouche amère, puis l'ictère apparut; la fièvre, d'abord rémittente, devint continue; céphalalgie, dents et langue fuligineuses, prostration, pouls fréquent, peau chaude; il survint des douleurs assez fortes dans l'articulation coxo-fémorale, le membre inférieur de ce côté se tuméfia et devint emphysémateux, la fluctuation était sensible à la partie externe de la cuisse ; le malade mourut au bout de quinze jours après les premiers frissons.

A l'autopsie, on trouva des abcès métastatiques dans le poumon, le foie, le cerveau. L'articulation scapulo-humérale droite et l'articulation coxo-fémorale gauche étaient remplies de pus.

Au côté interne de l'œil droit on trouva le kyste presque entièrement oblitéré, pouvant à peine contenir une noisette, renfermant un pus mucoso-séreux, tapissé par une fausse membrane de la même nature que celle que l'on trouve habituellement dans les fistules.

Les veines faciales, les jugulaires, les sinus de la dure-mère, les sous-clavières, les axillaires, les brachiales, la veine porte, les veines caves supérieure et inférieure et leurs branches jusqu'à la saphène et la crurale furent examinés ; aucune ne présentait de trace d'inflammation ; elles étaient vides de sang, à l'exception de la jugulaire interne gauche, qui contenait un caillot de bonne nature et consistant.

*Extrait du rapport de* **M.** *Legendre sur l'observation précédente.* — Aucune inflammation veineuse n'a été observée par M. Aran ; et bien qu'avec d'autres personnes je croie qu'on puisse observer des cas d'infection purulente sans altération des veines, je regrette cependant que, dans cette circonstance, on n'ait pas examiné le diploé au voisinage du kyste de l'orbite, ce qui aurait rendu cette observation tout à fait complète [1].

Pour ce qui est de la fonction visuelle, son retour plus ou moins complet dépend de l'état de

---

[1] Voir encore, comme exemple d'ablation de kyste orbitaire ayant amené la mort, le cas de Delpech, précité (p. 576), et l'observation 287 de Mackenzie.

l'œil et de ses annexes au moment où l'opération est pratiquée ; si l'on attend trop longtemps, on peut voir survenir la désorganisation complète de l'œil, comme dans le fait de M. O'Ferral. Cependant il est remarquable de voir combien de fois la vue depuis longtemps abolie, par suite de la distension énorme du nerf optique, s'est rétablie dans toute son intégrité au bout d'un temps plus ou moins long, une fois l'œil rentré dans sa cavité.

Malheureusement il n'en est pas toujours ainsi : voici par exemple une observation dont nous devons la communication à notre très-honoré maître et ami M. Monod ; chez la malade qui en fait le sujet la vision ne s'est pas rétablie après la cessation de l'exorbitisme, bien que l'œil fût parfaitement sain.

Observation. — *Kyste de l'orbite.* — *Incertitude du diagnostic.* — *Guérison par incision et suppuration.* — M. X***, âgé de quarante-six ans, rentier, demeurant à ***, près Beauvais (Oise), est habituellement d'une bonne santé ; il n'y a pas d'antécédents cancéreux dans sa famille, mais lui-même a été affecté il y a trois ans d'un bouton de la lèvre inférieure, qui n'a cédé qu'à l'application d'un caustique qui, dit le malade, était une pâte rouge ; c'est après la disparition de ce mal qu'a commencé l'exophthalmie qui l'amena à la maison de santé il y a deux ans et quatre mois ; depuis ce moment l'œil gauche a été peu à peu repoussé de l'orbite et la vision s'est graduellement affaiblie et perdue. Actuellement cet œil, saillant au dehors, représente une sphère véritable qui est comme appliquée au devant et en dehors d'une tumeur moins régulièrement sphérique qui remplit tout l'orbite ; la paupière supérieure distendue couvre la moitié supérieure de la double tumeur, tandis que la moitié inférieure est comme brisée par un bourrelet de la conjonctive palpébrale inférieure ; il faut soulever la paupière pour voir le globe de l'œil ; il n'offre aucune altération appréciable, la pupille est complétement immobile ; quant à la tumeur orbitaire, sa surface est lisse partout ; elle offre dans tous les points, aux doigts qui la pressent, une sensation d'élasticité, et même, surtout à la partie interne, une fluctuation manifeste. Il n'y a jamais eu de douleur orbitaire ; depuis quelques mois seulement le malade éprouve de petits élancements par intervalles dans le côté de la tête correspondant. La vision est nulle.

La santé générale est très-bonne.

Ce malade fut présenté à plusieurs chirurgiens qui, la plupart, crurent à l'existence d'un encéphaloïde ; M. Monod, frappé de la fluctuation manifeste, de l'absence de douleurs et de développement vasculaire dans les tissus voisins de la tumeur, M. Monod crut devoir procéder d'abord à une ponction exploratrice ; elle fut pratiquée le 16 octobre avec un bistouri très-pointu, à la partie inférieure de la tumeur, et aussitôt l'on vit un liquide clair couler le long de la lame ; M. Monod voulut tenter immédiatement la dissection du kyste, mais il s'écoulait beaucoup de sang, la membrane du sac était très-difficile à saisir ; il crut plus prudent de s'arrêter et de laisser la poche se remplir, afin d'aviser alors à un moyen curatif, comme la ponction et l'injection. (Repos au lit, diète, application sur l'orbite de compresses imbibées d'eau fraîche, qu'on renouvelle toutes les cinq minutes ; une pilule de 0$^{gr}$,02 d'extrait d'opium toutes les trois heures.)

Du 17 au 21, la tumeur, qui s'était affaissée après la ponction, acquiert son ancien volume et une tension plus grande, les téguments sont rosés, il existe quelques douleurs au fond de l'orbite; pouls plein, à 90. (Cataplasme sur l'orbite.)

Le 22, même état général, même tension; la douleur est plus vive; de plus il s'écoule un peu de pus par l'ouverture de la tumeur; une sonde cannelée introduite par cette ouverture se trouve libre dans une sorte de caverne et le pus s'écoule par la cannelure; alors l'incision est agrandie et permet l'écoulement d'une assez grande quantité de pus et de sang. (Pansement simple.)

Du 23 octobre au 3 novembre, chaque jour la suppuration s'écoule abondante; on entretient cet écoulement au moyen d'une mèche de charpie mince introduite sur l'extrémité de la sonde cannelée jusqu'au fond du kyste, c'est-à-dire à une profondeur de 7 à 8 centimètres; chaque jour la tumeur s'affaisse notablement, et l'œil rentre peu à peu dans l'orbite, en se dégageant au-dessous de la paupière qui le recouvrait; mais la vision est toujours nulle. L'état général continue à être très-satisfaisant.

Le 4 novembre, le malade sort dans l'état que nous venons d'indiquer.

A la fin de novembre, une lettre du malade annonce que l'œil est à peu près complétement rentré dans l'orbite; mais la vue ne se rétablit nullement.

Depuis nous n'avons plus eu de ses nouvelles.

Enfin, dans quelques cas, où la vue s'est bien rétablie, il est resté du strabisme et de la gêne dans les mouvements.

### Traitement.

Le *traitement chirurgical* est le seul sur lequel on puisse compter.

Il y a deux indications à remplir : 1° vider le kyste; 2° oblitérer sa cavité en déterminant l'adhérence de ses parois.

La *ponction simple* avec le trocart ou le bistouri sera le plus souvent insuffisante pour obtenir ce résultat, sauf le cas de kyste pulpeux ou stéatomateux : il existe en effet quelques faits où l'évacuation de ces kystes a été suivie de guérison radicale [1]. Mais dans le cas de kyste séreux (et ce sont de beaucoup les plus fréquents), il sera nécessaire de produire une inflammation adhésive après la ponction du kyste.

Dans ce but, on peut laisser une canule à demeure dans la plaie, ou y injecter des liquides irritants : vin, alcool, solution de nitrate d'argent, de tannin [2], teinture d'iode. Vu l'innocuité bien constatée aujourd'hui des injections iodées, c'est à elles que nous préférerions avoir recours, encouragé d'ailleurs par les guérisons qu'ont déjà obtenues quelques chirurgiens, entre autres MM. Mo-

[1] Voir l'observation de *mélicéride*, p. 391.
[2] *British medical Journal*, mai 1858.

nod et Tavignot [1]. La solution employée par ce
dernier se composait de sept parties d'eau pour
une de teinture d'iode, avec addition d'une faible
quantité d'iodure de potassium. La prudence
exige, en effet, qu'en raison des parties importantes qui avoisinent l'orbite on injecte une solution d'iode peu active, de peur de provoquer
une trop violente réaction.

Dans les cas où cette méthode ne sera pas applicable, c'est-à-dire quand il s'agira de kystes
à contenu solide, ou bien de kystes multiloculaires, il faudra recourir aux autres méthodes de
traitement des kystes, incision, excision, ou extirpation.

L'*incision* du kyste aura d'assez grandes chances
de réussite, surtout si on la fait large, de manière
à évacuer facilement tout le contenu, et si l'on
a soin ensuite de remplir la cavité de charpie, afin
d'y provoquer une inflammation suppurative. Il
n'est pas rare alors de voir, quatre à cinq jours
après l'incision, le kyste tout entier, détaché de ses
adhérences, être entraîné par la suppuration [2].

---

[1] Tavignot, *Réflexions pratiques sur les tumeurs développées
dans l'orbite*, dans le *Journal des Connaissances médico-chirurgicales*, t. XXXI, p. 11. — *Id.*, *Annales d'oculistique*, t. XX.

[2] *Dornbluth*, in *Schmidt's Jahrbücher*, t. XXXVIII, p. 99. —
Mackenzie, observation 273.

M. Carron du Villards badigeonna, après l'incision, l'intérieur de la cavité avec un pinceau imbibé de teinture de cantharides.

*L'excision* d'une portion du kyste, quand elle sera possible, sera toujours avantageuse, en ce qu'elle empêche certainement l'agglutination des bords de l'ouverture.

Mais la méthode la plus rationnelle et la plus avantageuse est sans contredit *l'ablation complète du kyste.* C'est elle qu'on devra tenter, toutes les fois que la ponction simple et suivie d'injections irritantes aura été jugée insuffisante. La dissection se fera plutôt avec le manche du scalpel qu'avec le tranchant, dans la crainte d'ouvrir le kyste ou de léser un des organes de l'orbite.

Nous n'insistons pas ici sur les détails du mode opératoire, parce que ce sujet sera traité spécialement dans un article à part. (Voir le chapitre TUMEURS DE L'ORBITE EN GÉNÉRAL.)

Malheureusement l'énucléation complète n'est pas toujours possible ; on fendra alors largement la poche, on excisera les lambeaux disséqués, on évacuera tout le contenu aussi bien que possible, en faisant des injections d'eau tiède, s'il a une certaine consistance ; on promènera le doigt dans la cavité pour rompre les cloisons qui pourraient s'y trouver ; on remplira enfin le tout d'un bourdonnet de charpie, retenu par un fil que l'on ne retirera que lorsqu'on croira la suppuration franchement établie dans toute la poche.

La réunion immédiate ne sera tentée que dans les cas d'énucléation complète.

Nous ne mentionnerons que pour mémoire l'affirmation de Demours [1], lequel dit avoir détruit par la cautérisation, à l'aide de l'acide nitreux, plusieurs tumeurs enkystées ayant leur siége dans l'orbite, ce procédé étant aujourd'hui complétement tombé dans l'oubli.

[1] Demours, *Maladies des yeux*, t. Ier, p. 487.

# APPENDICE

AUX TUMEURS ENKYSTÉES.

### Hydropisie de la bourse fibreuse de Ténon.

Parmi les affections qui peuvent être confondues avec les kystes intra-orbitaires, nous devons mentionner ici une source assez fréquente d'exorbitisme, méconnue jusqu'à ces derniers temps. Il s'agit de l'hydropisie de la bourse fibreuse de Ténon, maladie signalée dans ces dernières années par M. Carron du Villards [1]. Cette affection ne se trouvant mentionnée dans aucun des ouvrages d'oculistique actuellement existants, nous croyons devoir entrer dans quelques détails à son sujet.

M. Carron du Villards raconte de la manière suivante comment il fut conduit à la découverte de cette cause productive d'exophthalmos :

En 1842, on lui présenta une orpheline âgée de dix-sept ans, résidant à l'hôpital de Luxembourg; elle portait un exophthalmos assez considérable, accompagné de douleurs excessivement

[1] Mémoire sur l'exophthalmie, dans les *Annales d'oculistique*, 1858, t. XL, p. 106.

vives lorsqu'elle penchait la tête en bas, ou lorsqu'on cherchait à refouler l'œil enchâssé dans
une tumeur dure uniforme, sans altération de la
conjonctive et de la cornée, mais avec perte absolue de la vision. Il diagnostiqua une tumeur
fibreuse enveloppant l'œil dans toute sa périphérie, et proposa l'extirpation de l'organe et de
la tumeur. Cette opération se fit sans qu'on eût
pratiqué au préalable une ponction exploratrice.
Quand l'opérateur donna le dernier coup de ciseau destiné à couper le nerf optique, il s'écoula
une grande quantité de liquide citrin; l'œil s'affaissa et la tumeur disparut.

L'œil enlevé ayant été plongé dans l'eau,
M. Carron du Villards s'aperçut qu'il y avait repris
sa forme primitive, c'est-à-dire qu'une tumeur
uniforme l'enveloppait de toutes parts; en le
tirant de l'eau, le liquide s'échappa par une ouverture située à la partie inférieure correspondant
à l'anneau fibreux d'où naît la bourse de Ténon;
replongé de nouveau dans le liquide, il se remplit
derechef; on avait donc affaire à une cavité. Il
s'agissait d'une poche enveloppant l'œil de toutes
parts et ouverte accidentellement dans le dernier
temps de l'opération. Le décollement de la bourse
fibreuse de Ténon était complet jusqu'à la cornée.
Cette poche put se retourner comme un gant; de

telle sorte que l'œil était libre de toute enveloppe; il était parfaitement sain. Seulement le nerf opti-que, en raison de la saillie de la tumeur, avait acquis une longueur triple de son état normal. C'est probablement à cet étirement qu'il fallait attribuer les douleurs très-vives qu'éprouvait cette jeune fille, quand elle penchait la tête en avant.

Depuis cette époque ce chirurgien a rencontré plusieurs fois la même hydropisie de la bourse fibreuse de Ténon et l'a toujours fait disparaître par la ponction.

Il cite le cas d'un jeune homme chez lequel on observait distinctement la saillie du liquide, lors-qu'il penchait la tête en avant. S'il restait long-temps dans cette position, l'œil devenait si dur et si douloureux qu'il était obligé de se coucher sur le dos pour refouler le liquide à la partie posté-rieure, en exerçant sur les paupières une pression légère.

Chez toutes les personnes atteintes de cette ma-ladie les premiers symptômes d'exophthalmie se sont montrés à la suite de la scarlatine ou de la rougeole. On est en droit d'en conclure que les affections éruptives aiguës de la peau peuvent produire facilement cette espèce d'hydropisie, de la même manière qu'elles produisent l'ascite et l'hydrocéphale.

M. Carron du Villards a également constaté cette affection chez les moutons atteints de clavelée. Or, la clavelée étant une éruption cutanée aiguë des races ovines, il n'est pas étrange que l'hydropisie de la bourse fibreuse de l'œil se développe chez elles comme dans l'espèce humaine.

L'existence de cette affection nous semble donc parfaitement démontrée, elle ne doit pas être rare ; mais elle a dû échapper plusieurs fois à la sagacité des chirurgiens, avant que l'attention ne fût appelée sur cet élément de diagnostic.

Voici, par exemple, une observation, dans laquelle Mackenzie attribue l'exorbitisme à la congestion variqueuse des veines de l'orbite, mais dont les symptômes coïncident entièrement avec ceux décrits par M. Carron du Villards. On remarquera surtout la sensation, pour ainsi dire pathognomonique, éprouvée par le malade, quand il se penchait en avant.

OBSERVATION [1]. — Le malade, qui était tonnelier, fut admis au *Glasgow Eye Infirmary* pour une ophthalmie catarrho-rhumatismale affectant surtout l'œil droit. Lorsqu'il y fut depuis quelques jours, on découvrit que quand il se penchait en avant, même seulement pour quelques minutes, il éprou-

[1] Mackenzie, observation 261.

vait une sensation, comme si quelque chose venait remplir ou comprimer le dessus de son œil droit, qui commençait immédiatement à faire hernie. Lorsqu'il relevait la tête, la saillie de l'œil était très-remarquable. Lorsque l'œil était ainsi déplacé, il n'y voyait qu'indistinctement. Cet organe commençait bientôt à se retirer, et au bout de quelques minutes il avait repris sa place ordinaire. Quand l'œil était en place, le malade le faisait mouvoir complétement à sa volonté, et il en était encore presque de même lorsqu'il était déplacé. Les mouvements de l'iris étaient naturels. Il se plaignait de ressentir dans l'orbite une douleur intense, qui fût soulagée par la saignée et les purgatifs mercuriels. Il raconta que le déplacement de son œil avait débuté cinq ans avant qu'il se présentât au *Eye Infirmary*, et qu'il s'était montré un jour où il avait porté un fardeau sur le dos. Il était difficile de trouver là une explication satisfaisante.

En fait d'explication, Mackenzie, qui, comme nous l'avons vu déjà (p. 182), a une grande prédilection pour la congestion sanguine, la cherche dans « l'état variqueux des veines ophthalmiques, le sang refluant de ces vaisseaux dans les sinus de la dure-mère, quand la tête était relevée ou rejetée en arrière, et repassant au contraire dans ces vaisseaux, sous l'influence de la pesanteur, quand la tête s'inclinait en avant. » Il ajoute que la tonicité des muscles était probablement aussi diminuée. Il nous semble que la supposition d'une hydropisie de la bourse fibreuse de Ténon rend parfaitement compte de tous les symptômes éprouvés par ce malade ; il est fâcheux que Mackenzie ait borné là son observation et n'ait pu suivre de vue ce malade.

Il n'est pas douteux pour nous qu'une recherche attentive ne fasse découvrir dans les auteurs et les recueils d'observations des cas de ce genre publiés sous le titre d'*hydrophthalmie*, ou de toute autre affection. Nous appelons donc d'une manière toute spéciale l'attention des praticiens sur ce sujet, persuadé qu'ils ne tarderont pas à avoir occasion de fournir à la science de nouveaux documents pour l'histoire de cette intéressante affection.

*Traitement.* — Toutes les fois que l'on soupçonnera que l'exorbitisme est produit par l'hydropisie de la membrane de Ténon, il faudra évacuer le liquide et provoquer une inflammation adhésive. L'emploi du trocart explorateur n'est pas sans danger ; M. Carron du Villards propose de le remplacer par le procédé suivant :

Le malade étant assis sur une chaise, comme pour l'opération du strabisme, on écarte les paupières avec le dilatateur. On luxe l'œil en dedans avec une érigne à strabisme, puis l'opérateur, armé de pinces à dents de rats, fait un pli à la conjonctive et à la bourse fibreuse de Ténon ; ensuite avec des ciseaux fins et mousses il incise le pli :

aussitôt l'eau coule et l'œil se disposerait à rentrer dans l'orbite, si on le lâchait, ce qu'il faut bien se garder de faire avant d'avoir introduit profondément dans l'ouverture quelques brins de charpie fine qu'on laisse en place pendant vingt-quatre heures. Ce temps suffit pour produire une inflammation adhésive.

# CHAPITRE VI.



Les tumeurs que nous allons étudier dans ce chapitre et le suivant présentent avec les kystes la plus grande analogie, quant à leur marche et à leurs symptômes ; elles en diffèrent :

1° Par leur mode d'implantation ; elles sont le plus souvent adhérentes au périoste, dont elles semblent n'être qu'une expansion, tandis que les tumeurs enkystées n'ont avec cette membrane fibreuse que des adhérences assez lâches ; ce n'est qu'à la longue que ces adhérences deviennent intimes.

2° Par leur structure ; de même que les kystes, elles ont pour enveloppe une membrane formée de tissu cellulaire condensé, pénétrée par un petit nombre de vaisseaux ; elles sont formées d'un tissu blanc jaunâtre, lequel, examiné au microscope, offre la même texture que le tissu fibreux naturel ; ce tissu est quelquefois parsemé d'aiguilles osseuses. Leur consistance est plus ou moins ferme, mais en général bien plus dure que celle des kystes ; elles servent de transition entre ces tumeurs et le squirrhe.

3° Par l'absence d'une cavité intérieure ; quand elles contiennent un liquide, c'est dans l'intervalle de leurs fibres ; cependant on y a trouvé emprisonnés de très-petits kystes à parois unies.

4° Par leur marche ; elles sont moins fréquentes et s'accroissent plus lentement que les tumeurs enkystées ; rarement elles atteignent un aussi grand volume ; elles ne présentent pas au toucher la même élasticité.

Du reste l'histoire de ces tumeurs présente encore quelques obscurités ; jusqu'à présent elles ont été confondues le plus souvent avec les kystes ou les tumeurs cancéreuses.

Voici deux observations bien tranchées de tumeur fibreuse intra-orbitaire.

OBSERVATION[1]. — Une jeune personne de dix-huit ans, s'étant aperçue depuis quelques mois qu'il se formait au-dessus de son œil gauche une petite tumeur dont le développement gênait sa vue et la défigurait, s'adressa à M. Verhaege (d'Ostende) ; celui-ci crut à l'existence d'un kyste ; la tumeur fuyait sous le doigt, mais ressortait de l'orbite quand on cessait la pression. Malgré divers résolutifs, elle atteignit le volume d'une noisette. M. Verhaege résolut d'en faire l'ablation. Assisté de M. le professeur Van

---

[1] *Annales de la Société médicale de Bruges*, 1850, p. 389. — Reproduite dans les *Annales d'oculistique*.

Roosbreck, il fit un petit pli vertical à la peau de la paupière et incisa jusqu'à la tumeur. Celle-ci fut saisie avec une pince et soigneusement disséquée. Toutefois, au lieu de trouver, selon leur attente, un kyste de l'orbite, ces médecins durent poursuivre jusqu'à son insertion au périoste, à un bon pouce de profondeur, une tumeur fibreuse à pédicule aplati en forme de patte d'oie. Les lèvres de la petite plaie furent réunies à l'aide de deux fines épingles et la cicatrisation eut lieu en deux jours. Pendant un mois il y eut un peu de chute de la paupière, qui fut dissipée avec une solution alcoolique de strychnine.

OBSERVATION [1]. — *Tumeur fibreuse de l'intérieur de l'orbite, extirpée en deux fois.* — John Searle, âgé de vingt-huit ans, entre le 25 août 1852 au *Royal Ophthalmic Hospital, Moorfields*, à Londres, dans le service de M. Critchett. La moitié inférieure de l'orbite droit est occupée par une tumeur solide, volumineuse, mal limitée, qui a fortement déplacé l'œil en avant et l'a refoulé en haut et en dehors. La paupière supérieure est distendue et dure, tandis que l'inférieure est renversée en dehors et laisse voir la conjonctive. L'œil a subi un déplacement tel que le malade ne peut plus voir qu'en haut ; toutefois, la vision est parfaite dans cette direction. On avait commencé à remarquer la saillie de l'œil il y a quinze mois; le développement de la tumeur ne s'était accompagné d'autre douleur que de celle occasionnée par la compression exercée sur les parties voisines. Il ne se rappelait pas avoir jamais reçu de blessure ou de coup dans cette région. Il ne pensait pas que sa santé générale se fût le moins du monde altérée depuis l'apparition de la maladie. Il fut décidé, en consultation, qu'on

---

[1] *Medic. Times and Gazette*, 6 novembre 1852, p. 465. — Mackenzie, observation 283.

pratiquerait une incision exploratrice dans la tumeur, et
que, suivant ce qu'on découvrirait, on recourrait ou non à
l'extirpation. Le malade, se croyant assez fort pour supporter les douleurs de l'opération, ne fut pas soumis aux inhalations du chloroforme. M. Critchett, ayant d'abord incisé
largement la conjonctive renversée de la paupière inférieure, et l'ayant disséquée, mit à nu une production solide et blanchâtre. Lorsqu'on eut séparé soigneusement
celle-ci des parties environnantes, on en détacha plusieurs
gros morceaux, et l'on reconnut qu'elle s'étendait profondément dans l'orbite et paraissait adhérente à la gaîne du
nerf optique. Il survint une hémorrhagie considérable pendant la dissection, et la douleur fut si intense qu'on ne put
contenir le malade. On pensa qu'il valait mieux s'arrêter,
et après avoir rempli la cavité de charpie, on envoya le
malade au lit. La portion retranchée de la tumeur était
ferme, raboteuse, et d'une teinte gris-pâle; lorsqu'on la
déchirait, elle laissait voir des bandes de fibres parallèles
et rayonnantes. Sous le microscope, elle paraissait formée
d'un tissu fibreux blanc, avec beaucoup de cellules allongées. Il ne survint presque pas de troubles généraux après
l'opération ; la paupière inférieure, néanmoins, et les parties situées dans la moitié inférieure de l'orbite s'enflèrent
beaucoup ; il se détacha même de ce dernier point une escarre étendue. Lorsque la cavité laissée par la séparation
de cette escarre fut presque comblée, cet homme quitta
l'hôpital et fut traité à la consultation externe. La tumeur
s'étant bientôt accrue, au point de reprendre son volume
primitif, on le transféra au *London Hospital*, pour le soumettre à une seconde opération. La paupière inférieure
était de nouveau renversée en dehors et laissait voir la conjonctive d'un rouge vif et fortement épaissie. Quoique la
tumeur se fût accrue rapidement, elle ne manifestait cependant aucune tendance à l'ulcération ou à l'hémorrhagie.

Dans les derniers temps, la compression qu'elle exerçait sur le globe de l'œil avait déterminé beaucoup de douleur, et le malade était extrêmement désireux de se soumettre à une nouvelle opération. M. Critchett, après l'avoir averti qu'à cause de la profondeur des attaches de la tumeur, l'intégrité de l'œil se trouvait fortement compromise, consentit à faire une nouvelle tentative. Après avoir chloroformé le malade, il disséqua au devant de la tumeur la conjonctive épaissie. Il incisa alors avec précaution, et sans léser le globe de l'œil, les adhérences de la tumeur aux parties avoisinantes. Lorsqu'il l'eût ainsi débarrassée dans une étendue considérable, il la saisit avec des pinces à dents, et se mit à la tirer assez fortement, en même temps qu'il s'efforçait, avec des ciseaux courbes à pointes mousses, de séparer ses attaches postérieures. Il amena au dehors une masse du volume d'une grosse noix ; et comme elle était enveloppée de toutes parts par une membrane fibreuse, il est probable qu'elle renfermait la totalité du mal.

Elle présentait à peu près les mêmes apparences que la première portion enlevée, si ce n'est que, bien que sa texture générale ne parût pas tout à fait aussi ferme, elle contenait dans sa substance de nombreuses particules osseuses. On y distinguait aussi quelques kystes très-petits, à parois unies. On n'y voyait pas de traces d'ecchymose; il n'en sortit aucun liquide, et son tissu était difficile à écraser.

L'opération fut suivie d'une suppuration assez abondante du tissu cellulaire de l'orbite, ce qui occasionna pendant une quinzaine de jours une tuméfaction considérable, accompagnée d'une réaction modérée et sans aucune inflammation du globe l'œil. Après cela, la tuméfaction commença à diminuer et l'œil à reprendre insensiblement sa position. Vers la fin de septembre, l'œil avait repris sa place, s'il y avait quelque différence, plutôt enfoncé davantage

dans l'orbite que son congénère. La vision était parfaite ;
mais l'œil, à cause de la lésion qu'avait subie le muscle
droit inférieur, était un peu dirigé en haut. Le malade le
portait facilement dans toutes les directions, excepté en
bas.

Un second examen microscopique de la tumeur donna
les mêmes résultats que le premier. On ne pouvait donc
plus hésiter à classer cette affection parmi les tumeurs
fibreuses : c'était une variété à texture un peu lâche,
contenant des kystes, et offrant, ainsi que cela se voit souvent, des dépôts calcaires dans plusieurs de ses parties.

C'est encore à ce genre de tumeurs que nous
paraît devoir se rapporter l'observation suivante.

Observation [1]. — Une jeune femme adulte consulta le
docteur Monteath pour une tumeur de l'orbite qui datait
de deux ans et qui avait produit un exophthalmos hideux.
On reconnut qu'il était impossible d'extirper la tumeur
sans enlever en même temps le globe de l'œil ; ce que l'on
fit. Le volume de la tumeur dépassait celui de cet organe,
derrière lequel elle était située ; la compression qu'elle
avait exercée sur le nerf optique, qu'elle entourait de toutes
parts, avait réduit de moitié le volume de ce nerf. La vision avait baissé rapidement, avant l'opération. La tumeur
était extrêmement dure, d'une texture anormale, et entourée d'une couche de tissu cellulaire condensé. La face
antérieure de la tumeur était en contact avec la face postérieure de l'œil qu'elle comprimait, mais elle ne lui était
unie que par l'intermédiaire du nerf optique et du tissu cellulaire. Vingt mois après l'opération, la malade continuait
à aller bien.

[1] Mackenzie, observation 286.

On a vu les tumeurs fibreuses intra-orbitaires
pénétrer dans le crâne par la fente sphénoïdale et
y produire des phénomènes de compression cérébrale, etc. Un fait de ce genre, cité dans l'*Anatomie pathologique* de M. Cruveilhier [1], a été
observé par M. le professeur Dubreuil, chez un
sujet porteur de tumeurs fibreuses multiples.

« ..... Une tumeur fibreuse développée dans la
fosse orbitaire droite avait pénétré dans le crâne
par la fente sphénoïdale et comprimait les nerfs
maxillaire supérieur et inférieur de la cinquième
paire et la partie correspondante du cerveau, qui
était ramollie dans l'épaisseur de deux lignes. »

*Traitement.*—Le traitement de ce genre de tumeurs ne peut consister que dans l'extirpation.
Facile quand la tumeur sera enkystée, cette opération présentera quelques difficultés quand il
faudra poursuivre une à une ses diverses ramifications.

Voici le récit intéressant d'un cas d'ablation
d'une tumeur de ce genre, pratiquée par Hope;
ce chirurgien employa avec succès la compression
pour faire cesser la saillie de l'œil, persistant après
l'opération.

---

[1] 20ᵉ livraison, p. 5 (*Cancer des os*), d'après le *Journal hebdomadaire du progrès*, 1835, t. Iᵉʳ.

Observation [1]. — La nommée Jeanne Wilson, âgée de dix-huit ans, eut, à l'âge de douze ans, une maladie à l'œil gauche, qui le lui fit tourner du côté de la tempe. Cet accident était causé par une tumeur qui s'était formée entre le globe et l'orbite, et qui fut quelques années sans se manifester au dehors; mais, s'étant accrue par degrés, elle parut enfin extérieurement sous la forme d'une tumeur dure, qui s'étendait du grand angle presque jusqu'au petit angle, sous la paupière inférieure, et qui se prolongeait d'un demi-pouce sur la joue. Elle avait repoussé le globe de l'œil presque entièrement hors de l'orbite, de sorte que la prunelle en était plus éloignée du nez de plus de trois quarts de pouce que celle de l'œil sain. Cet œil était outre cela beaucoup plus saillant que l'autre; il était rejeté sur la tempe et entièrement immobile; ce qui, joint à la tumeur, formait un spectacle affreux. La malade était sujette à de fréquentes douleurs de tête; mais ce qui pourra paraître surprenant, c'est que la vue de cet œil n'était pas perdue, quoiqu'elle fût, à la vérité, considérablement diminuée.

Voyant donc le danger que courait la malade si elle n'était secourue promptement, je résolus de l'entreprendre. Le 30 du mois de juin 1744, je fis l'opération de la manière suivante :

Je fis asseoir la malade sur une chaise, la tête soutenue sur un oreiller, et appuyée contre la poitrine d'un aide; ensuite, ayant tendu les téguments avec les doigts, je fis une incision d'environ un pouce de long, depuis le grand angle jusqu'au petit angle, en suivant la direction des fibres du muscle orbiculaire. Cela fait, je passai au milieu de la tumeur, et aussi profondément qu'il me fut possible, une aiguille courbe garnie d'une soie; et soulevant la tumeur

---

[1] *Philosophical Transactions*, 1744 et 1745, t. XLIII, p. 194. — Reproduite par Louis, dans les *Mémoires de l'Académie de chirurgie* (*Des maladies de l'œil*, etc.).

par le moyen de la soie, je coupai toutes ses adhérences avec un petit bistouri, et me servis de la pointe des ciseaux pour détacher les plus profondes, que je n'aurais pu couper aussi commodément avec le bistouri, après quoi je tirai au dehors tout ce qui tenait à la soie. La partie détachée me parut fournie d'une substance membraneuse épaisse, indépendamment de la véritable tumeur ; car, après qu'elle eut été entièrement détachée, elle nous parut sous la forme d'une tumeur régulière sphérique, lisse et de la grosseur d'environ un petit œuf de pigeon. Je passai une aiguille à travers cette grosseur, ainsi que je l'avais déjà fait, et j'y plongeai une lancette aussi profondément qu'il convenait pour en faire sortir quelque matière fluide, supposé qu'il y en eût, mais je ne trouvai qu'une substance charnue. Alors, ayant soulevé la tumeur par le moyen de la soie, je la disséquai avec beaucoup de précautions et la détachai aussi profondément qu'il me fut possible d'avec les parties adjacentes. Je trouvai plusieurs adhérences calleuses par lesquelles elle tenait au globe de l'œil, qui me parurent aussi dures qu'un cartilage, et m'obligèrent de changer deux ou trois fois d'instrument. Je me servis ensuite de la pointe des ciseaux pour couper les adhérences intérieures vers la racine de la tumeur, que je tirai entière. En poussant mon doigt jusqu'au fond de l'orbite, je sentis plusieurs substances dures et calleuses qui restaient encore, et en y tenant toujours le doigt dessus, j'introduisis une aiguille courbe garnie d'une soie que je glissai vers l'extrémité de mon doigt, et avec laquelle j'attachai ces racines calleuses. Ensuite ayant fait soulever la soie à un aide, et ayant poussé la pointe des ciseaux sur l'extrémité de mon doigt, j'en donnai deux ou trois coups aux endroits où je sentais ces racines, et les coupai entièrement; de sorte que je laissai le fond bien uni et tout à fait libre de ces callosités, autant qu'il me fut possible d'en juger. Pendant toute cette opération, il ne survint pas d'hémorrhagie considérable, mais il sortit seulement une assez bonne quantité d'un sang noir grumelé que fournirent les vaisseaux variqueux. Je pansai la plaie avec de la charpie sèche, que je n'ôtai que le troisième jour.

Je trouvai alors un gonflement mollasse dans les paupières et dans la conjonctive, accompagné d'une légère inflammation et de douleur à la partie antérieure de la tête. Je me servis d'un plumasseau mollet trempé dans un digestif ordinaire et dans l'eau-de-vie chaude, et je fis appliquer des fomentations émollientes de deux en deux heures. La douleur de tête et le gonflement ci-dessus continuèrent pendant trois ou quatre jours, sans aucune apparence de matière. Je touchai alors le fond de la plaie avec la pierre infernale, et quelques heures après il sortit une assez grande quantité de sang noir. Cette évacuation fit tout aussitôt cesser le mal de tête et disparaître le gonflement. Il en sortit encore, pendant les deux jours suivants, une sanie sanguinolente ; ce qui me détermina à y faire des injections d'eau chaude mêlée d'un peu d'eau-de-vie et de miel rosat, après quoi la suppuration devint plus louable. Je fus obligé de détruire, par le moyen de la pierre infernale, quelques excroissances molles et fongueuses, qui survinrent dans le cours du traitement, après quoi la plaie ne tarda pas à se guérir. L'œil était toujours cependant immobile, les muscles abducteurs ayant été pendant si longtemps contractés, et les adducteurs si distendus et si allongés, qu'ils avaient perdu leur ressort. J'observai néanmoins qu'en pressant un peu fortement avec ma main le globe de l'œil, je pouvais le faire rentrer en grande partie dans son orbite ; mais il reprenait sa première situation dès que je cessais de le comprimer. Cela me fit croire qu'un bandage convenable, constamment appliqué sur la partie, et qui ferait une compression graduée, pourrait contribuer à repousser l'œil dans son lieu naturel, et à l'y maintenir jusqu'à ce que les muscles eussent recouvré leur ton.

Conformément à cette idée, je fis faire un bandage d'acier, avec une platine de cuivre concave, proportionnée à la convexité du globe, qui, par le moyen d'une vis, portait sur la partie latérale de l'œil, du côté de la tempe. J'appliquai ce bandage après avoir d'abord repoussé doucement le globe avec la main dans sa situation naturelle ; et ayant ensuite mis une compresse molle entre l'œil et la platine de cuivre, je l'appliquai sur le globe par le moyen de la vis, de manière qu'il n'était pas possible qu'il fût repoussé au dehors, comme il avait coutume de faire auparavant. Je laissai auprès de la malade, pour y passer la nuit, un aide, à qui j'ordonnai de lâcher la vis, supposé que le bandage causât de trop grandes douleurs. Par le moyen de ce bandage, que la malade porta constamment nuit et jour, et que je serrai par degrés de plus en plus, l'œil reprit sa situation naturelle, dans l'espace d'environ vingt jours, situation qu'il conserva depuis. Il se meut régulièrement en tous sens, et la malade en voit aussi bien que de l'autre. La plaie avait été entièrement guérie dans l'espace d'environ un mois, et la cure totale n'a duré que sept semaines.

De même que pour les kystes proprement dits, la mort peut être la conséquence d'ablation de tumeurs de ce genre ; leur connexion avec le périoste orbitaire, prolongement de la dure-mère, explique fort bien la propagation de l'inflammation aux méninges, comme dans l'observation suivante due à Mackenzie.

OBSERVATION [1]. — *Tumeur fibreuse de l'orbite dont l'extirpa-*

[1] *Monthly Journal of medical science*, t. Ier, p. 229.

*tion est suivie de mort, par suite de l'inflammation des mem-*
*branes du cerveau.* — Le sujet est une femme de cinquante
ans, qui avait subi vingt ans auparavant l'ablation d'une tumeur orbitaire au même endroit, sans qu'il en fût résulté
depuis aucun accident, sauf de fréquents maux de tête.
C'est vingt ans environ après la première opération qu'elle
remarqua que son œil droit commençait à faire saillie, et
cette proéminence augmenta graduellement, si bien qu'à
son entrée à l'hôpital, l'œil était projeté en avant et en
dehors de son axe. On se décida à faire l'opération, d'après
la situation et le volume de la tumeur, qui était de la grosseur d'un œuf de pigeon, et à extirper en même temps le
globe de l'œil. La malade alla bien jusqu'au quatrième
jour, moment où se déclarèrent soudainement des symptômes de méningite, et elle succomba rapidement. La mort
arriva le quatrième jour après l'opération. On découvrit,
par la dissection, que l'arachnoïde était faiblement injectée
et recouverte d'une abondante effusion de matière purulente, sur la surface supérieure des deux hémisphères
et sur la surface inférieure du lobe moyen droit, et dans le
tissu cellulaire sous-arachnoïdien sous le cervelet; de fortes
et anciennes adhérences existaient entre la dure-mère et le
cerveau, sur la partie antérieure du lobe antérieur droit. La
lame orbitaire droite de l'os frontal était remarquablement
mince et translucide, et à cet endroit un peu de pus s'était
glissé derrière la dure-mère. Les membranes d'enveloppe
du nerf optique du même côté avaient conservé leur couleur naturelle, et aucune effusion n'existait dans le voisinage du nerf. La substance du cerveau était partout saine.

# CHAPITRE VII.



Nous avons peu de documents sur ce genre de tumeurs.

M. Guersant a soumis à l'examen de la Société de chirurgie [1] un enfant âgé de onze ans, atteint d'exophthalmie de l'œil gauche à un degré considérable. Le mal ne remontait qu'à deux mois. L'œil avait été rapidement poussé hors de l'orbite. La vision était complétement abolie de ce côté. L'exophthalmos ayant eu lieu de dedans en dehors, la tumeur dont la présence avait produit cette déviation semblait donc s'être développée au côté interne de l'orbite ; il était même vraisemblable qu'elle avait perforé la portion orbitaire de l'ethmoïde, et envoyé un prolongement dans la narine correspondante.

En effet, dans la séance suivante, M. Guersant annonça qu'il avait opéré ce jeune malade, et mit sous les yeux de la Société la pièce anatomique, e composant du globe oculaire enlevé et de la

[1] Séance du 21 septembre 1853.

tumeur, à laquelle il était adhérent. Celle-ci, pour pouvoir être extirpée en totalité, exigea la résection de la masse latérale de l'ethmoïde : on put ainsi extraire le prolongement nasal de cette tumeur qui semblait avoir eu pour point de départ le périoste. Le tissu qui la composait était du tissu fibro-plastique.

Dans l'observation de tumeur fibro-plastique des os du crâne que nous avons citée ( p. 49 ), on trouva à la face-orbitaire du frontal, immédiatement en avant du trou optique, une masse du volume d'une petite noisette; cette masse, dont l'aspect était identique à celui de la tumeur crânienne, devait comprimer légèrement le nerf optique, et concourir avec l'hypertrophie osseuse à l'amaurose et à l'exophthalmie.

Dans l'orbite, comme ailleurs, ces tumeurs peuvent repulluler.

M. Nélaton[1] a eu pendant deux ans à plusieurs reprises dans ses salles une jeune fille atteinte d'abord de tumeur fibro-plastique orbitaire se prolongeant dans le crâne, puis d'une tumeur de même nature au-dessous du muscle temporal; et enfin tout récemment de deux autres tumeurs au-dessous de ce muscle.

Dans l'observation suivante due à M. Quain,

[1] *France médicale*, 1859, p. 211.

de Londres, on fut obligé de pratiquer trois fois l'ablation d'une tumeur de cette nature.

OBSERVATION [1]. — *Tumeur fibreuse orbitaire accompagnée de tumeurs semblables au côté opposé de la tête, sur la dure-mère et la plèvre costale.* — Cette tumeur a été enlevée sur un enfant de six ans, entré le 29 novembre 1853 à *University College Hospital.* Trois mois avant, il avait reçu un coup sur l'œil gauche, dont la vision n'était altérée que depuis trois jours. A son entrée à l'hôpital, le globe de l'œil était très-saillant et formait une masse hémisphérique ; la conjonctive et la cornée étaient toutes deux opaques. On fit l'ablation de la tumeur le 3 décembre ; elle avait le volume d'une noix, la forme sphéroïdale ; elle était ferme dans sa texture, lobulée, très-peu vasculaire et d'une couleur gris-jaunâtre. Une section de la tumeur présenta un aspect lisse et homogène, sauf à la partie centrale, qui était blanche et plus fibreuse. Examinée au microscope, on lui trouva une texture fibrillaire, un peu de tissu cellulaire, un certain nombre de noyaux avec des amas de nucléoles. Ces noyaux étaient de formes diverses.

La tumeur se reproduisit bientôt dans l'orbite et fut de nouveau enlevée. Elle reparut encore, en même temps qu'une autre se formait sur la tempe droite et recouvrait les pariétaux et les temporaux et une partie du frontal. Avant la mort du malade, la tumeur mesurait sept pouces de hauteur et un pouce trois quarts de largeur; elle était ronde et lobulée ; à la partie postérieure la peau qui la recouvrait était tuberculeuse ; elle saigna une fois, mais ne présenta aucune tendance à s'ulcérer. L'enfant mourut à la fin du mois d'octobre dernier, deux ans après le commencement de la maladie. Après la mort, les tumeurs secon-

[1] *Medical Times*, 1854, n° 204.

daires furent examinées, et on leur trouva des caractères microscopiques semblables à la tumeur principale. La tumeur paraissait faire corps très-intimement avec le périoste, et elle occupait les sinus frontaux aussi bien que le milieu de la fosse du cerveau attachée à la dure-mère. On trouva une portion de la même substance, longue de trois pouces, sur la plèvre costale du côté droit.

Les points les plus importants de cette communication sont la reproduction des tumeurs, l'absence de cellules dites *cellules de cancer*, la tendance à l'infiltration, et la formation de tumeurs secondaires dans d'autres parties.

Peut-être pourrait-on rapporter à ce genre de tumeurs celles que Mackenzie désigne sous le nom de *chloroma*, à cause de la coloration verdâtre qu'elles présentent. En voici un cas remarquable.

Observation [1]. — Le docteur King (de Glasgow) a observé, en juillet 1849, un cas de chloroma sur une petite fille de six ans et sept mois. Les tumeurs occupaient les deux tempes, la voûte et la région sourcilière de chaque orbite, la partie supérieure du front et le vertex. Une particularité remarquable, c'est que les tumeurs augmentaient de volume et s'affaissaient alternativement. Ainsi, celle de la voûte orbitaire droite acquit un tel volume que l'œil ne pouvait plus être découvert ; puis elle diminua au point de rendre à la paupière sa liberté d'action. Une tumeur beaucoup plus grosse qu'un œuf de pigeon, et qui s'était formée au niveau de l'apophyse mastoïde, avait presque disparu au moment

_______________
[1] Mackensie, observation 118.

de la mort. La malade s'affaissa graduellement et mourut le
5 octobre.

En enlevant la peau, la tête offrit un aspect extraordinaire, elle était parsemée de tumeurs aplaties, d'un jaune
verdâtre. En incisant les aponévroses temporales, on trouva
les muscles remplacés par cette substance verte particulière. Les deux tumeurs du dessus des yeux sont de la même
nature; elles recouvrent le bord sourcilier et la partie externe des portions orbitaires des frontaux, refoulant l'œil
gauche en bas et en dehors, et le droit plus directement en
bas. Tout le contenu des orbites, à l'exception des yeux, de
leurs muscles et des nerfs optiques, est converti en matière
verte. Les divers os qui forment l'orbite sont attaqués par
places; des aiguilles osseuses s'enfoncent des points malades
dans les tumeurs. Toute trace de l'orbiculaire des paupières
a disparu de chaque côté. Il y a une tumeur à la surface
externe du maxillaire inférieur. On voit à la face interne de
la dure-mère deux masses aplaties, une de chaque côté de
la faux, qui compriment le cerveau. Dans tous ces divers
points, les masses morbides présentent les mêmes caractères, elles ne diffèrent que par leur mélange avec les parties voisines, qui sont fibreuses, osseuses ou musculaires.
Le tissu fibreux est celui qui paraît avoir servi de matrice à
ce produit. Les masses sont parfaitement homogènes et sans
traces de vaisseaux sanguins. L'eau et l'alcool diminuent
promptement l'intensité de la couleur verte. On ne découvre aucune trace de bile dans l'alcool où les pièces ont
macéré. La substance de ces tumeurs ne contient aucune
trace de soufre, ce qui porte à penser qu'elles ne sont composées ni de fibrine, ni d'albumine. Quelques parties de la
table externe du crâne et de son périoste sont parfaitement
saines; mais, dans tous les points occupés par les tumeurs,
le périoste adhère fortement avec la masse morbide, ou se
confond avec elle. Dans tous ces points aussi, la surface du

crâne est recouverte par une couche de substance osseuse
de nouvelle formation, offrant une disposition alvéolaire,
ou consistant en aiguilles ou en minces lamelles naissant de
la table externe de l'os et laissant entre elles des dépressions irrégulières qui paraissent aboutir à la surface naturelle de l'os. La substance morbide, ou le périoste altéré,
envoie des prolongements irréguliers dans ces dépressions.
La même disposition existe sur certains points plus limités
de la table interne, en regard des parties où la table externe
est altérée.

En examinant les préparations conservées au musée anatomique du *Glasgow-College*, le périoste des fosses lacrymales
semble avoir donné naissance aux tumeurs qui faisaient
saillie hors de l'orbite, et les glandes lacrymales paraissent
transformées en une substance semblable à celle des tumeurs. La matière fibro-plastique est infiltrée et a trans-
formé, plutôt qu'elle n'a déplacé, toutes les parties avec lesquelles elle s'est trouvée en contact, à l'exception des nerfs
et des muscles de l'orbite et des globes oculaires.


Les symptômes de cette sorte de tumeur ne
diffèrent guère de ceux des autres tumeurs assez
volumineuses pour comprimer le nerf optique et
le globe oculaire. Dans le cas de M. Guersant il
y avait en effet cécité et exophthalmie très-prononcée en dehors. La cavité orbitaire était le siége
de douleurs très-vives.

On conçoit également que le diagnostic sera
presque impossible, tant que la tumeur ne fera
pas issue au dehors. Dans le cas cité plus haut,

la tumeur ayant envahi la narine, on avait conseillé une ponction exploratrice.

Le traitement ne peut guère consister que dans
l'ablation, à laquelle on se déciderait si les douleurs étaient très-vives et la vision complétement
abolie.

# CHAPITRE VIII.



Le cancer de la cavité orbitaire n'a point fait jusqu'ici l'objet d'une étude spéciale. On n'en trouve dans les auteurs que des mentions rapides, à propos des affections de l'orbite. Cependant ce sujet mérite de fixer sérieusement l'attention.

Nous avons déjà vu que des tumeurs cancéreuses peuvent venir de différents points envahir la cavité orbitaire ; nous avons vu que les parois de cette cavité peuvent elles-mêmes être le point de départ de cette dégénérescence. Il nous reste à étudier les effets de cette affection sur les tissus de l'intérieur de l'orbite.

La dégénérescence cancéreuse n'envahissant en général que les glandes ou les tissus qui en sont abondamment pourvus, comme la peau et les muqueuses, il semblerait au premier abord que le cancer du tissu cellulaire de l'orbite, presque entièrement dépourvu d'organes de sécrétion, devrait être très-rare quoiqu'il y soit prédisposé par la richesse de ses éléments nerveux et circulatoires. Il en résulte que le cancer ayant débuté primitivement par les tissus intra-orbitaires n'est

pas une affection commune ; le plus souvent il ne
sera que l'extension d'un cancer des parois de
l'orbite ou du globe de l'œil, ou la repullulation
d'un cancer de ce dernier organe, dont on a pratiqué l'extirpation.

Nous n'aurons pas à nous occuper du cancer
du globe oculaire, les maladies de l'œil ne rentrant
pas dans notre cadre. Nous laisserons aussi de
côté les dégénérescences cancéreuses du nerf optique et de la glande lacrymale, organes dont la
pathologie sera étudiée à part [1].

### Anatomie pathologique.

Le cancer de l'orbite proprement dit peut être
primitif ou consécutif ; primitif, le mot l'indique,
quand l'altération cancéreuse s'est dès l'abord
développée dans les tissus intra-orbitaires ; consécutif, quand il se produit par envahissement direct ou par repullulation du cancer de l'œil après
l'ablation de cet organe.

Ce dernier fait n'est malheureusement que trop
fréquent. Il suffit, pour s'en convaincre, de lire
les travaux de Scarpa [2], de Panizza [3] et ce que

[1] Voir les chapitres xii et xiii.

[2] Scarpa, *Maladies des yeux*, art. Du FONGUS HÉMATODE ET DU
CANCER DE L'OEIL.

[3] Panizza, *Annotazioni anatomico - chirurgiche sul fungo
midollare dell' occhio ;* Pavie, 1821.

M. Guersant a écrit sur ce sujet. On en trouve un grand nombre d'exemples dans les auteurs et les recueils périodiques de ces dernières années.

Réciproquement le globe de l'œil, d'abord étranger à l'altération morbide, peut plus tard être envahi par elle. On comprendra donc facilement que si, à un certain moment, on peut distinguer quel est l'organe primitivement affecté, il arrive une époque où il n'existe plus qu'une masse cancéreuse, dans laquelle il est impossible de découvrir quel a été le point d'origine.

Dans un cas d'infiltration squirrheuse du tissu cellulaire orbital observé par M. Roux, l'hémisphère postérieur de la sclérotique était hypertrophié et squirrheux. Pour M. Lebert [1], cette communication du dehors en dedans est rare, excepté quand le cancer a pour point de départ le nerf optique.

*Variétés suivant la nature.* — Les trois formes principales du cancer, le squirrhe, l'encéphaloïde et la mélanose, peuvent se rencontrer dans l'orbite. En général, cette cavité ne renferme qu'une seule de ces affections malignes; quelquefois cependant on y en rencontre deux ensemble, ou conjointement avec des tumeurs enkystées [2]. Les

[1] Lebert, *Maladies cancéreuses*, p. 846.
[2] Tavignot, *Réflexions sur les kystes développés dans l'or-*

tumeurs encéphaloïdes reposent quelquefois sur une base squirrheuse, et la mélanose complique assez souvent les tumeurs encéphaloïdes.

Dans l'orbite comme ailleurs, le cancer encéphaloïde est celui qu'on rencontre le plus fréquemment. La dégénérescence mélanique y est également assez fréquente ; il est vrai que le plus souvent alors elle n'est que la propagation de l'altération du globe oculaire, et l'on connaît la prédilection de la mélanose pour cet organe.

Ordinairement un seul orbite est pris à la fois ; cependant on trouve dans le journal de Schmidt[1] et dans différents recueils des exemples d'encéphaloïdes des deux cavités orbitaires.

Nous devons exprimer le regret, surtout pour les tumeurs encéphaloïdes, de n'avoir point trouvé dans les observations qui ont été publiées des détails rigoureux d'anatomie pathologique. C'est seulement dans ces dernières années que les caractères microscopiques sont quelquefois indiqués, et ce n'est pas toujours avec une grande précision. Dans les faits tant soit peu anciens, les observateurs semblent avoir porté exclusivement leur attention sur les symptômes présentés par les ma-

*bite* (observation 4), dans *Journal des Connaissances médico-chirurgicales ;* 1848, p. 13.

[1] *Schmidts Jahrbücher*, t. XXXIV, p. 90.

lades ; les descriptions sont fort incomplètes quant à la structure des produits morbides enlevés. La plupart du temps on se borne à dire : « C'était une masse squirrheuse [1] ; c'était un encéphaloïde des mieux caractérisés [2] ; » ou bien encore une simple affirmation : « Un peu de fluide crémeux sortant par la pression de la tumeur extirpée ayant été mis sur le champ du microscope, offrait tous les caractères assignés par Muller aux tissus de mauvaise nature [3]. »

A. *Squirrhe.* — Le squirrhe intra-orbitaire se caractérise par sa dureté et sa structure fibro-lamelleuse, quelquefois cartilagineuse.

Il n'est pas rare de voir les muscles de l'œil fortement indurés, confondus dans la masse cancéreuse [4].

Les tumeurs de cette nature atteignent rarement un grand volume ; ce qui du reste est le propre des tumeurs squirrheuses.

Si le squirrhe de l'orbite est déjà arrivé à la période de ramollissement, les ganglions sous-auriculaires qui répondent aux lymphatiques de la

[1] Sprengel, *Histoire de la médecine*, t. VIII, p. 32.

[2] O'Ferral, *Tumeurs de l'orbite*, observation 2, *Dublin hospital Gazette*, t. II, p. 161-241. — Voir *l'Union médicale*, janvier 1848.

[3] *Idem*, observation 1.

[4] Mackenzie, observation 291.

fosse orbitaire peuvent être engorgés. Quelquefois ces ganglions sont eux-mêmes convertis en tissu cancéreux.

Dans l'orbite comme ailleurs le tissu squirrheux peut se présenter sous deux formes différentes : à l'état de tumeur circonscrite, ou à l'état d'infiltration.

Voici par exemple un fait d'infiltration squirrheuse du tissu cellulaire de l'orbite observé par Roux.

OBSERVATION [1]. — En décembre 1831, un homme âgé de trente-six ans, sculpteur, d'assez bonne constitution, entra à l'hôpital de la Charité pour se faire traiter d'une exophthalmie amaurotique du côté gauche. Cet œil, sortant d'un demi-pouce du rebord orbitaire, avait complétement perdu la faculté visuelle, sans que cependant sa forme ni son lustre naturels eussent été de beaucoup altérés. Le mal avait commencé depuis deux ans, mais la vue n'était totalement éteinte que depuis deux mois. Le malade voyait très-bien de l'autre œil.

M. Roux jugea l'extirpation de l'œil indispensable. L'enlèvement de toute la partie fit connaître que le mal ne consistait principalement que dans un boursouflement squirrheux du tissu cellulo-graisseux de la cavité orbitaire. De toutes les parties de cet œil, il n'y eut que la sclérotique et l'humeur vitrée qui parurent dans un état maladif, la première étant plus épaisse et plus dure que dans l'état naturel, la seconde plus liquide et en plus grande quantité qu'à

[1] Rognetta, *Recherches sur l'amaurose,* dans la *Revue médicale,* 1832, t. IV, p. 398.

l'ordinaire. Le nerf optique n'avait été privé de ses fonctions que par la compression qu'il éprouvait dans l'orbite.

B. *Encéphaloïde.* — Les exemples d'encéphaloïde de la cavité orbitaire sont assez nombreux dans la science ; mais, comme nous l'avons dit déjà, ils ne sont pas toujours décrits avec la plus grande rigueur ; les descriptions qu'on en trouve dans les anciens auteurs ne manquent pas d'un certain pittoresque, témoin l'observation de Tulpius [1], dans laquelle, à l'autopsie :

« Vidimus evidenter hanc procidentiam (oculi) « originem traxisse ex tumore pone oculum de- « litescente ; quo adaperto occurrebant passim « venæ laceræ, membranæ distentæ, ossa carie « infecta et tantum sanguinis cum extra tum in- « tra cerebrum effusum, ut nulli mirum videretur « periisse virginem tot hostibus circumventam. »

Tout le monde a lu soit dans l'original, soit dans le mémoire de Louis, qui l'a reproduite, l'intéressante observation de Fabrice de Hilden [2] : «Ficus cancrosus in oculi dextri orbitâ, cum gra- «vissimis capitis symptomatis feliciter extirpa- «tus.» La tumeur se composait de deux parties, l'une conique moulée sur la cavité orbitaire,

_______

[1] Tulpius, *Observationes medicæ,* chap. xxviii, édition elzévirienne de 1652, p. 61.

[2] Centurie I, observation 1.

l'autre en forme de chou-fleur végétant, faisant saillie sur la joue. Le dessin qui y est joint en donne d'ailleurs une idée fort nette.

Parmi les modernes Travers est, à notre connaissance, le premier qui ait bien décrit l'encéphaloïde ou, comme il l'appelle, le cancer médullaire des · tissus rétro-oculaires. « Il se forme, dit-il [1], autour du globe de l'œil une tumeur extra-orbitaire, globuleuse, dont la cornée mortifiée forme le centre..., la matière médullaire est granuleuse et de la consistance du riz ; elle envahit et détruit les muscles, le périoste et finalement les os de l'orbite. J'en ai vu pratiquer l'extraction, mais la récidive en a été presque immédiate et promptement suivie de mort. »

Le coussinet cellulo-graisseux, le ganglion ophthalmique, la pulpe ou la gaîne du nerf optique, servent ensemble ou séparément de points de départ à cette dégénérescence.

Le volume de la tumeur est très-variable ; elle peut acquérir des dimensions énormes, surtout lorsqu'elle repullule après avoir été extirpée.

On voit dans l'*Iconographie* de M. Sichel [2] le dessin d'une tumeur fongueuse orbitaire recou-

---

[1] *Medico-chirurgical Transactions*, t. XV, p. 238 ; 1829.

[2] Sichel, *Iconographie ophthalmologique*, pl. LVII, observation 204.

vrant toute une moitié de la face, dépassant même le front, et s'étendant presque jusqu'au bord postérieur de la mâchoire inférieure, qu'elle déborde en bas.

D'après M. Lebert [1], dont on peut justement invoquer l'autorité en semblable matière, « le tissu encéphaloïde orbitaire est mou ou élastique, grumeleux dans le cas de cancer atrophique, d'une teinte jaune rosé, allant jusqu'au rouge violacé, d'un jaune verdâtre demi-transparent, lorsqu'il y a du tissu colloïde; le suc cancéreux clair ou d'une nuance foncée y est constant. On rencontre quelquefois dans ce tissu des concrétions sablonneuses. La vascularité est d'autant plus prononcée que le cancer est plus franchement encéphaloïde, il se rapproche alors de la forme hématode.

« Onze fois sur douze [2] l'examen microscopique a montré des cellules cancéreuses les mieux organisées. »

La *forme* de la tumeur est assez variable; quelquefois elle est nettement circonscrite et peu adhérente au périoste, comme dans un cas opéré par M. Roux [3]; mais le plus souvent elle se moule sur

---

[1] Lebert, *Traité des maladies cancéreuses*, p. 863; 1851.

[2] Le cancer de l'œil et celui de l'orbite sont confondus dans ce relevé.

[3] Voir les *Bulletins de la Société anatomique*, 1844, p. 202.

la cavité orbitaire, qu'elle remplit entièrement, comme dans le fait de Fabrice de Hilden, et contracte avec le périoste des adhérences plus ou moins intimes. Souvent elle envoie entre les muscles divers prolongements, comme dans l'observation suivante de M. Gerdy.

Observation [1]. — Jeune homme; exophthalmie descendante; tumeur intra-orbitaire appréciable à la paupière supérieure. Ablation, en conservant le globe de l'œil. Guérison. La dissection de cette tumeur montra une masse bosselée, du volume d'une noix, à tissu lardacé ou squirrho-cancéreux, ayant une forme granuleuse comme la substance du foie et ramollie sur plusieurs points. La tumeur émanait de la gaîne du nerf optique, et se prolongeait entre les muscles releveur de la paupière et droit supérieur.

Le mal se prolonge quelquefois jusque dans le crâne, à travers les différentes ouvertures naturelles du fond de l'orbite. Cela s'observe surtout dans les cas de récidive. M. Rognetta [2] dit avoir recueilli dans les hôpitaux six observations où cette circonstance a été constatée par l'autopsie.

En voici un cas décrit par Astruc.

Observation [3]. — Une femme, âgée de soixante-deux ans, devint sujette à des migraines; elle sentit un engourdis-

[1] Scarpa, annoté par Rognetta, p. 410.
[2] *Idem*, p. 412.
[3] Astruc, *Traité des tumeurs*, t. II, p. 190.

sement autour de l'orbite, qui gagna tout le côté droit de la tête ; elle ressentit des élancements considérables dans l'œil du même côté, quoiqu'il parût sain ; mais cet œil devint peu à peu louche, et si fort saillant, que dans six mois il fut chassé de l'orbite vers le sinus sourcilier, après avoir perdu totalement la vue et le mouvement.

Tous ces accidents furent occasionnés par une tumeur dans l'orbite, qui ne paraissait d'abord que comme une petite dureté assez légère, mais qui, en augmentant peu à peu, fut au bout de trois ans la cause de la mort de la malade.

Les symptômes qui accompagnaient ce mal étaient des hémorrhagies excessives par le nez et des menaces fréquentes d'inflammation au cerveau ; mais les plus incommodes furent la perte presque totale de la vue, la surdité et la difficulté de la déglutition.

Après la mort de la malade, on l'ouvrit pour reconnaître la cause d'une maladie si singulière. On trouva que la tumeur de l'orbite droit s'élevait de six à sept lignes au-dessus du nez, qu'elle avait repoussé du côté gauche ; elle remplissait la moitié de l'orbite et avait forcé l'œil d'en sortir ; elle descendait jusqu'aux alvéoles, qu'elle avait tellement gonflées, que la mâchoire supérieure débordait sur l'inférieure de plus d'un pouce ; enfin, la voûte du palais en était aplatie, et les alvéoles du côté gauche commençaient à s'engorger.

Cette tumeur pénétrait jusqu'au dedans de la tête, où elle s'élevait de l'épaisseur d'une noix, depuis la selle turcique qu'elle avait détruite, jusqu'à l'apophyse pierreuse du temporal et au grand trou spinal de l'occipital, dont elle avait rongé près d'un tiers de la circonférence.

Elle avait fondu et converti en sa propre substance tous les nerfs, les vaisseaux et les membranes qui s'étaient rencontrés sur sa route, et ce n'était qu'une même masse qui pénétrait depuis la joue jusqu'au cerveau. La substance de cette tumeur était compacte et de couleur blanchâtre, semblable à celle du vieux fromage de Hollande. Elle devenait moins dure et moins blanche en approchant du cerveau, où elle paraissait être de la même couleur et de la même consistance que les glandes ordinaires.

**C.** *Mélanose.* — Un point assez intéressant de l'histoire des tumeurs mélaniques intra-orbitaires, c'est la divergence qui règne à leur sujet parmi les auteurs, les uns (Velpeau, Nélaton) voulant que la mélanose soit fatalement récidivable et mortelle, tandis que d'autres, à l'exemple de M. Sichel, lui attribuent une grande bénignité. Chacun cite des faits de sa pratique à l'appui de sa manière de voir.

On a essayé de concilier ces deux opinions en admettant deux espèces de mélanoses, l'une cancéreuse, l'autre bénigne. Dans la mélanose simple, on ne trouverait, suivant M. Lebert, que des granules et des grains pigmentaires, et quelquefois des cristaux de cholestérine, tandis que dans le cancer mélané la cellule cancéreuse serait des mieux caractérisées. En outre, le tissu mélané est dur et a quelque chose de plus sec, de plus franchement noirâtre que le tissu du cancer mélané qui, au contraire, est mou, grisâtre, et dans lequel, à part la coloration différente, on reconnaît les caractères les plus tranchés du cancer (Lebert, *Maladies cancéreuses*).

Cette opinion est assez plausible, mais elle n'est pas suffisamment prouvée; on ne connaît d'ailleurs aucun signe qui permette de différencier sur le vivant ces deux sortes de mélanose. De nouvelles recherches sont donc nécessaires sur ce point. Pour ce qui est de nous, nous croyons, contrairement à l'opinion de M. Sichel, que la mélanose oculaire non cancéreuse doit être rare chez l'homme. Il paraît, au contraire, que cette affection serait très-fréquemment bénigne chez les chevaux.

Voici, autant qu'on en peut juger par la simple lecture, un fait de mélanose ne paraissant pas cancéreuse. La tumeur y est parfaitement décrite :

OBSERVATION [1]. — Un fermier, âgé de cinquante et un ans, s'était plaint, vingt-cinq ans auparavant, de la perte de la vision et d'une légère saillie en avant d'un de ses yeux ; ces symptômes avaient cédé à l'usage de l'iode. Depuis lors l'œil était devenu proéminent à deux reprises différentes ; mais il avait repris sa place sous l'influence des mêmes remèdes. Actuellement il faisait depuis deux ans saillie hors de l'orbite, et malgré tous les efforts tentés pour réduire la tumeur, l'œil continuait à sortir de cette cavité. Lorsque M. J.-B. Fife extirpa le contenu de l'orbite, l'œil était chassé au delà des

---

[1] *Medical Gazette*, t. XLVII, p. 344; 1851. — Mackenzie, observation 294.

paupières par une tumeur fongueuse élastique qui, recouverte par la conjonctive épaissie et congestionnée, entourait
l'organe de telle sorte qu'on n'apercevait plus que la cornée.
La douleur ne s'était éveillée que quelques mois avant
l'opération. On enleva sans difficulté tout le contenu de l'orbite. L'hémorrhagie fut très-abondante, mais s'arrêta promptement par le tamponnement. La tumeur remplissait complétement l'orbite, et lorsqu'on l'eut incisée, on la trouva
aussi noire que du charbon ; elle était recouverte d'une
enveloppe celluleuse qui se prolongeait dans son intérieur
et la séparait en lobules ; elle était molle et consistait en
tissu cellulaire infiltré de pigment qu'entraînait facilement
le lavage. La matière pigmentaire, examinée au microscope, laissait voir de nombreux granules organiques d'un
noir brun, isolés ou réunis entre eux, de manière à former
des cellules granuleuses très-variables sous le rapport de
la dimension et de la forme, avec de nombreux globules
huileux ayant des contours peu marqués et contenant dans
leur intérieur de petits granules brillants, et parfois d'autres
cellules plus petites, quoique semblables entre elles. On y
voyait aussi des cellules de dimension variable, avec des
parois épaisses, d'un noir brun, très-peu transparentes, et
contenant dans leur intérieur de nombreux granules noirs,
et parfois des noyaux. Ces dernières paraissaient n'être que
les cellules incolores transformées par la croissance et la
formation de pigment en cellules propres à la mélanose.
Trois mois après l'opération, le malade se disait parfaitement
bien.

Voici maintenant deux observations de mélanose cancéreuse :

OBSERVATION [1]. — Un jardinier, âgé de cinquante-sept ans,

---

[1] *Annales de la chirurgie française et étrangère*, t. III, p. 232.

d'une bonne constitution, porte à l'orbite du côté gauche une tumeur assez volumineuse. Il y a sept ans, il perdit l'œil du même côté, à la suite d'une inflammation de cet organe. Deux ans après (1837), il reçut un coup sur la paupière inférieure. Il fut renversé par la violence du choc, et obligé de garder le lit pendant deux jours. En 1839, picotements dans l'œil, apparition d'une tumeur qui augmente graduellement de volume, sans que la douleur suive une marche croissante.

En 1841, la tumeur avait acquis le volume d'une pomme ordinaire. Ce fut alors que le malade fut opéré par M. Giraldès. L'œil fut respecté et la tumeur enlevée; quand on l'incisa pour l'examiner, elle laissa échapper une matière noirâtre, épaisse comme de l'encre de Chine, analogue au pigment de la choroïde. Le malade était guéri au bout de quinze jours.

M. Giraldès a bien voulu m'apprendre, plus tard, que le malade était mort deux ans après, d'une récidive de l'affection dont il l'avait débarrassé une première fois.

OBSERVATION [1]. — T***, âgé de cinquante-neuf ans, entra à Bicêtre, le 10 décembre 1837. Le malade présente une dégénérescence cancéreuse de l'œil droit. L'affection a débuté, il y a deux ans, par des démangeaisons vives dans l'œil malade, puis des fongosités se développèrent. Au mois d'août 1836, ces fongosités furent enlevées. Elles repullulèrent. Au mois de janvier 1837, le malade se présenta à la clinique, et M. Cloquet lui enleva l'œil malade. La guérison

---

[1] *Bulletin de la Société anatomique*, 1838, p. 190, observation de M. Raimbert.

n'eut pas lieu, et le 12 novembre 1837, la tumeur avait acquis le volume d'un gros poing. Le 27, mort du malade.

La tumeur se présente, à l'autopsie, sous la forme d'une masse noirâtre, dont les deux tiers débordent la base de l'orbite ; le reste remplit complétement la cavité orbitaire, et se prolonge jusqu'à la selle turcique. Elle est formée d'un tissu de couleur noire, bistre foncé dans le tiers postérieur, et noir bistre, grisâtre ou rougeâtre, disposée par groupes irréguliers dans les deux tiers antérieurs. Elle est parcourue dans tous les sens par des cloisons fibro-celluleuses, entre lesquelles se trouve infiltrée la matière qui donne à la masse cancéreuse les différentes couleurs que nous venons de signaler. La consistance n'est pas la même partout : dans le tiers postérieur et surtout supérieurement, elle est pulpeuse et communique aux doigts sa couleur ; dans les deux tiers antérieurs, elle est au contraire d'une densité assez considérable en certains points, faible en d'autres.

Sur les sept cas de cancer de l'orbite, vus par M. Lebert[1], trois étaient des cancers mélaniques; on en trouve un exemple seulement dans les cinq cas de cancer du nerf optique, recueillis par le même auteur.

### Symptomatologie.

Quand il ne s'est développé que consécutivement dans l'orbite, le cancer a offert déjà à son

---

[1] Lebert, *loc. cit.* — Voir, dans l'*Anatomie pathologique* du même auteur, la représentation d'une dégénérescence mélanique intra-orbitaire. Voir encore Sichel, *Iconographie ophthalmologique*, pl. LIV, fig. VI, et pl. LV, fig. IV.

origine des signes de son existence; aussi l'appareil symptomatique diffère-t-il un peu dans ce cas des phénomènes initiaux du cancer primitif de la cavité orbitaire : les phénomènes qui se produisent du côté de cette cavité viennent s'ajouter aux symptômes déjà existants.

L'affection se développe-t-elle primitivement dans l'orbite, elle aura deux périodes distinctes, l'une d'évolution proprement dite, la seconde d'ulcération.

1° *Période d'évolution.* — *Douleur.* — Les premiers phénomènes perçus par le malade sont une douleur obtuse dans l'œil, tantôt des picotements, tantôt des démangeaisons. La malade d'Astruc accusait une sensation d'engourdissement; dans un cas observé par M. Maisonneuve [1], le malade accusait un sentiment pénible de tension.

La douleur n'existe pas constamment au début de l'affection. Dans les deux observations de M. O'Ferral [2], il n'y a pas eu de douleurs initiales; une des planches de M. Sichel [3] représente un cancer fibreux de l'orbite, dont la pression a aplati et désorganisé le globe oculaire, sans y pro-

---

[1] *Gazette des hôpitaux*, 2 mars 1841.

[2] O'Ferral, *loc. cit.*, observations 1 et 2.

[3] Sichel, *Iconographie ophthalmologique*, pl. LXXIV, fig. 11, observation 254.

duire la moindre douleur. Dans un fait observé par M. Velpeau, il y eut également absence complète de douleurs; cependant, la tumeur ayant été enlevée, M. Robin y trouva des cellules cancéreuses avec noyaux inclus et noyaux libres caractéristiques.

On trouve également l'absence de douleur signalée dans deux cas observés par M. Roux [1]. Il existe même des exemples dans lesquels l'absence de douleurs et le peu de trouble de la vision avaient fait au premier abord rejeter l'idée d'une tumeur cancéreuse.

Voici un cas de ce genre dû à M. Sichel, dans lequel les deux orbites présentaient la même altération :

OBSERVATION [2]. — Une femme de soixante et onze ans présente aux deux yeux une tumeur orbitaire insolite qui entoure complétement chaque globe, sous la forme d'un anneau rénitent et très-saillant, placé derrière les paupières supérieures et inférieures, et recevant au milieu le globe, qui y est plongé et comme enfoncé, sans avoir beaucoup perdu de sa mobilité ni être déplacé dans une direction quelconque; la vision aussi n'a perdu que très-peu. La malade peut vaquer à ses occupations habituelles.

Les tumeurs, plus saillantes derrière chaque paupière supérieure que derrière l'inférieure, sont assez dures, un peu élastiques, peu bosselées et se laissent refouler à une cer-

[1] *Bulletins de la Société anatomique*, 1844, p. 202.
[2] *Gazette des hôpitaux*, 21 juillet 1853.

taine profondeur dans les orbites. Sauf derrière les com-
missures, où on les sent beaucoup moins, elles ne sont pas
sensiblement interrompues dans leur continuité; elles sont
incolores, n'occasionnent pas spontanément de douleurs et
supportent parfaitement la pression.

Toutes ces circonstances, et avec elles la constitution
éminemment cachectique et lymphatique de la malade, la
pâleur, la flaccidité et la bouffissure de la peau, surtout
dans les régions de la face et du cou, l'intumescence considérable des ganglions sous-maxillaires et cervicaux supérieurs, ainsi que de la peau et du tissu cellulaire qui les
entourent, font croire à M. Sichel qu'il a affaire à une hypertrophie et à une induration du coussinet cellulo-graisseux orbitaire, et surtout de sa partie antérieure, qui proémine tout autour de la partie antérieure de la coque oculaire,
sans faire saillir le globe ni tirailler et comprimer le nerf
optique, comme cela a lieu dans les cas où la partie postérieure de ce coussinet est de préférence hypertrophiée et
indurée. Il est pourtant possible qu'au lieu d'une simple
hypertrophie, il existe ici une dégénérescence encéphaloïde du tissu cellulo-adipeux, ce qu'on ne saurait reconnaître d'une manière positive.

La constitution de la malade offre une disposition éminemment lymphatique. On ne peut découvrir chez elle
aucune trace de maladie syphilitique, rhumatismale, gout-
teuse ou dartreuse. Le professeur Juengken (de Berlin) a
cru reconnaître chez elle des traces de disposition scorbu-
tique... En effet, pendant la dernière semaine du mois de
juin, les tumeurs dans leur partie située derrière les paupières supérieures avaient pris une teinte bleuâtre plombée,
tirant plutôt sur le verdâtre, qu'on aurait pu regarder avec
quelque apparence de raison comme une preuve à l'appui
de cette opinion, s'il n'avait pas été facile d'expliquer cette
coloration d'une manière plus naturelle, fondée sur un fait

et non sur une hypothèse. En effet, plusieurs portions lobulées et rougeâtres de la tumeur orbitaire de l'œil gauche
commencèrent à devenir visibles dans la partie externe de
la fente palpébrale, et firent supposer d'après leur aspect,
leur forme et leur consistance, qu'on avait affaire à une
tumeur encéphaloïde. En même temps, les paupières naturellement très-minces et distendues par le volume de la
tumeur orbitaire laissaient paraître en partie en l'altérant
et la rendant·plus foncée et bleuâtre la teinte rougeâtre de
la substance même de la production morbide. Ces ecchymoses superficielles avaient leur siége dans le tissu cellulaire sous-conjonctival et en partie dans la conjonctive même.
Le sang épanché prenait son origine dans cette dernière,
comme on le voyait facilement en la déplaçant, et non dans
la substance des tumeurs. L'épanchement sanguin tenait à
la pression que la tumeur exerçait sur la conjonctive et sur
les paupières. En effet, les veines de celles-ci étaient notablement dilatées.

Vers le commencement de juillet, il survint un œdème
palpébral sans douleur, rougeur ni tension notable, qui se
dissipa promptement, et après la disparition duquel on
constata une diminution notable des tumeurs orbitaires.

*Exophthalmos.* — Quand les douleurs existent
déjà depuis quelque temps, un peu plus ou un
peu moins, le globe oculaire subit un déplacement dont le sens varie d'après le point d'origine
du produit morbide. L'exophthalmos peut être
presque direct; la plupart du temps toutefois l'œil
est à la fois poussé en avant et vers un point de
la base de la cavité orbitaire, et bientôt une tumeur apparaît et se développe. Dans le cas de

M. Giraldès, la tumeur faisait saillie à l'extérieur, au-dessous du globe oculaire, qu'elle avait repoussé en haut, de telle sorte qu'elle représentait une espèce de cône dont l'œil occupait la base à la partie supérieure.

Appliqué sur cette tumeur, le doigt éprouve tantôt la sensation d'un corps résistant et dur, tantôt il perçoit une sorte de fluctuation qui rend le diagnostic difficile. Cette sensation de fausse fluctuation donnée par le tissu encéphaloïde n'est pas rare d'ailleurs : j'aurai à y revenir à propos du diagnostic. On y a ressenti quelquefois des battements qui ont induit en erreur des chirurgiens expérimentés. J'en citerai un exemple un peu plus loin.

Rien de plus varié du reste et de plus difficile à apprécier que les sensations fournies par une tumeur, qui n'est accessible que par une faible étendue, et par un de ses côtés.

*Troubles de la vision.* — Il est rare que l'exophthalmos soit précédé d'affaiblissement de la vue ; il n'en est pas de même quand le siége primitif de l'altération cancéreuse se trouve être dans le nerf optique, ainsi que nous le verrons plus loin [1]. Par contre alors, il n'existe que peu ou

[1] Voir le chapitre TUMEURS DU NERF OPTIQUE.

point de douleurs, en sorte qu'il semble y avoir une sorte d'antagonisme entre ces deux manifestations morbides. Le plus souvent la cécité suit l'apparition et les progrès de l'extrusion oculaire ; elle peut cependant tarder quelquefois très-longtemps avant de paraître, si le nerf n'est pas comprimé par la présence de la tumeur.

2° *Période d'ulcération.* — Après un temps variable, pendant lequel la tumeur semble rester stationnaire, se produisent les phénomènes aigus de la seconde période. La douleur, qui déjà était devenue lancinante, s'irradie dans les régions voisines, se faisant sentir à la fois dans l'orbite, la tête, l'oreille et la joue, amenant comme conséquence l'insomnie et ses suites. La tumeur prend alors un accroissement rapide, s'ulcère et devient le siége d'hémorrhagies plus ou moins fréquentes. Sa surface, couverte de végétations vasculaires molles, donne lieu à un suintement ichoreux, rosacé, âcre, très-fétide, qui excorie les paupières et la joue ; les ganglions sous-auriculaires s'engorgent, ils s'ulcèrent même à leur tour quelquefois ; les douleurs deviennent atroces et la cachexie générale se déclare.

**Marche.**

Quelle que soit son origine, le cancer de l'orbite,

quand il est primitif, à une marche plus lente que celui de l'œil. Il fait, au contraire, des progrès rapides lorsqu'il est le résultat d'une récidive.

Le cancer, en général, présente quelquefois une marche insolite, que l'on a rencontrée aussi dans le cancer de l'orbite : ainsi M. Maisonneuve [1] eut à donner ses soins à un malade qui, opéré par Blandin, au mois de juillet 1839, d'un cancer de l'orbite, avait vu la tumeur repulluler au bout de cinq mois et s'était confié à M. Monod. Huit jours après son entrée à la maison de santé, la tumeur diminuée finit par disparaître, et le malade sortit, n'éprouvant plus ni gêne ni douleur et ayant recouvré tous les mouvements de l'œil. Mais, trois mois après, les symptômes avaient reparu. Ce fut alors qu'il entra dans le service de M. Maisonneuve, qui extirpa la tumeur en conservant le globe oculaire, et le malade sortit guéri peu après. L'examen de la pièce confirma le diagnostic qui avait été porté d'un cancer encéphaloïde.

### Étiologie.

L'étiologie du cancer intra-orbitaire est aussi obscure que celle du cancer en général ; l'hérédité est loin d'en être démontrée ; nous n'en avons

---

[1] *Gazette des hôpitaux*, 2 mars 1841.

trouvé pour ainsi dire aucun exemple. Dans un certain nombre de cas, on rencontre la coïncidence de ces tumeurs avec d'autres cancers sur le même sujet ; nous citerons plus loin une observation de M. Lenoir, qui est un bel exemple de tumeurs encéphaloïdes multiples. C'est surtout pour la mélanose que cette coïncidence a été observée. Ainsi, par exemple, M. Chomel [1] a rapporté un cas mortel de mélanose du foie, chez une personne dont le tissu cellulaire de l'orbite était atteint de la même affection.

La seule considération importante à laquelle donne lieu l'étiologie de cette affection, c'est la fréquence de l'encéphaloïde intra-orbitaire chez les jeunes sujets, fréquence incontestablement plus grande que chez l'adulte. Ce fait, déjà noté par Desault, a été confirmé par les observations de Wardrop et de M. Guersant ; d'après le relevé de M. Lebert, un tiers des cas s'est produit au-dessous de dix ans.

Cette particularité, jointe à l'absence fréquente de douleurs initiales, forme le caractère distinctif du cancer de l'orbite. Faut-il conclure de cette apparente anomalie qu'il y a eu parfois erreur de diagnostic, et que l'on a confondu le cancer

[1] Chomel, *Nouveau journal de médecine*, t. III, p. 44; Paris, 1818.

intra-orbitaire avec d'autres tumeurs, telles qu'un fongus de la dure-mère, une hypertrophie de la glande lacrymale ou une tumeur fibreuse? Dans l'état actuel de la science, cette assertion serait un peu téméraire, et l'on aurait peine à trouver dans les faits connus des documents propres à la soutenir. Cependant nous ne la rejetterons pas d'une manière absolue; de même que nous l'avons déjà fait jusqu'ici pour plusieurs points obscurs de la pathologie orbitaire, nous signalerons ce point à l'attention des praticiens; il serait important d'avoir des observations bien complètes, afin de pouvoir se prononcer positivement à cet égard. (Voir plus loin les considérations qui terminent l'article *Diagnostic.*)

### Diagnostic.

Si une affection cancéreuse se présentait souvent avec cette marche insolite, il faut avouer que le diagnostic serait difficile à établir, et les antécédents du malade, une première opération subie, seraient des éléments bien précieux pour en reconnaître la nature; mais cette évolution en quelque sorte latente du cancer est un fait assez rare. Ce n'est pas à dire, pourtant, que le diagnostic du cancer de l'orbite ne présente pas de graves difficultés.

Le début, je ne parle pas des récidives, bien entendu, est toujours obscur. Les douleurs, qui sont la première manifestation de la maladie, ne peuvent être invoquées comme caractère certain; elles existent dans presque tous les autres cas de tumeur orbitaire. Si les causes de l'amaurose n'étaient pas si variées, peut-être pourrait-on tirer quelques indications utiles de la perte de la vision quand celle-ci apparaît au début. Mais, presque toujours, il faut le dire, le diagnostic est impossible à ce moment. Les antécédents du malade, les affections de nature cancéreuse qui ont existé dans sa famille, pourront servir à baser des hypothèses, des probabilités, mais non pas une certitude.

L'exophthalmos, produit par le cancer des éléments contenus dans la cavité orbitaire, ne diffère en rien de la propulsion de l'œil causée par les autres tumeurs de l'orbite.

Quand la tumeur vient à faire saillie à l'extérieur, le diagnostic offre encore de très-grandes difficultés. La marche de l'affection, le mode de développement, tous les symptômes antérieurs devront être scrupuleusement examinés.

On pourrait confondre cette tumeur avec une

tumeur osseuse. Mais habituellement le cancer ne présentera pas la résistance, la dureté de l'exostose.

Elle pourra simuler un abcès, un kyste, etc. Pour l'abcès qui aura succédé au phlegmon de l'œil, la marche rapide de l'affection servira de caractère différentiel. Il n'en sera pas de même de l'abcès reconnaissant pour cause une carie. Peut-être la circonstance d'une violence antérieure, comme cause productrice, pourrait-elle dans ce cas éclairer le diagnostic, si l'on n'avait vu quelquefois le cancer reconnaître une cause occasionnelle semblable.

L'examen de la tumeur elle-même ne donne pas toujours de signes certains. Si quelquefois on y perçoit une mollesse qui tient le milieu entre la dureté de l'exostose et la fluctuation du kyste, il arrive souvent aussi qu'on a la sensation d'une véritable fluctuation, alors qu'il n'y a pas de liquide, mais bien une tumeur encéphaloïde. La fluctuation elle-même n'est pas toujours perçue dans le cas de l'existence d'un kyste. Aussi, pour lever les doutes, n'y aura-t-il qu'un moyen sûr, une ponction exploratrice, qui apprendra si on a affaire ou non à un kyste.

Il est enfin certains cas où l'erreur est presque impossible à éviter; le cancer, en effet, peut être tellement vasculaire que la tumeur soit le siége de battements, de bruits de souffle qui peuvent tromper complétement sur la véritable nature de l'affection.

Ces battements, dans les tumeurs cancéreuses, ne sont pas extrêmement rares. Quand, au mois de septembre 1852, j'étais chargé d'un service à l'Hôtel-Dieu, en remplacement de M. Boyer, j'eus l'occasion de faire la désarticulation de l'épaule droite sur un malade qui portait vers le tiers supérieur de l'humérus une de ces tumeurs pulsatiles avec bruits de souffle : cessation des battements et du bruit de souffle par la compression de l'artére sous-claviére, qu'on m'avait conseillé de lier, tous les signes d'une tumeur sanguine osseuse étaient évidents. L'examen de la pièce me démontra que je ne m'étais pas trompé sur la nature de la production morbide.

Quant au cancer de l'orbite, J.-L. Petit y a observé des battements[1], et je ne puis m'empêcher de consigner ici le fait suivant, qui a été observé par un de nos chirurgiens les plus distingués, mon maître et ami M. Lenoir[2]. Dans ce cas, les caractères de la tumeur étaient si nets, qu'il sem-

---

[1] J.-L. Petit, *Maladies des os*, p. 221.

[2] Voir les *Bulletins de la Société de chirurgie*, t. II, p. 61 et 84.

blait qu'il ne dût pas y avoir place pour un doute : pulsations, bruit de souffle que la compression de la carotide primitive faisait disparaître ; il existait, en un mot, tous les signes des tumeurs anévrysmales. Le tronc carotidien fut lié, la tumeur parut s'affaisser, puis la diathèse cancéreuse se déclara, des manifestations multiples parurent en différents points. La malade mourut, et l'examen après la mort révéla le caractère véritable de l'affection orbitaire.

OBSERVATION. — Le 14 février 1851, entra à l'hôpital Necker, salle Sainte-Marie, nᵒ 7, la nommée Remy, âgée de vingt-six ans. Il y a un an, au mois de janvier, elle fit une chute en descendant son escalier ; s'étant évanouie, elle ne sait trop comment elle est tombée : ayant repris connaissance, elle ressentit une violente douleur à la tête, principalement vers la nuque ; elle dit n'avoir point perdu de sang, ni par le nez ni par l'oreille. Elle s'aperçut seulement qu'elle avait le côté gauche de la face paralysé. Il y a quatre mois, la paupière supérieure gauche devint proéminente ; elle était soulevée, comme tuméfiée. Peu à peu elle augmenta de volume, l'œil fut chassé de l'orbite, et la tumeur gagna la fosse temporale.

A son entrée, l'œil gauche avec la partie environnante représente une tumeur à base large, à sommet saillant. Ce sommet correspond à l'angle externe des paupières ; les bords en sont bien limités. L'œil, repoussé de l'orbite, fait sur cette tumeur une saillie considérable. Il jouit d'ailleurs de tous ses mouvements, et la vue n'est pas troublée ; seulement le cours continuel des larmes empêche la malade de fixer longtemps le même objet. Aucune douleur, ni dans l'orbite ni dans la tempe ; mais céphalalgie assez vive, bourdonnement d'oreille, qu'elle compare au bruit d'un rouet. La tumeur est légèrement bleuâtre ; lorsqu'on la presse sous la main, on sent manifestement des pulsations isochrones aux battements de l'artère carotide primitive. Quand on comprime ce vaisseau, tout battement cesse dans la tumeur, qui devient moins tendue, plus molle, et semble s'affaisser. La pression, même forte, ne détermine aucun phénomène cérébral. On entend dans la tumeur un susurrus léger.

Le 6 mars, on pratiqua la ligature de l'artère carotide primitive gauche un peu au-dessous de sa bifurcation ; immédiatement les battements cessèrent et la tumeur s'affaissa un peu.

Peu de jours après les douleurs parurent dans l'orbite ; mais ni le bruit de rouet ni le susurrus ne reparurent dans la tumeur.

Le 10 avril, la tumeur augmente de volume ; le 5 mai, la cornée se perfore, les pulsations n'ont pas reparu ; le 11 mai, une tumeur apparaît au mollet avec fluctuation profonde, battements, bruit de souffle, qui cessent par la compression de la fémorale.

La malade traîne ainsi ses souffrances jusqu'au 31 décembre, où elle meurt, sans que les battements eussent reparu du côté de l'orbite.

A l'autopsie, on trouva dans cette région une saillie du volume du poing, grisâtre, divisée transversalement en deux lobes inégaux : les os frontal, malaire et maxillaire supérieur, sont repoussés en dehors ; ils ont été en partie envahis par le produit morbide. A la coupe, la tumeur présente une surface rougeâtre ; certains points sont ramollis et laissent échapper à la pression un liquide épais. Les vaisseaux sont très-petits, mais assez nombreux. Le microscope fait reconnaître dans ce tissu l'élément cancéreux.

Un prolongement s'étendait dans la fosse zygomatique,

l'œil était atrophié, les muscles étaient conservés à l'état normal, le nerf optique très-allongé.

Chez cette malade on trouva, en outre, une tumeur encéphaloïde dans la cavité crânienne, entre le trou déchiré postérieur, le trou occipital, le sinus latéral et une ligne qui irait de la base du rocher au pourtour du trou occipital. Le lobe antérieur et le lobe moyen du cerveau contiennent une tumeur semblable; une autre se trouve dans le centre ovale, une quatrième dans le lobe postérieur. Le cervelet en renferme une dans son épaisseur.

Les deux poumons sont remplis de petites masses cancéreuses, dont le volume varie entre celui d'une noisette et le volume d'une noix. La tumeur du mollet gauche est également cancéreuse.

*Tumeurs de nature douteuse.* — Jusqu'à présent nous n'avons envisagé que les circonstances qui peuvent induire le chirurgien en erreur sur la nature d'une tumeur véritablement cancéreuse; nous avons supposé que l'ablation de la tumeur permettait de porter un diagnostic nécroscopique rigoureux. Mais il n'en est pas toujours ainsi; ce qui du reste n'a lieu de surprendre personne. Il n'y a pas si longtemps encore que la même incertitude régnait au sujet des tumeurs du sein, avant que l'ouvrage si remarquable de M. le professeur Velpeau [1] ne vînt élucider presque complétement cette importante question. Il a dû alors arriver à plus d'un praticien de s'imaginer avoir fait l'abla-

[1] Velpeau, *Traité des maladies du sein et de la région mammaire* (1854).

tion d'une tumeur cancéreuse, tandis qu'il ne s'a-
gissait en réalité que d'une tumeur adénoïde ou
hypertrophique.

En a-t-il été de même pour certaines orbitocéles
réputées cancéreuses? Déjà, à propos de l'étiologie
de ces tumeurs, nous avons dit que nous n'oserions pas être aussi affirmatif. Cependant il est
arrivé parfois à des observateurs, dont personne
ne conteste l'autorité en pareille matière, d'exprimer franchement un doute au sujet de tumeurs
de l'orbite réputées cancéreuses. Ainsi, on lit dans
les *Bulletins de la Société anatomique* [1] :

« M. Cruveilhier met sous les yeux de la Société
un cancer développé dans le tissu cellulaire de
l'orbite chez un enfant de dix ans... Malgré des
avis opposés, M. Cruveilhier conseilla l'extirpation
qui fut pratiquée par M. Roux. A l'aspect du tissu
enlevé, M. Cruveilhier ne croit pas qu'on ait eu
affaire à un cancer véritable; il propose d'ailleurs
qu'on en fasse l'examen au microscope... L'œil
était sain au milieu des parties affectées. »

On ne peut non plus s'empêcher de concevoir
des doutes analogues, en lisant l'observation 292
de Mackenzie [2], seul exemple donné par lui de

---

[1] *Bulletins de la Société anatomique*, 1848, p. 360.

[2] Empruntée au *Northern Journ. of medecine*, 1844, pl. VI,
fig. xiv, et pl. VII, fig. xv.

fongus hématode intra-orbitaire. On y voit « qu'une
section transversale faite sur l'œil enlevé démontra que ses membranes et leur contenu étaient
sains; autour de la sclérotique et au-dessous de la
conjonctive, l'œil était entouré par une masse
dense de sarcome médullaire. » La malade, chez
qui cet exophthalmos causait de vives douleurs,
probablement par suite de l'exposition permanente
de l'œil au contact de l'air, « se rétablit promptement, après que l'on eut enlevé le contenu de l'orbite. Elle mourut d'affaiblissement sénile, douze
ans après l'opération. » Il nous semble difficile
d'admettre que la tumeur n'eût pas récidivé, si
elle eût été véritablement de nature cancéreuse;
il s'agissait bien probablement ici d'une hypertrophie avec induration du tissu cellulaire de
l'orbite, analogue à celle que nous avons décrite
précédemment, p. 177.

Enfin voici une observation de M. Gerdy, observation dont la lecture pourrait, à quelques ti-
tres, faire croire à une tumeur cancéreuse, si l'auteur lui-même ne se prononçait catégoriquement
contre cette interprétation [1].

OBSERVATION. — Chastelin, âgé de quinze ans, né en
Bourgogne, d'un embonpoint considérable et d'une vigoureuse constitution, entra dans mes salles le 26 juin 1833.

[1] Cette observation a fourni à M. Gerdy l'objet d'une leçon cli-

Sa santé avait toujours été excellente ; depuis un an seulement il était tourmenté d'une ophthalmie opiniâtre qui occupait l'œil droit, mais sans occasionner de vives douleurs. Vers le mois d'avril 1833, c'est-à-dire sept à huit mois après l'invasion de l'ophthalmie, il s'aperçut que l'œil malade devenait saillant en avant, et bientôt cette difformité avait acquis un degré assez considérable pour le forcer à venir réclamer des secours à Paris.

Lors de son arrivée, l'œil droit dépassait d'un bon travers de doigt le rebord orbitaire supérieur ; il pouvait encore exécuter quelques mouvements ; la paupière inférieure renversée en dehors présentait sa muqueuse boursouflée et ulcérée, ce qui donnait à cette difformité un aspect encore plus hideux. La conjonctive oculaire était peu injectée ; les pupilles offraient le même diamètre, mais celle du côté malade avait beaucoup perdu de sa mobilité ; enfin la vision, bien que notablement affaiblie, s'exerçait encore.

En portant le doigt entre l'arcade orbitaire supérieure et le globe de l'œil, on sentait à travers la paupière une tumeur sans bosselures, résistante, occupant le fond de la fosse orbitaire, s'avançant presque jusqu'au niveau de l'arcade du même nom, et occupant toute l'étendue de l'orbite, d'un côté à l'autre. Du reste, pas de douleurs ; quelquefois cependant un peu de céphalalgie du côté droit, mais à peine marquée ; du reste toutes les fonctions s'exerçaient avec une liberté qui témoignait de la bonne constitution du sujet.

nique sur l'exophthalmie, leçon recueillie et publiée dans les *Archives de médecine* (juillet 1835), par M. le docteur Beaugrand, bibliothécaire à l'Ecole de médecine, alors interne du service. M. Beaugrand a bien voulu rappeler pour nous ses souvenirs à ce sujet et nous confirmer qu'en effet la tumeur n'offrait point l'aspect cancéreux, et qu'il eût été difficile de la ranger dans une classe déterminée d'orbitocèles.

Après avoir essayé inutilement les sangsues, les éméto-cathartiques et les frictions mercurielles, convaincu de l'insuffisance des résolutifs, excité par le malade lui-même, qui s'offrait à subir tout ce qu'il serait possible de tenter pour la guérison, je me décidai à emporter la tumeur.

L'opération fut pratiquée le 21 août au matin...

Cette tumeur, du volume d'une grosse noix, était placée dans l'orbite, entre les releveurs de la paupière supérieure et le muscle droit supérieur de l'œil, d'une part, et le nerf optique qu'elle entourait en dedans et en dehors. Incisée, elle présente l'aspect granuleux et rougeâtre du foie, quoique sa couleur soit moins foncée et sa consistance moins ferme ; c'est là une des dégénérescences qui dégénèrent elles-mêmes en cancer en se ramollissant. La plus grosse des trois portions offre à sa partie postérieure, qui est lisse, un prolongement d'une ligne de longueur, se terminant par la surface de la tumeur, lequel se continue avec son enveloppe cellulo-fibreuse, et ressemblerait assez au tissu du nerf optique dégénéré. Mais on ne trouve dans ce tissu rien de ce qui distingue la structure des nerfs, ni leur aspect nacré. Enfin ce prolongement, au lieu de traverser la tumeur, comme cela aurait lieu si c'était le nerf optique, s'arrête à sa surface. Il y a donc toute raison de croire que c'est plutôt un pédicule fibro-cellulaire qui venait s'attacher à la dure-mère auprès de la fente sphénoïdale.

Au bout d'une heure environ après l'opération, on s'occupa du pansement. Les lèvres de la plaie furent rapprochées avec des bandelettes agglutinatives croisées et recouvertes d'un linge fenestré enduit de cérat et d'un plumasseau de charpie mollette. Pour prévenir l'inflammation, je fis mettre par-dessus le tout un cataplasme émollient, et le malade, soumis à une diète rigoureuse, fut placé à l'abri du contact de la lumière.

En quelques jours, l'engorgement des paupières, suite

inévitable de l'opération, est complétement dissipé, et la plaie ne tarde pas à se cicatriser.

Le 15 septembre, la guérison est entière et sans avoir été entravée par le moindre accident. La cicatrice linéaire résultant de l'incision se cache dans les plis de la paupière supérieure. Cet organe, jusqu'alors paralysé, reprend peu à peu ses mouvements volontaires; l'œil, parfaitement sain et de même niveau que celui du côté opposé, jouit de sa mobilité normale. Cependant le malade ne peut distinguer les objets à une lumière diffuse, mais il aperçoit parfaitement la lueur d'une chandelle et en précise exactement la position.

### Pronostic.

Le pronostic du cancer de l'orbite est extrêmement grave; le voisinage des organes importants qu'il tend à envahir, tels que le globe de l'œil, les fosses nasales, et principalement le cerveau, le rend plus grave encore. Enfin, et par-dessus tout, la facilité désespérante avec laquelle il repullule, alors même que toutes les précautions ont été prises pour ne laisser aucune partie malade, peut difficilement laisser quelque espoir de guérison et surtout d'une guérison durable. Sur le malade dont on trouve l'histoire à la page 143 du *Bulletin de la Société anatomique* de l'année 1839, le cancer a récidivé deux fois, et la seconde récidive a été mortelle. On trouve dans le même recueil un autre fait semblable. Chez tous les

malades dont j'ai pu recueillir les observations,
ou bien l'observateur ne dit pas ce qu'est devenu le patient, ou bien il dit : « Jusqu'à ce
moment pas de reproduction, » ce qui prouve,
en tout cas, que presque aucun n'a confiance
dans une guérison radicale. Il faudrait, pour
être certain de la guérison, revoir le malade
un an, deux ans après la première opération, et
souvent on l'a perdu de vue dans l'intervalle.
Aussi peut-on concevoir des doutes sur la nature
de certaines tumeurs réputées cancéreuses, dont
l'ablation aurait amené la guérison complète du
malade, comme par exemple dans l'observation 292 de Mackenzie, citée plus haut.

### Traitement.

Enlever le produit morbide le plus tôt possible,
telle est en général la règle à suivre par le chirurgien ; mais une question préalable se présente :
Comment doit-on agir à l'égard du globe oculaire?
Question délicate et digne d'attention !

Ou bien l'œil est malade et perdu ; ou bien la
vision, quoique troublée, persiste encore ; dans le
premier cas, il n'y a point à hésiter : devenu inutile, le globe oculaire doit être enlevé, que la maladie s'y soit primitivement ou consécutivement
développée.

Lorsque le globe oculaire n'est pas attaqué, la question d'intégrité ou de perte de la vue s'offre encore ; car la cécité peut n'être que symptomatique, soit de la compression subie par le nerf optique, soit d'inflammation, d'affections diverses indépendantes du cancer. Dans ce cas, si l'on ne peut espérer que la vision se rétablisse, il faudrait se demander encore si l'on ne doit point laisser en place le globe oculaire, quoique inutile à la fonction visuelle, pour servir de support à un œil artificiel.

Si la vision, bien que troublée, s'exerce encore, et que l'on puisse garder l'espérance de voir cette fonction se rétablir, on doit chercher à conserver l'œil ; c'est ce qu'ont fait avec succès MM. Velpeau, Gerdy, Blandin, Maisonneuve, O'Ferral, etc. ; c'est ce que nous avons fait nous-même dans un cas que nous rapporterons plus bas. A plus forte raison devra-t-on agir de la sorte, lorsque les troubles visuels sont de faible importance ; mais dans le cas où la vision est perdue, doit-on agir de même ? Sans nul doute, lorsque le malade, par sa position sociale, est appelé à vivre dans le monde, il y a grand intérêt pour lui à cacher sous un œil artificiel la difformité qu'il présente ; mais alors, sera-t-on sûr, toujours, de l'intégrité du nerf optique ? Les difficultés et la lenteur d'une opération semblable, les douleurs qu'elle entraîne, les chances augmentées d'une récidive, ne compensent-elles pas au delà le mince bénéfice d'une pareille manière d'agir? En tous cas, quel que soit le parti auquel il s'arrête, une fois l'affection reconnue, le chirurgien ne peut plus hésiter et doit opérer le plus tôt possible.

« Le diagnostic du siége, de l'étendue et des connexions de la tumeur ne pouvant le plus souvent être établi que d'une manière approximative, et devant se compléter sous le bistouri de l'opérateur, par l'inspection des parties soumises à la dissection, il faut se tracer un plan qui permette de pratiquer à volonté l'extirpation de la tumeur seule, si la chose est possible, l'ablation de l'œil et l'évacuation plus ou moins complète de l'orbite, si l'on s'y voit contraint par les circonstances[1]. »

Cependant, quelques soins qu'on ait apportés à l'extirpation de la tumeur, les récidives, disons-le, sont fréquentes et rapides. Nous en avons déjà cité quelques exemples. Wardrop[2] opéra plusieurs fois des cancers récidivés. M. le professeur Jobert possède un cas de cancer de l'orbite, pour lequel la malade fut opérée neuf

[1] *Compendium de chirurgie*, t. III, p. 429.
[2] Wardrop, *Observations on Fungus Hœmatode ;* Edinburg, 1809.

fois. Jusques à quand le chirurgien devra-t-il tenter la guérison ? Quand devra-t-il s'arrêter? La question est difficile à résoudre! Je dirai seulement qu'il devra renoncer à proposer l'opération quand la constitution aura été envahie, quand des ganglions voisins auront été pris, quand des manifestations cancéreuses se seront développées autour de l'orbite; mais jusque-là il peut, et dans certains cas, lorsque par exemple les douleurs continuelles et atroces subies par le malade vont hâter la mort, il doit poursuivre l'affection avec autant de persévérance qu'elle met de ténacité à se reproduire.

Comme exemple d'ablation du cancer de l'orbite, nous pensons qu'on lira avec intérêt l'observation suivante tirée de notre pratique civile. Elle est remarquable par les récidives qu'a présentées la maladie.

OBSERVATION [1]. — *Tumeur cancéreuse de l'orbite.* — *Ablation de cette tumeur nécessitant la resection des parois de l'orbite dans toute la partie interne et dans le tiers inférieur et supérieur.* — *Mort.* — *Autopsie.* — M. L***, ancien proviseur de lycée, âgé de soixante-huit ans, d'une constitution robuste, d'un tempérament bilioso-sanguin, n'ayant jamais été malade, est atteint d'une tumeur fongueuse dégénérée qui occupe

[1] *Gazette des hôpitaux*, 12 avril 1859. L'observation a été recueillie par M. le docteur Jules Ley.

le grand angle de l'œil droit, la cavité orbitaire et le sinus frontal correspondant.

Vers la fin de décembre 1852, M. L*** s'aperçut pour la première fois du développement d'une *grosseur* du volume d'un gros pois qui apparut à la partie supérieure du nez, près de l'angle de l'œil droit. Huit mois après (août 1853), lorsque M. L***, prenant quelque souci de cette tumeur, résolut de se faire opérer, elle avait grossi du double et était environ du volume d'une noisette, bilobée, le lobe supérieur occupant l'espace inter-sourcilier, et le lobe inférieur s'étendant dans le grand angle de l'œil, le long des os propres du nez et jusqu'au canal lacrymal. La peau était saine, la tumeur mobile et sans adhérences aux parties profondes. Le seul inconvénient accusé par le malade était un larmoiement, peu sensible du reste, résultant sans doute de la compression du sac lacrymal.

Le 25 août 1853, M. L*** fut opéré pour la première fois à Niort. On enleva la tumeur avec le bistouri, puis on cautérisa le fond de la plaie avec le caustique de Vienne. Au bout de deux mois et demi la cicatrisation était complète; mais le malade disait sentir profondément quelque chose d'anormal, comme une *boursouflure de l'os*.

En avril 1854, M. L*** vint à Paris consulter M. Monod, qui conseilla une seconde opération, laquelle fut pratiquée le 4 mai suivant, à la Maison municipale de santé. M. Monod disséqua les tissus sains et enleva avec la rugine les parties malades adhérentes à l'os. La cicatrisation marchait à grands pas, lorsqu'un érysipèle vint retarder la guérison. Pourtant, six semaines après, le malade sortait guéri, en apparence du moins.

M. L*** nie avoir jamais eu d'affection syphilitique; mais, selon lui, son père serait mort d'un ulcère vénérien et d'accidents tertiaires très-graves. M. Monod, ayant égard à cette circonstance, prescrivit l'iodure de potassium.

Cinq ou six mois après (octobre 1854), M. L*** vit apparaître, toujours à la même place, un petit bouton blanc qui perça et fut l'origine d'une fistule fournissant un pus mal lié et peu abondant, venant évidemment d'une nécrose de l'os frontal. Ce ne fut qu'un an après que le malade alla se présenter de nouveau à la Maison de santé.

Le 25 octobre, en présence de MM. Monod et Demarquay, M. Denonvilliers pratiqua une opération autoplastique dans le but de fermer ce trajet fistuleux, après avoir nettoyé avec la rugine les os nécrosés. Les tissus s'étant trouvés ulcérés et en mauvais état, par suite du passage prolongé du pus par la fistule, il y eut perte de substance, et M. Denonvilliers fut obligé de faire glisser la peau du front pour l'amener au contact.

Deux mois après, quand le malade sortit, la cicatrisation était parfaite.

En juin 1856 s'ouvrit, quelques lignes plus bas, une seconde fistule, qui tenait évidemment à la reproduction des mêmes désordres.

Au mois d'octobre suivant, M. L*** vint consulter M. Monod, qui sentit une tumeur fongueuse accompagnée de nécrose des os voisins. Le malade repartit sans se faire opérer, et ce n'est qu'au mois de mai 1857 que fut pratiquée la quatrième opération. M. Denonvilliers, assisté de MM. Monod et Demarquay, enleva les fongosités, nettoya les os par la rugine, coupa les tissus ulcérés, et cautérisa vigoureusement le fond de la plaie. Après un séjour de deux mois environ, le malade partit de la Maison de santé sans que la cicatrisation fût complète : il restait entre les lignes cicatricielles un petit point qui, dit-il, fut pris pour un bourgeon charnu et dut être cautérisé de temps en temps au nitrate d'argent.

Depuis ce moment, la cicatrisation ne s'est pas effectuée et ce bourgeon a gagné en surface, surtout depuis deux mois que l'on a cessé les cautérisations, et aujourd'hui il a acquis les dimensions d'une pièce de 50 centimes.

Le 15 octobre 1858, ce bourgeon charnu apparaît selon les dimensions sus-énoncées, fait saillie dans l'angle de l'orbite, et n'est que la partie superficielle de la tumeur. Cette tumeur est trilobée. Le lobe supérieur, attenant à cette partie saillante, remplit le grand angle de l'œil; un lobe moyen s'étend en arrière et remplit en partie la cavité de l'orbite, et un troisième lobe inférieur, s'étendant le long des os du nez et de la cloison dans les cornets supérieurs et moyens, se voit par les fosses nasales. L'œil est rejeté en avant et en dehors. L'axe visuel ne correspond plus à celui du côté opposé, et cependant le malade n'accuse aucun dérangement sensible dans la vision. Le canal et le sac lacrymal sont comprimés ; les larmes s'écoulent sur la joue ; le tissu sous-palpébral est œdématié. Pourtant les tissus sont sains à l'extérieur ; la peau n'est même pas amincie aux points où la tumeur est le plus superficielle. Une sanie purulente, peu abondante, et augmentant à la pression, s'écoule par l'endroit où se trouvait la dernière fistule. L'air passe librement par la narine droite, et le malade n'accuse que des coryzas fréquents et très-abondants, remarquables surtout par la fétidité de l'écoulement. Au total, la tumeur, adhérente aux parties profondes, est indolore, peu saillante au dehors, et ne cause au malade d'autre gêne que ce suintement constant et ce larmoiement.

Tel était l'état du malade quand il vint une cinquième fois réclamer les secours de l'art; aussi M. Demarquay, qui avait pu le suivre depuis trois ans, qui avait assisté à deux opérations précédentes, et avait pu noter l'évolution et les phases diverses de la maladie, se trouvant en présence d'une affection qui devait être de nature cancéreuse, à en juger par ces récidives fréquentes, et pour ainsi dire régulièrement périodiques (car jamais M. L*** ne passa plus de six mois après chaque opération sans voir reparaître quelques symptômes alarmants) ; M. Demarquay, disons-nous, résolut de tenter une opération ayant pour but, autant que possible (car on ne pouvait assigner une limite précise), de détruire toutes les racines du mal et de mettre le patient à l'abri d'une récidive, au moins pour un temps assez long. C'est le 23 octobre dernier que M. Demarquay, assisté de MM. Monod et Ley, pratiqua l'opération que nous allons décrire.

L'opération peut se diviser en trois temps :

1° Incision et dissection des tissus sains;

2° Ablation de la tumeur et de toutes les parties malades;

3° Rapprochement des lèvres de la plaie et pansement consécutif.

Après avoir soumis le malade à quelques inhalations de chloroforme, M. Demarquay fit une incision courbe à son sommet, qui, partant du milieu du sourcil droit et suivant la direction de l'arcade jusqu'à la rencontre de la ligne médiane du nez, et descendant selon cette ligne médiane, sépara le nez en deux parties inégales, la cloison restant adhérente au côté gauche. Une deuxième incision perpendiculaire à l'extrémité de la première, partant de l'aile du nez à sa jonction avec la joue et s'étendant jusqu'au niveau de la commissure droite des lèvres, parallèlement à cette commissure, produisit un grand lambeau qui fut séparé en deux par une dernière incision continuant l'ouverture palpébrale et perpendiculaire à la ligne nasale.

Ces deux lambeaux furent disséqués attentivement et minutieusement, la tumeur adhérant profondément. La conjonctive palpébrale fut disséquée dans ses diverses adhérences à la tumeur ; le muscle droit interne dut être coupé et enlevé ; l'œil, fixé par une anse de fil, fut légèrement tiré en dehors avec les deux lambeaux rabattus, pour préserver le tout d'aucune lésion durant l'opération ; alors

commença le deuxième temps : la tumeur, séparée de la
cloison nasale, fut saisie et tirée en haut et en dehors ; l'a-
pophyse montante du maxillaire supérieur, en partie dégénérée, fut coupée avec la pince de Liston ; l'angle inférieur
de l'os malaire coupé en son quart supérieur avec la scie
à chaîne. Un mouvement de bascule démontra que la tumeur n'adhérait que par son lobe moyen, et, comme ses
ramifications étaient profondes et étendues, M. Demarquay
dut enlever les cornets du nez, la moitié droite de l'ethmoïde, toute la paroi interne de l'orbite, le tiers interne
des parois inférieure et supérieure ; les os propres du nez,
complétement dégénérés, ne pouvaient plus être reconnus.

Le sinus frontal fut largement ouvert, et on eut dans la
main une tumeur du volume d'un œuf de poule. A l'intérieur du sinus frontal les adhérences avaient cédé à la traction simple, mais il restait dans la cavité une sorte de pu-
trilage qui vint avec la curette et la spatule.

M. Demarquay gratta profondément, et bientôt n'éprouva
plus de résistance au fond du sinus. Le doigt introduit dans
la cavité permit de constater que la dure-mère était à nu
dans une étendue assez notable ( la largeur d'une pièce de
vingt sous environ ) ; on sentait les battements du cerveau.
D'autre part, une large voie se trouvait ouverte avec l'arrière-bouche. M. Demarquay cautérisa avec le caustique de
Filhos le fond du sinus frontal, qui n'avait pu être enlevé,
bien qu'il eût été gratté et nettoyé. Les principales artères
avaient été liées, quelques autres furent touchées avec le
perchlorure de fer ; la plaie fut lavée à grande eau; des injections froides furent faites dans la cavité du sinus. L'œil,
qui n'était plus comprimé, reprit sa place, et, comme il n'y
avait pas eu de perte de substance, les deux lambeaux ré-
appliqués comblèrent entièrement la plaie. L'opération avait
duré quarante-cinq minutes sans que M. L***, qui depuis

longtemps n'était plus sous l'influence anésthésique, eût proféré un seul cri.

Les parties étaient parfaitement en contact; six épingles sur le nez, trois points de suture le long de l'arcade sourcilière, un à l'angle palpébral et trois autres pour la partie inférieure de la joue jusqu'à l'aile du nez, maintinrent le tout réuni et dans la meilleure position possible. Le malade fut recouché, la tête haute et immobile ; des compresses d'eau froide, fréquemment renouvelées, furent appliquées sur la plaie et sur la joue.

L'examen microscopique de la tumeur, fait par M. Ch. Robin, démontra une production épithéliale avec *trame fibreuse serrée.*

Environ deux heures après l'opération, M. L*** eut deux syncopes successives, dont la dernière fut accompagnée d'une crise nerveuse et de mouvements convulsifs ; une hémorrhagie légère succéda à cette crise. Le reste de la journée fut assez calme; le pouls normal n'était même pas aussi faible qu'on aurait pu le présumer, en raison de la perte de sang éprouvée. — Compresses froides , tilleul oranger ; potion calmante ; trois tasses de bouillon de poulet dans la soirée.

Le 24, la nuit a été assez tranquille ; le pouls est calme ; il y a eu peu de sommeil. — Même prescription : bouillon de poulet ; trois potages dans la journée ; un lavement émollient pour le lendemain matin.

Le 26, un mouvement fébrile a eu lieu la veille au soir. Le matin , un peu d'inappétence, pouls petit, faiblesse générale ; sommeil troublé par des hallucinations et des cauchemars. M. Demarquay enlève cinq épingles sur le nez, ne laissant que celle de l'angle palpébral. — Compresses froides et injections toutes les heures à l'eau de guimauve; le quart d'aliments.

Le 28, l'œdéme de la face est considérablement diminué.

M. Demarquay enlève la dernière épingle ; la suppuration, parfaitement établie, est normale. — Même prescription.

Au bout de sept jours tout est réuni, hormis le grand angle de l'œil, où il y a en continuation de l'ouverture palpébrale un écartement anormal qui devra se combler ultérieurement. Le travail de réparation se fait en dessous ; l'œil est en très-bon état, la vue parfaite. Le malade se lève deux heures par jour. Les fonctions digestives sont régulières. L'état général est satisfaisant.

Un mois après l'opération, la cicatrisation est complète ; les parties profondes sont presque entièrement comblées : mais l'état général, jusqu'alors si satisfaisant, s'est sensiblement modifié, et le sujet nous a offert les symptômes suivants :

Une sorte de malaise indicible, du vague dans les idées, des visions la nuit, un état de faiblesse et de prostration qui ne trouvent en apparence aucune raison d'être ; un engourdissement moral tel que le malade, qui avait fait preuve d'un si grand courage le jour de l'opération, est négligent et peu soucieux de lui-même. Le monde extérieur ne l'occupe pas. Il reste des heures entières dans la même attitude, la tête penchée sur la poitrine ; il remarque à peine l'arrivée d'une personne étrangère, et semble contrarié de parler. La parole est claire, mais les réponses sont lentes ; le pouls est petit et lent ; les fonctions digestives sont intactes ; quelques sueurs nocturnes.

Cet état, allant s'aggravant, dure plusieurs jours encore, après quoi apparaissent des phénomènes d'hémiplégie gauche. Le malade ne peut plus se tenir levé : le bras gauche est dans une demi-résolution, les paupières ne se relèvent que difficilement, et en quelques jours la sensibilité puis la motilité furent complétement éteintes ; la langue, les muscles du pharynx, furent paralysés ; la respiration, difficile, devint stertoreuse, et la mort survint, après une agonie de soixante heures, au milieu du coma et de tous les accidents de la compression cérébrale.

*Autopsie trente heures après la mort.* — Le lobe antérieur droit, par son poids sur la voûte orbitaire, a déterminé la hernie des méninges par la partie du sinus enlevée. La substance cérébrale elle-même s'est engagée dans la voie ouverte et fait saillie dans le sinus ; alors, par contiguïté de tissus, une inflammation lente s'est manifestée dans le lobe antérieur, où l'on trouve les produits morbides de la phlegmasie.

Ce sont deux vastes foyers contenant un pus phlegmoneux bien caractérisé. Ces deux abcès de mêmes dimensions ont une capacité de sept ou huit centimètres cubes environ, et ne communiquent pas ensemble; ils sont séparés par une lame de substance grise parfaitement intacte. Les tissus voisins ne sont pas sensiblement enflammés. La paroi antérieure du premier abcès se trouve engagée dans le sinus, et la solidité des méninges seule pouvait être un obstacle à son ouverture au dehors ; pas d'accumulation séreuse.

On n'avait pu supposer l'existence de ces abcès : ils expliquent du moins les phénomènes de paralysie et la prostration des dix derniers jours, ainsi que les manifestations ultimes de compression.

# CHAPITRE IX.



Quoique, à proprement parler, les névromes développés sur les nerfs de la cavité orbitaire ne soient pas des tumeurs de l'orbite, si on ne considère comme telles que les affections qui ont pour conséquence la propulsion de l'œil hors de la cavité qui le renferme, j'ai cru cependant devoir en parler ici pour ne rien négliger de ce qui peut rentrer dans mon sujet.

Jusqu'ici le névrome n'a été rencontré dans les nerfs orbitaires que dans les cas de névromes multiples. Tel est le cas qui fait l'objet d'un mémoire présenté à la Société de chirurgie par M. Houel[1]. Chez le malade qu'il a examiné, les nerfs optiques étaient exempts de névromes, mais la troisième paire, dans sa portion oculaire, présente plusieurs de ces petites tumeurs; le ganglion ophthalmique et les filets ciliaires sont le siége de plusieurs de ces renflements.

Dans le rapport que fit M. Lebert sur le travail

[1] *Mémoires de la Société de chirurgie.*

dont je viens de parler, l'auteur cite un cas dans lequel le nerf oculo-moteur commun présente des deux côtés de nombreux névromes ; le ganglion ophthalmique est hypertrophié, et les nerfs ciliaires présentent quelques petits renflements. La troisiéme paire, dans sa branche ophthalmique, est le siége de nombreux névromes.

Dans la dixième observation, le ganglion ophthalmique avait doublé de volume.

Dans la quinziéme, M. Lebert rapporte les faits suivants : le nerf optique présente un léger renflement à son entrée dans la sclérotique ; le ganglion ophthalmique est aussi affecté. Les nerfs moteur oculaire commun et moteur externe présentent de nombreux névromes sur leurs branches.

La symptomatologie des névromes développés sur les différents nerfs de l'orbite n'a point été indiquée dans les observations dont il vient d'être question, je crois donc pouvoir et devoir me borner à signaler l'existence de cette affection dans la région dont les tumeurs font l'objet de ce travail.

# CHAPITRE X.

## TUBERCULES.

De même que pour les névromes, nous nous abstiendrons de détails qui seraient purement théoriques; nous nous bornerons à enregistrer les deux observations suivantes, pierre d'attente des matériaux que l'expérience clinique pourra fournir un jour sur ce point. L'une est empruntée aux *Bulletins de la Société anatomique*, l'autre nous a été communiquée par M. Jules Roux, chirurgien en chef de la marine à Toulon.

OBSERVATION [1]. — Une petite fille de quatre ans mourut le vingt-quatrième jour d'une méningite tuberculeuse. Cette enfant était depuis trois mois atteinte d'une exophthalmie à gauche, qui était survenue peu à peu. Elle présenta des convulsions, des vomissements, de la fièvre, un peu d'hémiplégie à gauche, s'affaiblit et tomba dans le coma. Le deuxième jour, il survint du strabisme du côté droit; l'œil gauche était très-saillant. On remarqua dans les derniers jours que, lorsqu'on l'exposait à une lumière vive, sa pupille se dilatait, au lieu de se contracter.

A l'autopsie, on trouva sous la paupière supérieure gauche un trajet fistuleux communiquant avec une masse tubercu-

[1] *Bulletins de la Société anatomique*, 1840, p. 335; observation présentée par M. Boudet.

leuse qui avait rongé la paroi supérieure de l'orbite et pénétrait dans la cavité du crâne, où elle s'étendait sur toute la fosse sphénoïdale et sur la selle turcique, d'où la glande pituitaire avait complétement disparu. Le nerf optique gauche était légèrement comprimé ; le nerf olfactif droit un peu déjeté en dedans. La tumeur avait perforé la dure-mère et pénétré jusque sous la pie-mère. On trouva des masses tuberculeuses qui avaient creusé à leur niveau les os du crâne. Il y avait de la matière tuberculeuse infiltrée dans le corps du sphénoïde. Le cerveau était sain. On ne trouva pas la moindre trace de tubercules dans les poumons ; seulement de petites granulations dans deux ganglions bronchiques et dans un ganglion mésentérique.

OBSERVATION. — *Cancroïde des paupières de l'œil gauche et tumeur tuberculeuse de l'orbite. — Extirpation. — Guérison.* — M. G***, d'un tempérament lymphatique et d'une constitution assez forte, était maître d'équipage sur les vaisseaux de la flotte. Depuis deux ans environ, il avait éprouvé à l'angle interne de l'œil gauche une rougeur bientôt suivie d'ulcérations superficielles. Longtemps ces ulcérations à bord renversé, à fond rouge, allaient en se cicatrisant à mesure qu'elles faisaient des progrès.

A peu près en même temps, M. G*** éprouva dans l'orbite des douleurs profondes et sentit se développer une tumeur qui grandit du plancher vers la voûte de cette cavité.

Il fut soumis, à l'hôpital de la marine de Toulon, à un traitement méthodique : localement on employa des topiques divers et de légères cautérisations avec la pâte de Vienne ; à l'intérieur on administra du fer, des préparations de ciguë, de l'huile de foie de morue, enfin l'iodure potassique. L'affection parut guérie, mais elle revint ensuite, et cette fois le malade se mit entre les mains d'empiriques qui cautérisèrent à fond les paupières, la tumeur, l'œil.

M. Jules Roux vit le malade pour la première fois au commencement de janvier 1860 ; il était dans l'état suivant : ulcérations peu profondes à l'angle interne de l'œil gauche, au tiers interne des deux paupières du même œil, à la racine du nez et à la partie correspondante du sourcil. Sur plus d'un endroit on aperçoit des points cicatrisés, blanchâtres, minces, adhérents. L'orbite présente, au fond d'une excavation, une tumeur dure, rougeâtre, saignante, exhalant du pus fétide. L'œil, chassé en haut et en arrière dans le fond de sa cavité, comprimé, envahi par la tumeur, a, depuis longtemps, perdu la faculté de voir.

L'ablation de tout le contenu de l'orbite paraissant indispensable, M. Jules Roux la pratiqua le 21 janvier 1860, dans l'éthérisme le plus complet.

Les suites de cette opération furent des plus heureuses ; les ulcérations, presque entièrement emportées par le bistouri, ont guéri sous l'influence de la pommade à la suie. La guérison est complète aujourd'hui, plus de trois mois après l'opération.

*Examen de la tumeur.* — L'œil atrophié est en partie confondu dans une masse tuberculeuse qui pénètre la sclérotique et le nerf optique ; tumeur dure à l'extérieur, ramollie au centre, où il existe du pus verdâtre qui suinte à l'extérieur par un trajet fistuleux. Intégrité des parois de l'orbite, mais impossibilité de reconnaître les muscles et les nerfs, dans la masse qui les a envahis tous.

# CHAPITRE XI.

## TUMEURS GOMMEUSES.

Les éléments que nous avons pu réunir sur ce sujet ne sont pas bien concluants. Il n'est pas rare, à en juger par les faits que nous avons recueillis, de voir l'exophthalmos être le résultat d'affections syphilitiques sévissant sur l'orbite; mais, dans ce cas, il est difficile de dire si ce sont les os qui sont pris ou bien le périoste; et bien que le traitement confirme la nature de l'affection, la question du siége n'en reste pas moins difficile à déterminer. C'est ce que l'on peut voir, par exemple, dans l'observation d'exostose que nous devons à M. Ricord [1].

En pareil cas, le signe qui pourrait servir à distinguer une tumeur gommeuse d'une affection des parois de l'orbite, c'est que les maladies syphilitiques des os ou du périoste sont toujours précédées ou accompagnées de douleurs ostéocopes

---

[1] Voir p. 52. — Voir encore ( p. 45) la mention d'un fait de périostose *gommeuse*, également observé par M. Ricord.

caractéristiques, tandis que les tumeurs gommeuses se développent ordinairement sans produire aucune sensation morbide.

Cette considération, jointe à la rapidité comparative avec laquelle l'exophthalmos s'est amélioré, en même temps que des gommes siégeant aux membres, nous porte à ranger parmi les tumeurs gommeuses l'observation suivante, dont nous devons la communication à l'amicale obligeance de M. Cullerier.

OBSERVATION. — Il s'agit d'un malade âgé de trente-cinq ans, Espagnol, habitant Malaga, dont le commencement de l'affection syphilitique remonte à six ans. Voici comment il raconte son histoire : il eut à cette époque un chancre avec adénites multiples, pour lesquels il fit un traitement mercuriel. Pendant la durée de ce traitement apparut une roséole qui dura une quinzaine de jours. Huit mois de santé parfaite ; puis, à la suite d'une vive émotion morale, nouvelle éruption de roséole, mais cette fois accompagnée de croûtes du cuir chevelu et de plaques muqueuses dans la gorge. Nouveau traitement mercuriel prolongé pendant quatre mois. Trois ans de bonne santé, au bout desquels il se fait sur diverses parties du corps, notamment sur les extrémités inférieures, une éruption de tubercules cutanés (autant du moins qu'on en put juger par les cicatrices). Troisième traitement mercuriel suivi pendant près de six mois. Nouvelle apparence de santé.

Il y a quatre mois, sans cause, violentes douleurs de tête, sentiment de lassitude générale, endolorissement des membres, insomnie. On combat cet état par des bains sulfureux, mais les douleurs persistent ; celles de la tête se localisent dans les régions pariétales. Une douleur vive se fait sentir sur une des clavicules et sur les deux tibias. Deux petites tumeurs se font voir sur la cuisse ; deux autres sur chaque avant-bras. Elles roulent d'abord sous la peau, deviennent adhérentes et finissent par s'ulcérer.

Le malade est de nouveau, et pour la quatrième fois, remis au mercure ; mais, après trois semaines, son état s'aggrave : il éprouve une douleur sourde dans l'orbite du côté droit. C'est alors qu'il se décide à venir en France, et il se met entre les mains de M. Cullerier.

Lorsque celui-ci le vit pour la première fois (mai 1857), il constata un état cachectique très-prononcé ; le teint est terreux ; le malade n'a pas d'appétit, dort mal, se sent très-faible. La bouche est le siége d'une inflammation mercurielle assez intense. On trouve une périostose sur la face interne des deux tibias, une exostose de la clavicule gauche, un empâtement du cuir chevelu des deux pariétaux, que le malade dit avoir été plus considérable. On voit aussi sur les cuisses et sur les avant-bras des plaies qui sont, à n'en pas douter, des gommes ulcérées. Enfin l'œil gauche, nullement déformé, non douloureux, avec un peu de trouble de la vision, un peu de paresse de la pupille, fait une saillie assez considérable pour que les paupières aient peine à se fermer. Il est impossible de reconnaître à quoi tient cet exorbitisme : ce peut être une périostose ou une exostose des parois de l'orbite ; ce peut être une gomme du tissu cellulaire orbitaire. L'extrémité du doigt promené au pourtour de la base ne donne aucun renseignement.

Le malade est soumis, pour tout traitement, à l'usage de l'iodure de potassium à dose croissante. Au bout de très-peu de jours un mieux sensible se déclare. La résolution marche simultanément et dans les accidents osseux et dans ceux du tissu cellulaire, et presque jour par jour on voit la saillie de l'œil diminuer, jusqu'à ce qu'il soit revenu à son état normal.

Au bout de trois mois de traitement, tous les symptômes ont disparu, mais les périostoses tibiales et l'exostose de la clavicule plus lentement que les gommes et que l'exorbitisme.

# CHAPITRE XII.



A part les dégénérescences cancéreuses, qui sont assez fréquentes et qui ont été bien étudiées jusqu'ici, les diverses tumeurs que l'on peut rencontrer dans la substance du nerf optique sont rares et n'offrent guère d'intérêt pratique, leur existence ne pouvant guère être constatée qu'à l'autopsie. Il est bien entendu que nous parlons seulement des tumeurs qui peuvent siéger dans la partie intra-orbitaire du nerf; celles de sa portion intra-crânienne sont plus fréquentes et ont été soigneusement enregistrées comme cause productrice d'amaurose par la plupart des ophthalmologistes, mais elles ne rentrent pas dans notre cadre.

## 1° *Tumeurs diverses.*

Voici à quoi se bornent nos documents sur ce point :

A. *Anévrysmes.* — Nous avons déjà mentionné (p. 295) deux cas d'anévrysme de l'artère centrale de la rétine.

**B.** *Kystes.* — On trouve dans la treizième lettre de Morgagni l'exemple suivant d'hydropisie du nerf optique constatée à l'autopsie :

« Le nerf optique, à partir de l'œil, dans l'étendue d'un travers de doigt ou un peu plus, ne contenait point de substance nerveuse, mais seulement une humeur cendrée, trouble, visqueuse, et un peu épaisse : après avoir exprimé cette humeur au moyen d'une légère pression, l'endroit où elle était restait vide, de sorte que les tuniques paraissaient être non plus celles d'un nerf, mais celles d'un canal ; du reste elles étaient épaissies... »

Au dire de Wardrop [1], Paw aurait trouvé dans le nerf optique une hydatide qui avait produit l'amaurose.

**C.** *Concrétions.* — Voici quelques exemples de concrétions rencontrées dans le nerf optique :

Walter [2] a trouvé dans le nerf optique gauche d'un maniaque, juste avant son passage à travers le trou optique, une concrétion calculeuse de forme ovale et aplatie, de deux lignes de diamètre.

Morgagni [3] a trouvé dans la substance même du nerf optique une pierre du volume d'un pois. Il

---

[1] *Essays on the morbid anatomy of the eye*, t. II, p. 157.

[2] *Musée anatomique.*

[3] Lettre XIII, art. 6.

est fait également mention d'une concrétion calculeuse de ce nerf par de Blegny [1].

D. *Tubercules.* — On trouve dans Demours une
observation d'amaurose produite par un tubercule siégeant dans la substance même du nerf optique.

OBSERVATION [2]. — Le nommé Meunier, âgé de trente-six
ans, mourut à l'Hôtel-Dieu, le 7 novembre 1812, à la suite
d'une péripneumonie chronique. Cet homme était privé de
la vue du côté gauche depuis environ deux mois ; elle s'était
perdue graduellement. Aucune douleur n'avait précédé cet
accident.

La dissection du globe de l'œil ne fit découvrir aucune
altération dans cet organe. Le nerf optique fut mis à nu. Je
trouvai, dans le milieu de son corps, un petit tubercule
d'une consistance assez dure, d'une couleur grisâtre, et un
peu plus gros qu'un grain de chènevis. J'attribuai la maladie, et je le crois avec raison, à la présence de ce tubercule.

E. *Tumeurs de la gaîne du nerf.* — Ferro [3] aurait trouvé les nerfs optiques entourés et couverts
d'albumine dans un cas d'amaurose qu'il consi-
dérait comme un effet de goutte.

M. Böhm a rapporté l'observation suivante
d'amaurose partielle due à un épaississement
d'une portion du névrilème du nerf optique.

[1] *Zodiacus medico gallicus*, p. 81.
[2] Demours, *Traité des maladies des yeux*, t. 1er, p. 75.
[3] *Vorgtels Handbuch*.

Observation [1]. — Un jeune homme de dix-neuf ans était atteint, depuis son enfance, d'un strabisme externe de l'œil droit. A l'âge de six ans, cette affection s'accompagna de diplopie, mais sans douleur et sans aucune incommodité. Le globe de l'œil commença alors à faire saillie en avant, et la pupille à se diriger en haut et en dehors. A l'âge de dix-neuf ans, la vue de cet œil était tellement affaiblie, qu'il pouvait à peine distinguer une pièce de monnaie. On lui conseilla de ne point se faire opérer, et l'on diagnostiqua une tumeur non maligne située au fond de l'orbite.

Ce malade étant mort à Berlin de phthisie pulmonaire, on put faire l'examen nécroscopique qui donna les résultats suivants : le nerf optique, dans l'étendue d'un peu plus d'un quart de pouce à partir de son insertion à la sclérotique, est à l'état normal ; mais plus en arrière il offre le volume et la forme d'une grosse olive, qui, située en travers du fond de l'orbite, aurait projeté en avant et en dehors le globe de l'œil de la façon que nous avons décrite. En arrière de cette tumeur, le nerf reprenait sa dimension ordinaire, et, se portant en arrière à travers le trou optique, n'offrait plus rien à noter dans le reste de son trajet. La tumeur donnait la sensation d'une dureté considérable, et en l'incisant on la trouva surtout formée par un épaississement du névrilème. Au microscope on reconnut que la substance nerveuse n'était point altérée.

## 2° *Tumeurs cancéreuses.*

Le cancer de l'orbite peut avoir son origine dans le nerf optique lui-même, au centre de ce

___________

[1] *Dublin quart. Journ. of med. Science,* février 1847. — Mackenzie, observation 568.

nerf ou à la périphérie : « Zimmermann statuit
« posse nasci e nervi optici aut centrali parte aut
« e peripherica... — Ex xlviii morbi historiis,
« Gunther, quæ ex diversis auctoribus congre-
« gavit, *sæpissime* nervum opticum *focum* mali
« fuisse elucet[1]. »

On trouve dans une thèse allemande de Schæffner l'observation et le dessin d'un cas de dégénérescence cancéreuse du nerf optique : « In
« nostro quidem casu, in nervo optico ubi per
« laminam scleroticæ cribrosam bulbum pene-
« trat, focum parasiti fuisse, et sectione probatur,
« ejusque imagine satis elucere videtur[2]... »

Scarpa, Wardrop, Saunders, Maunoir, Shayer,
Eliason, Panizza ont observé la même chose. Middlemore, M. Roux ont recueilli des observations
semblables.

Sur un malade dont l'histoire se trouve dans le
journal de Schmidt[3], et qui subit l'extirpation de
l'œil pour un exophthalmos datant de deux années, exophthalmos qui avait paru sans douleurs
et sans cause déterminée, on voit que l'affection
s'était développée dans la substance du nerf optique. Le névrilème de celui-ci était très-distendu,

---

[1] *Recueil de thèses allemandes*, Mürhy; Gœttingue, 1833.
[2] *Recueil de thèses allemandes*, Schæffner.
[3] *Schmidts Jahrbücher*, t. 1er, p. 352.

et formait très-manifestement l'enveloppe extérieure de la tumeur. Les milieux de l'œil étaient
parfaitement sains, et son volume apparent n'était
dû qu'à la pression qu'il avait subie d'arrière en
avant.

Sur vingt-trois cas de cancer observés par
M. Lebert, sept étaient développés dans l'orbite,
cinq dans le nerf optique[1].

D'autres fois c'est le névrilème qui a servi de
point de départ.

« Dans le musée de M. Heaviside, dit Wardrop,
il y a une préparation du nerf optique d'un œil
amaurotique, dans lequel une tumeur d'un volume considérable s'élève du névrilème[2]. »

Dans un cas observé par Middlemore, la tumeur
squirrheuse avait pris naissance dans la gaîne du
nerf optique[3].

Schott[4] dit avoir fait l'extirpation de l'œil dans
un cas où un fongus hématode formait dans le
nerf optique une tumeur aussi grosse qu'un œuf

[1] Lebert, *Maladies cancéreuses*, p. 841.

[2] Wardrop, *Essays on the morbid anatomy of the human eye*,
t. II.

[3] *Gazette médicale*, 1838.

[4] *Controverse über die Nerven des Nabelstrangs* (avertisse-
ment à la fin); 1830.— Voir encore *Edinburg medical and surgical Journal*, t. XI, p. 274, 1833.

de poule, à partir du trou optique jusqu'à un pouce du globe de l'œil, il enleva tout le contenu de l'orbite; sept ans après le malade continuait d'aller bien.

Le nerf optique se trouve fréquemment envahi dans les cas de mélanose du globe de l'œil; enfin, voici un cas de cancer gélatiniforme :

OBSERVATION[1]. — Un enfant de treize ans, d'une bonne constitution, présente depuis quatre ans une exophthalmie actuellement considérable. La vision est abolie, quoique l'œil soit intact en apparence ; le globe oculaire fut enlevé en même temps que la tumeur, et l'examen de la pièce fit voir derrière le globe une tumeur sphéroïdale, rougeâtre, lisse dans toute sa surface, et embrassant le nerf optique qui est perdu dans son épaisseur. Le tissu de cette tumeur est mollasse, uniforme et comme gélatineux. L'impossibilité où l'on fut de retrouver aucune trace du nerf optique au centre ou la périphérie de la tumeur fit admettre que celle-ci était constituée par une altération essentielle de ce nerf, dont les divers éléments avaient subi une sorte de dégénérescence gélatiniforme.

Existe-t-il des signes propres à faire diagnostiquer les tumeurs cancéreuses du nerf optique, et à les distinguer du cancer intra-orbitaire déterminant l'amaurose par suite de la compression qu'il exerce sur ces nerfs?

Nous avons déjà insisté, à propos de la marche

---

[1] *Bulletin de Thérapeutique*, 1844, t. XXVII, p. 25.

du cancer de l'orbite, sur cette circonstance, que les troubles de la vue n'avaient lieu que tardivement, et ne pouvaient être considérés que comme la conséquence de l'exophthalmos ou de la compression du nerf de la vision. On voit au contraire, dans les cas de cancer du nerf optique, l'altération de la vue avoir lieu dès le début ; les douleurs et l'exophthalmos n'ont paru qu'ensuite.

Mais ces signes sont bien vagues ; le plus souvent on ne pourra que soupçonner l'existence de cette affection. Ainsi, on lit dans les *Bulletins de la Société de chirurgie*[1] que M. le professeur Gosselin dit avoir observé sur des jeunes gens plusieurs cas d'exophthalmie avec perte de la vue causée par des tumeurs du nerf optique, probablement de nature cancéreuse.

[1] T. VIII, p. 112.

# CHAPITRE XIII.



TUMEURS DE LA GLANDE LACRYMALE.

Nous réunissons ici toutes les affections de la glande lacrymale qui donnent lieu au développement d'une tumeur. Ces affections sont : l'hypertrophie, l'inflammation et les abcès, les kystes, le cancer, la dégénérescence fibro-plastique et les corps étrangers.

### A. — Hypertrophie.

Cette maladie est excessivement rare; elle peut être congénitale ou acquise.

*Hypertrophie congénitale.* — Nous ne connaissons que le fait suivant, dû à M. Gluge, de Bruxelles :

OBSERVATION [1]. — *Hypertrophie congénitale de la glande lacrymale et de ses canaux excréteurs.* — Il s'agit d'un enfant de cinq ans et demi. Une tumeur avait été remarquée dès la naissance dans la région de la glande lacrymale gauche. Elle augmenta progressivement de volume, et s'étendit en se ramifiant au front, à la tempe, à la paupière supérieure.

[1] *Annales d'oculistique*, 1850, t. XXIII, p. 146.

L'œil *était chassé en bas et en dedans*, et faisait saillie entre les paupières.

L'extirpation fut pratiquée, en juillet 1849, par M. Cunier.

La tumeur avait le *volume total d'un œuf de poule*. On y voyait deux substances, dont *l'une, lobulée* et composée de granulations du volume d'une tête d'épingle, jaune blanchâtre. Ces granulations étaient entourées de tissu cellulaire, et formées par des vésicules glandulaires qui, groupées ensemble, constituaient un lobule de la glande. La face interne des vésicules était tapissée de cellules épithéliales, qui devenaient visibles sous un fort grossissement. *L'autre*, composée de canaux qui se subdivisaient, lisses, d'un rouge pâle, arrondis, présentant après leur section une ouverture centrale de deux à six millimètres de diamètre. On y remarquait quelques dilatations en ampoule.

*Hypertrophie acquise.* — Cette maladie nous paraît avoir été confondue souvent avec ce qu'on décrit sous le nom de *squirrhe de la glande lacrymale*. Son histoire est à peine ébauchée. Tout ce qu'on a écrit sur ce sujet se réduit à la note suivante, communiquée par M. Lebert à M. Desmarres, qui l'a reproduite dans son ouvrage [1] :

« Cette maladie très-rare n'a point encore été décrite dans les traités de chirurgie et d'ophthalmologie; cependant je ne doute pas que l'affection décrite sous le nom de *squirrhe de la glande lacrymale* n'ait été souvent, tout simplement, une hypertrophie. Beer [2], dans son excellent *Traité*

---

[1] T. Ier, p. 266.

[2] *Loc. cit.*, t. II, p. 246.

*des maladies des yeux*, décrit le squirrhe de la
glande lacrymale sous le nom de *xérophthalmos*,
et il résulte de ses descriptions qu'il a confondu le
véritable carcinome et l'hypertrophie simple, car
il dit que cette maladie est fort grave lorsqu'elle
passe à l'état cancéreux ; il ajoute que si, au contraire, cette dégénération n'avait pas lieu, et si on
n'y touchait pas, le malade pourrait porter une
tumeur de ce genre pendant de longues années,
ce que le célèbre ophthalmologiste dit avoir observé plus d'une fois. Nous trouvons dans la
17e livraison de l'*Atlas pathologique* de Gluge[1]
une observation qui paraît se rapprocher de la
nôtre, mais qui est trop incomplète pour ne pas
laisser quelque doute. »

Le fait que nous allons rapporter est par conséquent le seul de ce genre qui ait été étudié
d'une manière assez complète sous le rapport
chimique, anatomique et microscopique. Nous
ne donnons qu'un très-court extrait de l'observation publiée avec la planche dans le grand
ouvrage de M. Lebert.

OBSERVATION[2].— Le 22 octobre 1851, M. Chassaignac a présenté à la Société de chirurgie une malade âgée de vingt-

[1] Gluge, *Atlas der pathologischen Anatomie*, 17e livraison,
pl. III, fig. xx à xxii. — Explication et texte, p. 3, n° 5.

[2] Lebert, *Anatomie pathologique générale*, pl. XII, fig. xix-xxii.

six ans, atteinte d'exophthalmie de l'œil droit, par suite
d'une tumeur qui poussait l'œil de l'orbite en avant et en
dedans, et on sentait très-distinctement une tumeur dure,
élastique, saillante, arrondie, sur toute la moitié supérieure,
externe et inférieure de l'orbite. La tumeur, point douloureuse, du reste, n'était pas mobile ; la malade s'était aperçue de la proéminence anormale de l'œil dès l'âge de vingt
ans ; dès lors, dans l'espace de six ans, la tumeur s'est lentement accrue, l'exophthalmie a fait des progrès, et la vision
a été peu à peu abolie ; un bruit sourd et continu s'entendait
à l'auscultation de cette région, et la malade elle-même
l'éprouva de temps en temps, surtout aux époques menstruelles. Le 28 octobre, M. Chassaignac fit l'extirpation de
cette tumeur, qui s'étendait profondément dans l'orbite, tout
en ménageant complétement l'œil qui a pu être replacé et
prendre son aspect normal.

La tumeur fraîche avait environ trente-cinq millimètres
de long sur deux centimètres de large, et à peu près autant
d'épaisseur. Elle était presque conique aux deux extrémités, dont l'une constituait une espèce de pédicule de cinq à
six millimètres de long sur trois à quatre de large. La forme
de la tumeur se rapprochait beaucoup de celle du testicule ;
extérieurement elle était entourée d'une enveloppe fibro-
celluleuse peu vasculaire. Sur une coupe fraîche, on constate un aspect grenu, rougeâtre, ayant la ressemblance la
plus frappante avec la structure des glandes en grappes ; à
la pression, on obtient de nombreux grumeaux qui, sous le
microscope, se montrent être des culs-de-sac allongés en
groupes et lobules. Les canaux terminaux sont allongés et
varient entre un et demi et un demi-millimètre de largeur.
Avec de forts grossissements, on reconnaît leur membrane
propre, finement grenue, recouverte de fibres très-ténues
éloignées les unes des autres. A sa face interne, on voit beaucoup de noyaux d'épithélium de 5/1000 de millimètre, ren-

fermant un ou deux nucléoles punctiformes, on ne voit qu'un petit nombre de cellules rondes de 1/100 de millimètre ; mais un grand nombre de corps allongés, cylindriques, cunéiformes, de 5/100 de millimètre de longueur sur 6/1000 à 7/1000 au plus de large ; leur intérieur est homogène et opalescent. L'acide acétique, ainsi que la solution de potasse, ne les altère point, et tout me fait croire qu'il s'agit là de cellules d'épithélium cylindrique à la fois carnifiées et infiltrées d'une substance qui offre l'aspect opalescent de la graisse.

Il résulte de l'ensemble de ces détails qu'il s'agit d'hypertrophie de la glande lacrymale ; l'extension de la tumeur vers la partie inférieure et externe du plancher orbitaire pourrait faire supposer que l'hypertrophie a pris son point de départ dans la partie inférieure de la portion de la glande qui a été si bien décrite par Monro, et que les anatomistes allemands ont appelée *glande lacrymale de Rosenmüller;* d'un autre côté, la position anormale de la tumeur n'exclurait nullement la possibilité d'une hypertrophie de la glande lacrymale dans sa totalité, qui, à mesure qu'elle prenait des dimensions plus considérables, s'est étendue davantage en bas, en avant et en dedans.

Relativement au diagnostic de cette affection, Mackenzie [1] fait observer qu'une tumeur de l'orbite profondément située peut pousser en avant la glande lacrymale, de façon à faire croire que c'est le développement de cet organe qui a produit l'exophthalmos. Il faut se garder de cette erreur, qui pourrait entraîner le chirurgien à l'extirpation inutile de cette glande.

[1] T. Iᵉʳ, p. 465, à la note.

### B. — Inflammation (Dacryodénite).

Elle se présente à l'état aigu ou à l'état chronique.

L'*inflammation aiguë* est très-rare, et Beer ne l'a rencontrée qu'un petit nombre de fois. Elle à son siége dans le tissu cellulaire, qui unit entre eux les lobules ou *acini* de la glande lacrymale.

*Etiologie.* — Schmidt [1] dit ne l'avoir observée que sur des sujets de sept à dix-neuf ans ; elle se montre de préférence chez des sujets scrofuleux, à la suite de refroidissements, de coups sur la tempe, de blessures de la partie externe de l'orbite. Suivant Todd [2], cette maladie accompagne souvent les ophthalmies, dans lesquelles elle passe inaperçue, bien que ce soit elle qui produise les douleurs au front et à la tempe, la pesanteur et surtout le larmoiement, phénomènes ordinaires de ces maladies. Cette assertion nous semble un peu conjecturale.

*Symptômes.* — Rien ne distingue ces symptômes de ceux d'un phlegmon partiel de l'orbite. Voici comment les décrivent les auteurs :

Le mal débute par une douleur gravative à la région temporale, au niveau de la glande lacry-

---

[1] *Loc. cit.*, p. 135.
[2] *Mélanges de chirurgie étrangère*, p. 393.

male. Cette douleur augmente par les mouvements du globe oculaire et de la paupière supérieure, ce qui les rend très-pénibles, surtout les mouvements en dehors. La sécrétion des larmes est augmentée au début, supprimée ensuite. Bientôt la douleur s'aggrave ; elle s'étend au crâne, dans le fond de l'orbite, à toute la face. On voit apparaître alors, au côté externe de la paupière supérieure, une tumeur rouge et tendue, très-douloureuse à la pression, et qui comprime l'œil et finit par le refouler en avant et en bas. La conjonctive est injectée autour d'elle et forme un chémosis œdémateux autour de la cornée ; la paupière supérieure se tuméfie ; elle devient d'un rouge foncé, dure, brillante. La vue s'affaiblit ; il survient de la photophobie, des visions lumineuses. Enfin des symptômes généraux, la fièvre, l'insomnie, des troubles cérébraux peuvent survenir et faire craindre une issue funeste.

Lorsque le phlegmon passe à la suppuration, ce qui est le plus ordinaire, les douleurs prennent une nouvelle acuïté. Du troisième au sixième jour, le malade éprouve quelquefois de petits frissons irréguliers, et dès lors la fluctuation ne tarde pas à devenir évidente.

Dans l'*inflammation chronique*, qui, suivant Todd, n'affecte que les enfants scrofuleux, la glande est encore tuméfiée, mais les douleurs sont moindres et ne consistent que dans une gêne des mouvements. La suppuration se fait beaucoup plus lentement que dans la forme aiguë.

M. Desmarres [1] a vu comme Todd et Anderson une tumeur siégeant à la partie supérieure externe de l'orbite, chez des enfants scrofuleux souvent atteints d'ophthalmie; la paupière supérieure était plus ou moins soulevée à son angle externe; on sentait, en la palpant, une tumeur mollasse, mal limitée, fuyant sous le doigt et nullement douloureuse. Pour cet auteur, il s'agissait là moins d'une inflammation chronique que d'une hypertrophie.

D'après M. Walton [2], l'inflammation de la glande lacrymale ne serait pas aussi rare que les auteurs s'accordent à le dire; la persuasion où l'on est de l'immunité morbide de cet organe fait que l'on méconnaît souvent son inflammation, ou même que l'observateur, croyant la reconnaître, doute de la justesse de son diagnostic. Il en cite deux exemples [3].

*Terminaison.* — La résolution s'obtient rarement; la suppuration est ordinaire; lorsque le

[1] T. I<sup>er</sup>, p. 264.
[2] *Med. Times*, 1854, n° 196, p. 317, 318.
[3] Mackenzie, observations 113 et 114.

pus a trouvé une issue au dehors, il reste quelquefois une fistule, soit que l'inflammation ait déterminé une altération des os de l'orbite, soit que la glande ait été intéressée par l'instrument tranchant. — Schmidt déclare ces fistules incurables; Beer, au contraire, dit être parvenu à les tarir en cautérisant leur trajet avec une aiguille rougie au feu.

Le *pronostic*, le *diagnostic* et le *traitement* des inflammations de la glande lacrymale ne présentent rien que nous n'ayons dit à l'article *Phlegmon de l'orbite*. — On conseille d'ouvrir les abcès de bonne heure, pour les empêcher de fuser dans le fond de l'orbite.

### C. — Kystes.

Ces tumeurs paraissent être assez rares; Beer dit n'en avoir observé que trois fois[1]. Sauf leur situation particulière, qui détermine la propulsion de l'œil en dedans et en bas, leur histoire rentre tout à fait dans la description générale que nous avons donnée des kystes de l'orbite. Schmidt[2] explique leur formation par l'accumulation du produit sécrétoire de la glande qui

---

[1] *Lehre von den Augenkrankheiten*, t. II, p. 597 ; 1817.

[2] *Ueber die Krankheiten des Thränenorgans*, p. 63 et suiv.; 1803.

distend une des vacuoles du tissu cellulaire inter-lobulaire ; il admet aussi que leur accroissement est très-rapide, ce qui dépendrait de l'activité fonctionnelle de la glande lacrymale.

Cet auteur en rapporte deux cas : dans l'un il s'agit d'un jeune homme de vingt-six ans qui, après s'être exposé au froid, est pris de fièvre et de douleurs dans l'œil. Trois semaines après, ces douleurs deviennent intolérables, et à la quatrième semaine l'exophthalmie survient, ainsi que l'a-maurose. Le malade entre à l'hôpital de Vienne et y meurt deux jours après. A l'autopsie, tous les désordres sont notés avec soin. Voici ce qui est relatif à la glande : « Elle était plus petite qu'à l'ordinaire, et la tumeur fluctuante lui était unie ; les grains glandulaires les plus éloignés de la tumeur et ceux situés vers la paupière supé-rieure étaient plus gros et plus cohérents, tandis que ceux qui reposaient sur la tumeur étaient plus petits et paraissaient, tant à l'œil qu'au tou-cher, plus clair-semés que dans l'état naturel. La tumeur avait d'avant en arrière un pouce de dia-mètre et un peu moins en largeur et en épais-seur. Elle avait une enveloppe externe et une in-terne. L'externe était une membrane celluleuse épaisse, adhérente à la glande. Entre elle et la membrane interne existait une certaine quantité de fluide interstitiel. La membrane interne était très-mince, demi-transparente et contenait un fluide limpide [1]. »

De nos jours on a révoqué en doute l'interprétation donnée par Schmidt aux faits qu'il a observés. Les auteurs du *Compendium de chirurgie* font leurs réserves à cet égard. M. Desmarres va plus loin encore : il rejette absolument l'existence de ces kystes dans le tissu même de la glande. Voici ce qu'il dit, à propos de l'observation précédente : « Ces caractères suffisent-ils pour faire admettre que la tumeur ait pris naissance dans la glande lacrymale ? Evidemment non ; il s'agissait là d'un kyste de l'orbite. La seconde observation de Schmidt, dans laquelle il a cru voir une hydatide [2], n'était pas autre chose ; ainsi de celle d'A. Bérard [3] et de tous les autres cas analogues ; d'où je conclus que les kystes de la glande lacrymale n'ont pas été observés jusqu'ici. »

Quoi qu'il en soit, voici les symptômes que l'on attribue à ces kystes :

Le malade commencerait par éprouver de la sécheresse dans l'œil et une douleur sourde à la

---

[1] *Loc. cit.*, p. 90.

[2] Voir dans l'Atlas d'Ammon (IIe partie, pl. X, fig. VII) un dessin de cette tumeur emprunté à Schmidt.

[3] *Annales d'oculistique*, t. XII, p. 259.

partie interne du bord supérieur de l'orbite. « Cette douleur est intense, mais elle n'est pas lancinante ; c'est une sensation comme si quelque chose poussait le globe de l'œil hors de sa cavité, ou comme si quelque chose placé derrière ce globe s'efforçait de s'échapper au dehors, en le poussant en avant. » (Middlemore.) Si la maladie marche rapidement, la compression de l'œil et l'exorbitisme rapide donnent lieu, suivant Schmidt, à la somnolence et à des phénomènes apoplectiques. Le même auteur parle de convulsions très-douloureuses du muscle oblique supérieur accompagnant ces kystes ; mais ni Beer ni les autres observateurs ne les signalent.

D'après Schmidt, le pronostic des kystes de la glande lacrymale, qu'il confond avec les hydatides, serait excessivement grave, et rarement on parviendrait à les guérir radicalement. Une cure palliative, c'est-à-dire la cessation des accidents, pourrait seule être obtenue par la ponction ; mais la maladie se reproduirait infailliblement. Dans tous les faits que nous avons recueillis, nous n'avons rien vu qui confirmât ces assertions du professeur allemand : le traitement doit donc être le même que celui de tous les autres kystes de l'orbite.

L'opération la plus propre à remédier radicalement au mal serait l'ablation complète, comme dans le cas de Schmidt précité ; mais cette opération n'est pas toujours praticable, à cause du volume du kyste, de la profondeur et de l'extensibilité de la cavité orbitaire. Force sera donc de recourir à l'incision ou à la ponction avec injection iodée.

### D. — Cancer.

On trouve dans les auteurs du siècle dernier ou du commencement du nôtre des affirmations positives, mais malheureusement trop concises, au sujet de la dégénérescence cancéreuse de l'organe sécréteur des larmes. Ainsi, pour ce qui est du squirrhe, Boerhaave [1] dit en avoir vu un d'une grosseur prodigieuse chez une femme de Delft. Demours dit également en avoir observé plusieurs exemples.

Ces assertions sont trop vagues pour être concluantes ; il est bien douteux que le cas de Boerhaave fût véritablement un squirrhe : l'augmentation de volume de la glande dépose contre l'idée d'une dégénérescence squirrheuse. Il en est de même dans un fait cité par Travers [2], lequel dit

---

[1] Boerhaave, *Maladies des yeux*, ch. VII, p. 27 de l'édition de 1749.

[2] Travers, *Synopsis of the diseases of the eye*, p. 228.

« avoir enlevé la glande lacrymale considérablement augmentée de volume, à l'état de squirrhe
vrai, sur un homme d'âge moyen. »

Les auteurs contemporains n'ont pas admis
aussi aisément l'existence de cette affection ; selon
Boyer, les dégénérescences de la glande lacrymale
sont difficiles à reconnaître ; aussi, dans son
*Traité des maladies chirurgicales*, ne parle-t-il
pas de ces affections.

Roux [1] ne croit pas qu'on ait jamais vu cette
glande envahie par le cancer autrement que par
les progrès de celui du globe de l'œil ; cette opinion est aussi celle de Beer, de Schmidt et d'A. Bérard [2], qui regardent comme très-rare le squirrhe isolé de cet organe. M. Velpeau [3] avance qu'il
est peu d'observations prouvant sans réplique
que les squirrhes qu'on a enlevés à la glande lacrymale appartinssent plutôt à celle-ci qu'à d'autres parties de l'orbite. Mackenzie [4] se borne à
dire « qu'il n'est pas bien démontré que la glande
lacrymale puisse devenir squirrheuse. » Il cite
vaguement un cas assez peu probant d'encéphaloïde.

---

[1] Roux, *Mélanges de chirurgie*, article CANCER.
[2] A. Bérard, dans *Annales d'oculistique*, t. XII, p. 257.
[3] Velpeau, *Dictionnaire de médecine*, article LACRYMAL.
[4] Mackenzie, t. Ier, p. 127.

. Il est certain que, théoriquement parlant, on
ne voit pas trop pourquoi la glande lacrymale
serait, par une inexplicable exception, exempte
pour ainsi dire de la dégénérescence cancéreuse.
Il est permis de croire que parfois les dégénérescences de cet organe ont pu échapper au diagnostic, ou n'être reconnues qu'à une époque où l'affection, s'étant étendue à l'œil ou à l'orbite, il
devenait difficile de déterminer quel en avait été
le point de départ. Telle est l'opinion de M. Maslieurat-Lagemard, qui, dans un mémoire sur ce
sujet [1], en rapporte une observation recueillie
par lui dans le service de M. Cloquet. Aussi, vu
les incertitudes qui règnent encore sur ce point,
nous devrons nous borner à exposer purement et
simplement les données éparses dans les quelques faits que nous avons pu recueillir.

*Etiologie.* — « Parmi les causes occasionnelles
de cette affection, dit M. Maslieurat-Lagemard,
on a rangé toutes celles qui, dans d'autres tissus,
peuvent développer la même altération pathologique ; comme spéciales à l'organe, on a cité les
émanations irritantes, l'impressionnabilité trop
vive du globe oculaire et le larmoiement trop
fréquemment répété, une mauvaise conformation

[1] Maslieurat-Lagemard, *Du squirrhe de la glande lacrymale,*
dans *Archives de médecine,* 1840, t. VII, p. 90.

de la glande ou de l'œil. Mais la cause que l'on a surtout signalée, et qui paraît en effet la plus puissante, dépend des lésions extérieures portées directement sur l'œil ou l'orbite. »

Cette étiologie est peut-être un peu théorique; l'anatomie pathologique ne nous offre pas non plus de documents tout à fait concluants : de même que pour la plupart des faits de cancer intra-orbitaire, on se borne à dire : « A l'autopsie, on trouva que la glande lacrymale était squirrheuse [1]; » ou : « La glande lacrymale hypertrophiée passa à l'état de cancer; la tumeur ayant été partiellement extirpée repullula promptement [2]. »

Dans un cas cité par M. Lawrence [3], la glande extirpée avait le volume d'une grosse noix; sa texture était compacte et homogène, d'une teinte jaune clair, avec une apparence de fibres rayonnées en un point; elle offrait presque la résistance du cartilage et ressemblait beaucoup à la portion la plus solide d'une glande mammaire squirrheuse.

Dans le cas opéré par M. Cloquet, et cité dans

[1] Lundberg, cité dans *Medicinisch und pharmaceutisch Monatschrift*.

[2] Gluge, *loc. cit.* — Voir la note 1, p. 512.

[3] *Treatise on the diseases of the eye*, p. 802; London, 1841.

le mémoire de M. Maslieurat-Lagemard, les caractéres anatomiques de la tumeur sont décrits
d'une manière très-affirmative : « L'organe enlevé est examiné avec le plus grand soin. On
constate dans la partie postérieure de la tumeur
la forme, les granulations et la structure de la
glande lacrymale. La moitié antérieure est envahie par un tissu dur, bosselé, rénitent, fibreux,
blanchâtre, extrêmement résistant et criant sous
le scalpel lorsqu'on l'incise. La nature squirrheuse
n'en paraît pas un instant douteuse. »

Cependant, malgré cette affirmation si précise,
nous ne voyons là qu'un cas d'hypertrophie de
la glande, avec épanchement de lymphe plastique
consécutif aux deux extirpations successives qui
avaient été pratiquées auparavant.

On a dit aussi que la dégénérescence cancéreuse de la glande lacrymale peut coïncider avec
diverses affections voisines. Ainsi dans une observation d'A. Bérard [1] il y avait coexistence d'un
kyste intra-orbitaire. « Le siége de la maladie paraissait être la glande lacrymale et sa nature un
cancer. La tumeur était formée de tissu glandu-
laire et encéphaloïde ramolli. »

Enfin, voici une autre observation de M. Jules

---

[1] *Annales d'oculistique*, 1844, t. XII, p. 257.

Cloquet, dans laquelle l'affection de la glande lacrymale coïncidait avec une dégénérescence fongueuse de la dure-mère, à laquelle on doit rapporter la plupart des symptômes observés chez ce malade.

OBSERVATION [1]. — *Exophthalmos de l'œil droit causé par un sqûirrhe volumineux de la glande lacrymale et par un fongus de là dure-mère, lequel a pénétré dans l'orbite.* — Un homme âgé de quarante-cinq ans, constitution vigoureuse, santé générale excellente, entre en 1837 à la Maison municipale de sánté pour une tumeur volumineuse siégeant depuis plusieurs années dans la cavité orbitaire droite, mais sur l'origine et la marche de laquelle le malade ne peut donner aucun détail précis. Ce qui frappe d'abord les regards de l'observateur, c'est la saillie considérable de cette tumeur. La paupière supérieure excessivement distendue présente une coloration rouge-violacée sur laquelle le trajet de quelques vaisseaux veineux marque des traînées les unes plus profondes, plus minces et plus pâles, les autres plus superficielles, plus larges et plus bleuâtres. Au-dessous du bord inférieur de cette paupière et séparée de lui par une zone rose pâle sur laquelle ressortent les pinceaux des cils, la conjonctive palpébrale supérieure rouge, boursouflée, fait procidence ; elle sécrète une quantité considérable de mucosité puriforme. Plus bas, la conjonctive scléroticale également tuméfiée offre une surface d'un rouge beaucoup moins vif. Toutes les autres parties de l'œil sont cachées et ne peuvent être mises à découvert. L'ensemble de la tumeur forme une

[1] Sichel, *Iconographie ophthalmologique*, observation 255, p. 719. — Nous avons déjà donné, p. 17, la partie de l'autopsie relative au fongus de là dure-mère.

masse irrégulièrement arrondie, lisse dans sa partie supérieure, mamelonnée, comme lobulée et irrégulière dans sa
moitié inférieure. La saillie hors de l'orbite est énorme et
son aspect hideux ; elle présente une dureté considérable et
résiste sous le doigt absolument comme les tumeurs squirrheuses ou les tissus indurés. Il s'agit donc ici d'un squirrhe de l'orbite, mais il est difficile d'en préciser le siége :
il est évident qu'il occupe la partie supérieure de la cavité
orbitaire, mais sa grande étendue, ses contours mal circon-
scrits, le déplacement du globe en bas et en dehors ne permettent pas d'en rapporter catégoriquement l'affection à la
glande lacrymale.

L'opération étant jugée nécessaire, la tumeur fut enlevée
par M. Jules Cloquet.

Les parties enlevées se composent du globe de l'œil et de
la glande lacrymale ; celle-ci hypertrophiée, squirrheuse et
très-dure, est constituée par un tissu jaunâtre à structure
fibrillaire.

Tous les faits que nous venons de mentionner
ont été donnés comme des cas de squirrhe ou
d'encéphaloïde. On trouve dans le mémoire de
M. Pamard (d'Avignon)[1] deux observations de
dégénérescence mélanique de la glande lacrymale,
conjointement avec les tissus intra-orbitaires.

Dans les deux cas, « le volume de la glande lacrymale était considérablement augmenté; elle
avait pour enveloppe le tissu cellulaire qui entoure habituellement la glande, dont la substance

---

[1] *Annales d'oculistique*, t. XXIX, p. 26.

n'existait plus; on trouvait à sa place une matière parfaitement semblable à celle de la tumeur de l'œil, c'est-à-dire noire, dure, homogène, ayant la consistance de la stéarine fondue, à laquelle on aurait ajouté du noir d'ivoire pour la colorer. »

Ces caractères se rapporteraient, suivant l'auteur, à la mélanose de nature bénigne.

En résumé, tous les faits que nous venons de citer sont loin d'être concluants; ce n'est donc encore qu'avec réserve que l'on peut admettre l'existence du cancer de la glande lacrymale, du moins au point de vue de l'anatomie pathologique.

La *symptomatologie* se ressent tout naturellement de l'incertitude qui règne sur cette affection.

La malade de M. Maslieurat-Lagemard[1] ressentait de vives douleurs dans l'orbite toutes les fois qu'elle voulait pleurer; mais c'est la seule fois que ce phénomène se trouve mentionné dans les observations d'extirpation de cette glande.

Quant aux symptômes décrits par les auteurs, ils semblent l'avoir été bien plus *à priori* que d'après des faits bien observés. Il existe, dit-on, au début de l'affection, de l'épiphora avec gêne et

---

[1] *Archives générales de médecine*, 1840, t. VII, p. 90.

douleur à la partie supérieure externe de l'orbite.
Une tumeur dure, bosselée, indolente, se montre
ensuite au niveau de la glande lacrymale; plus
tard elle devient le siége de douleurs lancinantes.
L'œil *devenu sec*, disent les auteurs, par la suppression de la sécrétion lacrymale, perd, avec son
éclat, l'usage de ses fonctions; bientôt il est
chassé de l'orbite et alors se produisent les conséquences de l'exophthalmos.

Le ramollissement ulcéreux de la tumeur, avec
écoulement au dehors de l'ichor cancéreux, quoique signalé par quelques auteurs, ne paraît pas
avoir été observé. Middlemore affirme d'une manière positive que jamais cette affection ne se
termine par l'ulcération de la glande.

*Diagnostic.* — On comprend que dans cet état
de choses le diagnostic soit fort difficile; malheureusement les erreurs qui peuvent résulter de
cette ignorance sont d'autant plus préjudiciables
que tantôt elles provoquent des opérations dont
on pourrait s'abstenir, tantôt une expectation
trop longtemps prolongée.

Dans beaucoup de cas, la tuméfaction et l'engorgement de la glande lacrymale coïncident avec
la tuméfaction et l'engorgement d'un grand nombre de ganglions lymphatiques; dans de telles
circonstances, la tumeur a pu être prise pour une

affection squirrheuse, quand elle ne dépendait que de la constitution lymphatique du sujet et devait disparaître par un traitement propre à modifier cette constitution. On évitera cette erreur en tenant compte de l'âge du malade (le squirrhe de la glande lacrymale se développant plutôt à un âge avancé) et surtout de l'état du système lymphatique.

*Traitement.* — Il va sans dire que l'extirpation de la glande lacrymale est le seul remède à opposer à cette affection. Cette opération a été suivie d'une guérison radicale chez la malade de M. Maslieurat-Lagemard et dans quelques autres cas.

L'auteur que nous venons de citer insiste dans son mémoire sur la possibilité d'enlever cet organe sans qu'il en résulte d'inconvénients pour l'œil et la vision ; il nous semble inutile d'insister sur ce point, qui est aujourd'hui parfaitement démontré. Les recherches de M. Béraud [1], chirurgien des hôpitaux, sur la disposition des glandes lacrymales en rendent parfaitement compte. En effet, la fonction de sécréter les larmes n'a point été dévolue à un organe unique : de même que les glandes salivaires, les glandes lacrymales sont

[1] Béraud, *Note sur les glandes lacrymales,* lue à la Société de biologie le 29 mai 1858. — Voir la *Gazette médicale*, 1859, p. 827.

nombreuses et forment plusieurs groupes; un
entre autres oculo-palpébral supérieur et un oculo-palpébral inférieur. Il résulte de cette disposition que la nature a pris d'avance ses précautions pour empêcher le cours des larmes de se tarir. « Vous pourrez bien, dit M. Béraud [1], enlever la glande orbitaire; vous pourrez bien, à la rigueur, disséquer minutieusement la paupière supérieure pour énucléer la glande innominée; mais jamais vous ne pourrez détruire les autres glandes, et voilà pourquoi les larmes couleront toujours, non-seulement par les deux groupes que nous venons de mentionner, mais encore par d'autres glandes très-nombreuses qui appartiennent à la conjonctive. »

Quant au mode opératoire le plus convenable pour l'extirpation de la glande, nous donnerions, avec M. Desmarres [2], la préférence au procédé de M. Halpin.

### E. — Dégénérescence fibro-plastique.

D'après Mackenzie [3], le plus grand nombre des cas d'augmentation de volume de la glande

---

[1] *Loc. cit.*

[2] Desmarres, t. Ier, p. 273.

[3] T. Ier, p. 122.

lacrymale se rapportent à cette altération, qu'il désigne sous le nom de *chlorome*, à cause de la couleur verdâtre que présentent ordinairement les tumeurs de ce genre. Le plus souvent cette dégénérescence de la glande coïncide avec des tumeurs de même nature dans d'autres points du crâne ou de la face.

Dans un fait cité par Mackenzie[1], la dure-mère était le siége d'un assez grand nombre de ces tumeurs, chez un enfant de huit ans. « Chaque orbite est occupé par une tumeur ovale, lobulée, ayant près de deux pouces et demi de longueur et un pouce trois quarts d'épaisseur. Ces tumeurs, qu'on considère comme les glandes lacrymales très-augmentées de volume, adhèrent fortement au périoste ; elles sont polies à l'extérieur, quoique lobulées ; elles offrent une légère teinte verte semblable à celle du petit-lait et tout à fait pareille à celle des tumeurs de la dure-mère, auxquelles elles ressemblent aussi sous le rapport de la consistance qui est uniformément ferme, parfaitement homogène, et n'offrant pas la moindre trace des bandes blanches propres au squirrhe. Non-seulement elles remplissaient l'orbite, mais elles formaient de plus, au delà du frontal, une

_______________

[1] Observation 117.

saillie de trois quarts de pouce, qui refoulait en bas les globes oculaires vides et desséchés. Il existait aussi sur la portion plane de l'ethmoïde, dans l'orbite droit, une petite tumeur offrant la même teinte verdâtre et plongeant dans la narine à travers l'os carié. »

Mackenzie cite plusieurs faits analogues recueillis par MM. Allan Burns[1], Balfour[2], Halpin[3], Pemberton[4], etc.

Un fait rapporté par Todd[5] paraît avoir trait également à ce genre de tumeurs. Dans l'un, chez une femme de soixante-dix ans, « la glande extraite fut trouvée plus grosse qu'une noix ; elle présentait à la face tournée vers l'œil trois éminences séparées par des interstices profonds ; elle était presque aussi dure qu'un cartilage et plus élastique. La section de cette glande mit à découvert plusieurs petits kystes contenant un fluide glaireux ; les interstices étaient remplis par

[1] *Surgical Anatomy of the head and neck*, p. 385.— Glasgow, 1824.

[2] *Edinburgh medical and surgical Journal*, t. XLIII (1835), p. 319.

[3] *Dublin quarterly Journal of medical Science*, t. Ier (1846), p. 88.

[4] *Ibid.*, t. IV (1847), p. 246.

[5] Cette observation et la suivante se trouvent *in extenso* dans Mackenzie, observations 120 et 121.

une substance graisseuse, traversée par quelques bandes membraneuses. »

Dans un cas opéré par M. O'Beirne, « la surface de la glande extirpée était granuleuse et rougeâtre ; son volume était au moins sextuplé. En la coupant en travers, on apercevait au centre une substance dure, membraneuse, ou plutôt cartilagineuse, qui envoyait des cloisons vers la circonférence ; il ne s'en écoulait aucune sanie. »

### F. — Corps étrangers.

*Corps étrangers vivants.* — On a trouvé accidentellement dans la glande lacrymale des filaires différant des espèces connues [1].

*Corps étrangers proprement dits.* — Bonet [2] mentionne d'après Blasius [3] un fait de calcul dans cet organe.

Enfin, nous mentionnerons le fait cité par Larrey [4], d'une balle qui traversa la glande lacrymale, qu'elle détruisit, et vint se loger sur la surface orbitaire de l'os malaire.

[1] *Annales d'oculistique,* 1853, p. 58.

[2] Bonet, *Sepulcretum,* t. Ier, p. 430, observation 33.

[3] Blasius, *Obs. méd.* 16, partie VI : *Adfui examini defuncti rustici ; præter alia leviora, consideratione dignus erat calculus in glandula lacrymali occurrens ; inæqualis valde erat, totam glandulam receptioni humiditatis ad nares deferendæ ineptam reddens.*

[4] Larrey, *Clinique chirurgicale,* t. Ier, p. 396.

# LIVRE IV.

## DES TUMEURS DE L'ORBITE EN GÉNÉRAL.

---

## CHAPITRE I.

### ÉTIOLOGIE.

L'étiologie des tumeurs orbitaires est assez obscure.

D'abord, pour ce qui est des causes générales, on a admis l'influence de certaines diathèses, telles que la syphilis, le cancer, le scorbut, l'herpétisme.

Celle de la syphilis a été parfaitement constatée ; nous avons rapporté dans le cours de cet ouvrage plusieurs exemples irrécusables d'orbitocèles de cause syphilitique, entre autres les observations intéressantes de M. Ricord et de M. Cullerier.

Il y a longtemps d'ailleurs que l'exophthalmos

dû à la syphilis a été signalé. Ainsi on lit dans
Tulpius[1] : « Quod si vero procidentia hæc [oculi]
« originem traxerit ex lue venerea (uti interdum
« sit) ex re ægrorum fuerit aqua mercuriali
« aliove aliquo mercurii litu partem attingere,
« cujus deforme vitium felicissime hoc remedio
« superatum iri videbis. »

Il en est de même de l'influence du cancer,
quoique dans certains cas les tissus intra-orbitaires aient été envahis primitivement; mais, le
plus souvent, le mal débute par le globe oculaire,
surtout dans le cas de mélanose. L'effet de la
diathèse dartreuse est au moins contestable;
quant aux tumeurs scorbutiques, le professeur
Juengken (de Berlin) dit avoir observé plusieurs
fois, pendant son séjour en Russie, des orbitocèles dépendant du scorbut; mais cette maladie,
d'ailleurs fort rare en France, n'a point été rencontrée par nos ophthalmologistes comme cause
de tumeurs orbitaires[2].

Les causes qui produisent l'anasarque peuvent
causer l'œdème du tissu cellulaire orbital; ainsi
on l'a vu survenir à la suite de fièvres exanthé-
mateuses. — La cachexie exophthalmique se lie

---

[1] Tulpius, ch. xxviii, *De oculi procidentia*, p. 62 de l'édition
de 1552.

[2] *Gazette des hôpitaux*, 1853, p. 148, liv. Ier.

le plus souvent à des affections du cœur et du corps thyroïde.

Pour ce qui est des causes *efficientes*, l'influence des violences extérieures sur la production de certaines orbitocèles est assez bien démontrée; elle est incontestable pour les anévrysmes diffus; elle semble aussi très-probable pour la production des kystes et de quelques autres tumeurs, telles que l'exostose. Enfin elle est indispensable pour la pénétration de corps étrangers dans l'orbite.

Nous mentionnerons particulièrement la fréquence des coups de parapluie comme cause productrice d'orbitocèles traumatiques. On a pu lire dans le cours de cet ouvrage plusieurs observations de ce genre.

Le sexe et le tempérament ne donnent lieu à aucune considération précise; quant à l'âge, c'est généralement chez des sujets adultes ou même chez des vieillards que se développe l'anévrysme intra-orbitaire, ce qui du reste a lieu pour l'anévrysme en général; le cancer, au contraire, qui n'affecte ordinairement que les adultes, a été fréquemment observé dans l'orbite chez des individus peu âgés, et même cette anomalie, jointe à l'absence de douleurs initiales, peut donner à réfléchir sur la validité du diagnostic exprimé. Est-

ce bien à de véritables cancers que l'on a eu affaire
dans tous les cas décrits sous ce nom chez de
jeunes sujets? Il n'en est pas de même pour les
kystes séreux; la plus grande fréquence de ces
tumeurs dans la jeunesse s'explique assez bien
par la laxité du tissu cellulaire à cette époque de
la vie.

# CHAPITRE II.



L'étude de chaque espèce de tumeur en particulier nous a fait voir que l'on retrouve presque
constamment dans chacune d'elles les mêmes
symptômes, et cela est facile à comprendre; dans
une cavité aussi étroite que celle de l'orbite, c'est
l'élément tumeur qui doit principalement faire
subir son influence. Or, quels peuvent être les
effets produits par la présence anormale, dans
cette cavité, d'un corps plus ou moins volumineux?
Il est évident que ce corps comprimera les organes intra-orbitaires; il y aura compression du nerf
optique, et par conséquent trouble de la vision;
compression des branches de la cinquième paire, et
par conséquent douleur; compression des veines
et du tissu cellulaire, et par conséquent œdème.
En outre ce corps étranger, en se développant,
repoussera au dehors le globe de l'œil; il y aura
donc exophthalmos; à un degré plus avancé, il
y aura compression et même distension des parois orbitaires, ces parois pourront finir par s'user

à la longue, et la tumeur pénétrera dans les cavités voisines ; on aura alors une série de symptômes nouveaux, mais n'ayant rien de spécial, en
ce sens qu'ils peuvent être produits par les tumeurs développées dans ces cavités mêmes.

L'exophthalmos, la douleur, les troubles de la
vision et de la circulation, et la déformation de
l'orbite sont donc les principaux symptômes dont
nous ayons à nous occuper.

### 1° *Exophthalmos* [1].

Il importe de bien définir ce qu'on doit en-

[1] Nous sommes heureux de pouvoir joindre à notre travail la
note suivante de notre ami M. le docteur Giraud-Teulon sur la
statique du globe oculaire, note dont la lecture facilitera beaucoup l'intelligence des considérations sur l'exophthalmos que
nous allons présenter.

*Note sur la statique du globe oculaire.* — « Quand on considère le globe oculaire dans sa situation régulière et au milieu
de toutes les parties molles qui l'entourent ( après avoir enlevé,
comme on ouvrirait une tabatière, la lame orbitaire supérieure),
on reconnaît (en le supposant, pour un instant, dépourvu de pesanteur) qu'il est suspendu entre deux groupes de forces les
unes agissant *d'avant en arrière et de dehors en dedans* sur la
circonférence du cercle qui sépare le tiers moyen du globe de
son tiers antérieur, les autres agissant, au contraire, *d'arrière en
avant* et encore *de dehors en dedans*, sur son hémisphère postérieur.

« Les premières (les quatre muscles droits) prennent sur l'os

tendre par *exophthalmos* : on désigne sous ce nom la propulsion du globe oculaire hors de l'orbite, survenant progressivement par l'effet d'une affection ou d'une tumeur de cette cavité. On em-

même en arrière, au fond de l'orbite, un point d'appui fixe ; le second groupe (muscles obliques) prennent, au contraire, en avant et en dedans leur attache fixe, sur le rebord orbitaire interne, développant leurs attaches mobiles sur le globe de l'œil, en arrière, *en une vaste sangle fibreuse qui embrasse toute la demi-sphère postérieure de l'organe.*

« Si on dissèque avec soin ce feuillet fibreux, si bien décrit par M. J. Guérin, on voit qu'il se confond avec les expansions fibreuses du tendon réfléchi du grand oblique et la terminaison directe du petit.

« Or, il n'a pas été suffisamment remarqué jusqu'ici que l'œil n'a point, soit *d'avant en arrière*, soit *d'arrière en avant*, d'autres supports que ces éléments fibro-musculaires. Noyé dans une atmosphère de graisse qui remplit le cône fibreux dont est tapissé l'orbite et qui en forme le périoste, n'étant séparé de ce tissu adipeux que par une membrane lisse, mais sans résistance, sur laquelle il glisse, le globe oculaire n'a d'autres appuis en avant et en arrière que ces soutiens élastiques et actifs.

« Si l'on considère maintenant la direction générale des forces représentées par les muscles droits, on voit que leur résultante commune, celle qui peut être prise comme l'intégrale de ces actions qui tendent à retirer le globe de l'œil d'avant en arrière, est dirigée très-approximativement, suivant l'axe même de l'orbite.

« Par contre, la résultante inverse, l'effet d'ensemble dû aux obliques, aurait pour direction moyenne celle que nous avons indiquée, une force portant le globe entier d'arrière en avant et de dehors en dedans.

« Ces deux directions résultantes font donc un angle obtus ou-

ploie dans le même sens le mot *exorbitisme*. Cette propulsion de l'œil, au lieu d'être produite par une cause active, peut, au contraire, être passive; c'est ce qui a lieu dans la paralysie de ses muscles

vert en dedans et dont la corde peut être représentée par la ligne horizontale qui mesurerait la paroi interne de l'orbite.

« Ces deux forces, quoique ayant des actions contraires, ne sont donc pas *directement* opposées ; elles sont « à angle » et ont ainsi une résultante que représenterait une ligne dirigée, de dehors en dedans, dans l'angle que nous venons de décrire, et suivant la perpendiculaire à la paroi orbitaire interne, dont la résistance *seule* la détruit.

« Ajoutons toutefois que cette équilibration n'a pas lieu exactement dans le plan horizontal où nous venons de l'étudier. Pour simplifier cette étude, nous avons à dessein négligé, dans l'analyse, une force qui, en réalité, ne saurait être passée sous silence : l'action de la pesanteur sur le globe oculaire. Il faut donc lui restituer sa part d'action. Or, son introduction dans la question n'a d'autre effet que de faire diriger, non plus exactement de dehors en dedans, mais encore *de haut en bas*, la résultante finale des actions que doit détruire la résistance de la paroi orbitaire.

« Le point d'appui solide de tous les mouvements de l'œil, celui sur lequel glisse le globe dans tous ses mouvements autour de son centre de figure, est donc placé au point de contact de la surface sphérique du globe ou de son coussinet graisseux, avec la paroi *orbitaire inférieure interne*. En cette région, l'anatomiste doit rencontrer les tissus fibreux les plus résistants, les tissus adipeux les plus serrés, la bourse séreuse la plus ferme et la plus complète. Et, s'il nous est permis de nous élever de la considération d'un fait mécanique à des aperçus physiologico-pathologiques, c'est là, dans un espace triangulaire compris entre

moteurs : l'œil semble alors *tomber* en avant par suite du manque d'action des tissus chargés de le maintenir dans sa cavité; on désigne cet état sous le nom d'*ophthalmoptopsis* (chute de l'œil). Enfin l'exophthalmos peut n'être qu'apparent ; il y a bien proéminence de l'œil, mais cette saillie tient au globe oculaire lui-même, lequel, sans avoir changé de place, se trouve augmenté de volume. Cet accroissement a lieu par l'augmentation des humeurs intra-oculaires (*hydrophthalmos*), ou bien il est le résultat de l'inflammation (*exophthalmie*).

Quant à la propulsion brusque et instantanée de l'œil hors de sa cavité, à la suite d'une violence agissant directement sur le globe, on ne doit jamais lui appliquer aucune de ces dénominations; on doit la désigner sous le nom de *luxation de l'œil*, si l'œil tient encore à ses muscles ou au nerf

les *insertions du droit interne, du droit inférieur et celui du nerf optique*, que l'histoire des kystes orbitaires semble devoir trouver ses éléments de prédisposition les plus complets et ses cas les plus nombreux.

« Une dissection minutieuse nous a paru confirmer ces aperçus; mais, comme chacun est trop enclin à *voir* ce qu'il croit devoir rencontrer, comme une appréciation d'épaisseur dans des tissus aussi délicats peut prêter à l'illusion, nous abandonnons cette question à l'attention et au jugement des anatomistes et des chirurgiens.

« D<sup>r</sup> GIRAUD-TEULON. »

35

optique, ou d'*évulsion de l'œil*, quand ces adhérences sont à peu près détruites. Les exemples de ce genre ne sont pas rares; mais nous n'avons pas à nous en occuper. Revenons à l'exophthalmos.

Et d'abord comment distinguer s'il y a exorbitisme ou hydrophthalmos?

Il faudra pour cela examiner avec soin le globe de l'œil. Sachant que l'œil sain n'a que onze lignes et quart dans son diamètre naso-temporal, on pourra juger si ce diamètre est dépassé. Si la sclérotique est plus bleuâtre et la cornée plus saillante, si l'iris a changé de forme et de situation, si la vision est abolie, si enfin le globe oculaire, refoulé avec précaution, ne peut rentrer dans son orbite, c'est qu'il a augmenté de volume. On étudiera aussi la sensation de douleur et de tension que le malade éprouve dans l'œil; si lorsqu'il penche la tête en bas cette sensation est plus forte, on peut être à peu près certain qu'on a affaire à une hydrophthalmie et non à un exorbitisme.

Enfin, si l'on peut ramener les deux paupières en avant de l'œil et les rapprocher au moyen des doigts, de manière à ne laisser voir que la cornée, comme lorsque l'œil est naturellement ouvert, on reconnaît aussitôt que la difformité oculaire disparaît dans l'exophthalmos, tandis qu'elle persiste dans l'hydrophthalmie.

Le phlegmon oculaire entraîne aussi le gonflement et la tension du globe de l'œil, le soulèvement et la propulsion en avant des paupières; mais comme l'œil présente alors des altérations profondes, et que la maladie s'accompagne de fièvre, on ne pourrait la confondre qu'avec les cas où cet organe repoussé par une tumeur serait en même temps enflammé. Or, la marche rapide du phlegmon oculaire ne tarderait pas à dissiper toute incertitude.

Le mode de production de l'exorbitisme est facile à concevoir : l'œil et ses annexes remplissant exactement la cavité destinée à les contenir, aussitôt qu'une production morbide vient à s'ajouter, il y a nécessairement déplacement dans un sens ou dans un autre; le globe oculaire offrant moins de résistance que les parois osseuses, c'est lui qui cède le premier, et, comme il jouit d'une assez grande mobilité, son déplacement pourra se faire dans plusieurs sens.

L'exophthalmos aura donc lieu, soit directement en avant, ce qui est rare et s'observe plutôt dans l'hydropisie de la membrane de Tenon, ou bien encore dans les cas d'augmentation de volume du tissu cellulaire orbital; soit en haut ou en bas, en dedans ou en dehors, suivant le point de l'orbite où la tumeur vient proéminer, et qui est toujours dans le sens opposé au déplacement qu'elle imprime à l'organe de la vision. Ce changement dans la direction de l'axe visuel amènera nécessairement des troubles dans la vision, diplopie ou amblyopie, le plus souvent l'une et l'autre, d'autres fois de la presbytie ou de la myopie. Si l'exorbitisme continue à faire des progrès, il arrivera un moment où les paupières seront impuissantes à recouvrir le globe de l'œil ; elles pourront même être renversées en dehors (ectropion) et alors surviendra une série de symptômes tels que photophobie, épiphora, ulcérations de la cornée, résultant de l'exposition prolongée du globe oculaire à l'air extérieur.

On peut se demander si les phénomènes que nous venons d'exposer présentent pour chaque orbitocèle des caractères particuliers dans leur apparition ou dans l'ordre de leur succession. Voici ce que l'observation nous apprend à cet égard :

Les tumeurs osseuses étant celles dont le développement a lieu avec le plus de lenteur, on pourra croire à leur existence quand l'exophthalmos se produira très-lentement ; mais cette indication est bien vague ; elle appartient également au refoulement mécanique des parois de l'orbite par les tumeurs des cavités voisines.

Au contraire, la production rapide de l'exorbitisme à la suite d'un coup ou d'une chute pourra faire soupçonner la présence d'une tumeur sanguine ou anévrysmale. L'emphysème de l'orbite serait également dans ce cas; mais outre que cette affection est peu commune, elle est rarement bornée au fond de l'orbite : la présence de l'air dans les paupières et les téguments du front préviendrait toute cause d'erreur.

Dans l'hypertrophie ou l'œdème des tissus rétro-oculaires, la procidence de l'œil directement en avant se présentant généralement d'une manière constante serait un caractère infaillible pour distinguer ce genre d'orbitocèles, si aucune autre tumeur ne pouvait produire cette espèce de déplacement; mais il a été observé accidentellement dans beaucoup d'autres orbitocèles, ce qui lui ôte un peu de sa valeur.

L'exorbitisme ne peut guère servir à caractériser les kystes de l'orbite. On a bien remarqué que la plupart de ces tumeurs, en venant faire saillie vers la région supérieure ou inférieure de l'orbite, repoussaient le globe de l'œil directement en haut ou en bas; mais ce caractère ne leur appartient pas en propre; quant aux tumeurs cancéreuses, elles n'offrent absolument rien de particulier dans la manière dont elles déplacent le globe oculaire.

### 2° *Douleur*.

La cause des douleurs dans les orbitocèles est facile à saisir. Ces douleurs peuvent quelquefois s'expliquer par la nature des produits morbides; mais le plus souvent elles tiennent à des causes variées. La compression des branches de la cinquième paire peut amener des douleurs névralgiques intolérables, comme cela avait lieu chez le malade de Roux atteint d'anévrysme diffus. D'autres fois les douleurs sont liées à un état maladif de l'organe de la vision; quand l'exorbitisme devient tel que les paupières se renversent, le globe oculaire s'enflamme, les douleurs deviennent atroces et elles continuent jusqu'à ce que l'œil soit arrivé à une fonte complète, ou que le chirurgien ait débarrassé l'orbite du produit qui a causé l'exophthalmos.

L'étude de ce symptôme serait d'un grand secours si les malades pouvaient rendre un compte bien exact de leurs sensations; mais ici, comme ailleurs, la douleur est assez difficile à localiser. Quant à ses caractères, elle paraît avoir un cachet particulier dans les orbitocèles osseuses; le plus

souvent sourde et se réduisant à une sensation de
gêne, elle peut, dans certaines exostoses, devenir
insupportable; dans ce dernier cas le caractère
ostéocope serait précieux pour le diagnostic.

Les tumeurs enkystées sont presque toujours
précédées dans leur apparition par des douleurs
survenues à la suite d'un coup ou d'une chute.
Ces douleurs, qui ne sont pas du reste très-intenses, se font sentir pendant un certain temps,
puis disparaissent sous l'influence d'un traitement
quelconque; mais bientôt après, l'exophthalmos
commence, puis la tumeur apparaît; pendant
cette période, l'affection est peu ou point douloureuse : c'est ce qui explique l'énorme développement qu'ont pu prendre certains kystes, sans que
les malades aient songé à s'en débarrasser.

Dans l'hypertrophie ou l'œdème des tissus rétro-oculaires, la douleur est nulle au début; elle
peut néanmoins devenir vive et profonde, si l'affection fait des progrès rapides et que l'exorbitisme devienne considérable.

A en juger par l'analogie, les dégénérescences
cancéreuses du fond de l'orbite devraient s'accompagner de ces douleurs pongitives et lancinantes qui sont propres au cancer; eh bien, chose
remarquable, dans la plupart des cas la première
période de la maladie a été peu douloureuse, les

malades se plaignaient seulement de céphalalgie ; mais lorsque arrive la période de ramollissement du tissu cancéreux, des douleurs vives se font sentir, s'irradiant aux parties voisines ; ces douleurs augmentent encore dans la période d'ulcération.

La formation des anévrysmes intra-orbitaires n'est pas accompagnée de douleurs proprement dites ; mais les malades éprouvent des sensations particulières très-gênantes : sensation de froid et de chaud, frémissement, bourdonnement, bruit sibilant, etc.

### 3° *Troubles dans la vision.*

Nous avons vu que l'exophthalmos, par suite du déplacement qu'il fait subir à l'axe de l'œil, est une première cause de trouble de la vue : les deux axes visuels ne coïncidant plus, il survient de la diplopie. En même temps il se produit un changement dans la portée visuelle, laquelle est généralement diminuée ; ce raccourcissement de la vue, toujours accompagné d'immobilité de la pupille, n'est pas la myopie proprement dite, car les verres concaves ne l'améliorent en aucune manière ; aussi, de même que M. Desmarres, ne pouvons-nous admettre l'explication d'A. Bérard, dans laquelle il avance que la compression transversale du globe par une tumeur des parois orbitaires peut allonger le diamètre antéro-postérieur de l'organe aux dépens du diamètre transverse, et produire ainsi une myopie qui serait la conséquence de cette nouvelle forme du globe de l'œil. Nous croyons plutôt que cette diminution de la portée visuelle tient à la compression du nerf optique.

Peut-il y avoir aussi bien presbytie? Cela serait possible, d'après la théorie d'A. Bérard, et aurait lieu toutes les fois qu'une tumeur située en arrière du globe en diminue le diamètre antéro-postérieur; mais les faits n'ont pas confirmé cette manière de voir. M. Desmarres dit n'avoir jamais vu l'œil devenir presbyte dans ces circonstances. Nous rappellerons cependant que, dans l'observation de tumeur encéphaloïde due à M. Lenoir, la malade voyait mieux du côté affecté que du côté sain.

Bientôt la compression du nerf optique amènera une amaurose complète ou incomplète : si au contraire c'est sur les nerfs moteurs que la pression se fait sentir, elle amènera la gêne et l'abolition des mouvements de l'œil d'abord, et enfin la paralysie de l'iris. Ce qui prouve jusqu'à l'évidence que tous ces accidents sont uniquement produits par la pression de la tumeur, c'est que très-souvent l'œil dont les fonctions ont été longtemps plus ou moins troublées est revenu à son état physiologique, dès que la tumeur a été enlevée.

L'exophthalmos direct est celui qui peut devenir le plus considérable sans donner lieu à des troubles sérieux du côté de la vision. La raison en est dans la disposition légèrement flexueuse du nerf optique, qui lui permet de subir un certain allongement sans éprouver de tiraillements. Il n'en est pas de même dans le déplacement oblique, surtout quand la tumeur vient du sommet de l'orbite; dans ce cas, il y a forcément compression du nerf optique, au lieu d'une simple élongation. Il surviendra donc de l'amblyopie ou de l'amaurose.

### 4° *Troubles dans la circulation.*

Les troubles que la présence d'une tumeur apporte dans la circulation de la cavité orbitaire ne sont pas moins fréquents. Que la veine ophthalmique soit comprimée, et bientôt l'on verra apparaître une tuméfaction des paupières, l'injection de ces téguments et de la conjonctive. Souvent, il faut le dire, cette vascularisation tient à la nature du produit morbide; c'est ce qui a lieu dans le cancer et les tumeurs fongueuses sanguines.

Parmi les phénomènes offerts par la circulation, il en est qui, bien observés par les chirurgiens, leur ont permis de porter un diagnostic précis et d'établir une thérapeutique rationnelle. Télles sont les pulsations dont les tumeurs orbitaires peuvent être le siége ; ces pulsations perçues par les malades et par le chirurgien cessent par la compression de la carotide primitive. C'est là un fait d'une grande valeur ; il indique la présence d'une tumeur vasculaire, le plus souvent de nature anévrysmale ; nous avons vu pourtant, dans le fait de M. Lenoir, ces phénomènes être produits par une tumeur cancéreuse, et dans celui de M. Gendrin coïncider avec une phlegmasie artérielle.

### 5° *Troubles dans la sécrétion lacrymale.*

D'autres phénomènes pathologiques sont encore liés à la présence de ces tumeurs. Telle est la sécrétion abondante des larmes, ce qui s'explique par la compression de la glande qui les sécrète, ou leur suppression, dont Schmidt a voulu faire le signe pathognomonique des tumeurs de la glande lacrymale.

### 6° *Déformation de l'orbite.*

Il nous reste à examiner un dernier symptôme qui s'observe dans toutes les tumeurs intra-orbitaires ayant pris un certain développement : c'est la déformation de l'orbite. Cette déformation peut s'opérer de dedans en dehors ou de dehors en dedans ; autrement dit, cette cavité peut se rétrécir ou s'augmenter ; de là, par conséquent, deux espèces bien différentes de déformation. Si l'on pouvait, dans tous les cas, reconnaître avec certitude le rétrécissement ou la dilatation de l'orbite, ce symptôme serait bien précieux, et établirait une ligne de démarcation tranchée entre les orbitocèles développées dans les parties molles et les tumeurs des parois orbitaires ; mais il n'en est point ainsi, et, hormis les cas exceptionnels dans lesquels l'agrandissement ou l'obstruction sont portés assez loin pour déranger la symétrie des parties environnantes [1], il est toujours difficile de reconnaître sur le vivant les altérations de forme que subit la cavité orbitaire.

D'ailleurs, en supposant même qu'un rétrécissement pût être diagnostiqué, il resterait encore

---

[1] Voir la pièce n° 317 du Musée Dupuytren, présentant un agrandissement considérable de la cavité orbitaire, suite probable d'un cancer de l'œil ou des parties environnantes.

à déterminer s'il ne s'agit pas d'un refoulement des parois osseuses par quelque affection survenue dans les sinus environnants.

### Marche.

Les tumeurs intra-orbitaires, quelle qu'en soit la nature, affectent dans leur marche une lenteur remarquable, elles produisent toujours à la longue les désordres que nous avons mentionnés; mais elles n'affectent aucune régularité dans l'ordre d'apparition de ces divers accidents : ainsi l'œil peut devenir amaurotique avant d'être chassé de sa cavité; d'autres fois, la vue peut être conservée avec une procidence extrême du globe oculaire. Ces effets si différents dépendent principalement du siége des tumeurs et des connexions qu'elles présentent avec les tissus rétro-oculaires.

D'après ce que nous venons de dire de leur marche, on pressent que leur durée ne peut être limitée. Ces tumeurs peuvent exister un grand nombre d'années, avant que leur développement soit assez considérable pour produire des accidents capables de compromettre l'existence; toutefois, si ces tumeurs étaient abandonnées à elles-mêmes, leur accroissement progressif finirait tôt ou tard par refouler la voûte orbitaire, et les malades succomberaient inévitablement à des accidents amenés par la compression de l'encéphale. Telle serait forcément la terminaison de la plupart des orbitocèles, du moins de celles qui n'influent pas sur la constitution, et dont les seules manifestations sont une augmentation progressive de volume.

Dans les tumeurs de nature cancéreuse, si l'art n'intervient pas dès leur début, l'économie ne tarde pas à être infectée, et la mort ne peut plus être empêchée.

Enfin les anévrysmes intra-orbitaires, lorsqu'on n'arrête pas leurs progrès, peuvent également ment donner lieu à une terminaison funeste, en devenant le siége d'hémorrhagies rapidement mortelles.

# CHAPITRE III.



Les considérations dans lesquelles nous sommes entrés relativement à l'étude générale de chacun des symptômes, exorbitisme, douleur, trouble de la vision, etc., se rapportent surtout aux cas où la tumeur orbitaire n'a pas encore révélé sa présence au dehors : on a vu combien alors il est difficile de découvrir la véritable nature de l'orbitocèle.

Le diagnostic se simplifie[1] quand la tumeur apparente au pourtour orbitaire peut être soumise à l'exploration directe. Cependant bien des causes d'hésitation subsistent encore ; la tumeur peut être masquée par l'œdème quelquefois considérable de la conjonctive et des paupières ; il n'est pas toujours facile d'apprécier la forme, la consistance et les autres propriétés d'une masse morbide, dont on ne touche souvent qu'un point très-circonscrit, et qui souvent se dérobe sous le doigt qui l'explore.

[1] Une partie des considérations suivantes est empruntée au *Compendium de chirurgie.*

Le diagnostic comprend alors plusieurs questions ; on a successivement à rechercher : 1° à quelle espèce appartient la tumeur ; 2° quels en sont les rapports, le volume, le siége, le point d'origine ou d'implantation.

1° *Espèce.* — De toutes les orbitocèles apparentes à l'extérieur, la plus facile à reconnaître est l'anévrysme intra-orbitaire (tumeur érectile artérielle des auteurs). On se rappellera néanmoins que les battements et les bruits sthétoscopiques peuvent se rencontrer dans d'autres affections (cancer, artérite, etc.).

Parmi les tumeurs non pulsatiles, l'exostose se distingue à sa dureté et à son immobilité ; le lipôme, maladie très-rare d'ailleurs, à sa consistance mollasse et à sa parfaite indolence. Si les kystes formaient toujours une poche unique, régulièrement arrondie, indolente et franchement fluctuante, il serait facile de les distinguer de toute autre tumeur, et on ne pourrait guère les confondre qu'avec les abcès chroniques ; mais il n'en est pas ainsi : tantôt ils sont multiloculaires avec des loges contenant des produits différents, de sorte que leur surface est inégale et bosselée ; tantôt leurs parois sont épaisses et dures, et tellement distendues que la fluctuation y devient obscure, faible ou nulle ; l'œil et la conjonctive, repoussés, chassés hors de leur place, injectés, variqueux, couverts de matière muqueuse ou purulente, donnent en outre à la tumeur un aspect sale et hideux qui la fait confondre avec le cancer; heureusement pour les malades, cette erreur ne leur serait point préjudiciable, puisque l'ablation de la tumeur est indiquée dans les deux cas. D'ailleurs l'incertitude serait dissipée par la ponction exploratrice.

Nous avons vu combien cette opération est utile pour diagnostiquer certains kystes, et particulièrement dans le cas d'hydropisie de la bourse fibreuse de Tenon. Voici encore un exemple de son utilité, exemple tiré de la pratique de Blandin, notre maître et ami : un homme s'était présenté à lui avec une tumeur de l'orbite considérable, obscurément fluctuante et accompagnée d'une telle tuméfaction des paupières que le globe de l'œil était entièrement caché. L'aspect des parties et l'ensemble des désordres firent croire à l'existence d'un cancer, et l'on se préparait à vider l'orbite, lorsque le malade parla pour la première fois d'une chute faite quelque temps auparavant, et d'une blessure des paupières. Ce renseignement fit réfléchir Blandin; une ponction exploratrice fut résolue et pratiquée, ponction qui donna issue à une grande quantité de sang altéré ; l'affaissement des parties permit de constater.... quoi? l'agglutination des deux paupières, c'est-à-dire l'existence d'un symblépharon derrière lequel s'était accumulée une masse de sang épanché. A peine est-il besoin de dire qu'on renonça à toute opération sur l'œil, la séparation des paupières à l'aide de l'instrument tranchant étant désormais le seul traitement indiqué.

2° *Forme, volume, connexions.* — La nature de la tumeur étant reconnue, il faut encore rechercher tout ce qu'elle peut présenter de particulier dans sa forme et dans ses connexions ; reconnaître le lieu de son implantation et les adhérences contractées avec les parois osseuses ou les organes intra-orbitaires ; savoir si elle est superficielle ou profonde, s'assurer surtout si elle n'a pas des racines lointaines dans les cavités voisines, ou si elle n'a pas envoyé quelque prolongement du côté de ces cavités ; la connaissance de ces diverses circonstances est en effet très-utile pour faire choix d'une opération, ou même décider s'il y a lieu à faire une opération quelconque.

Peut-être serait-ce ici le lieu d'énumérer les erreurs commises par nos plus grands chirurgiens ; mais nous croyons cette douloureuse exhibition désormais inutile pour prouver combien le diagnostic des orbitocèles présente souvent des diffi-

cultés ; « on comprendra donc combien le praticien
doit apporter d'attention dans son examen, de
réserve dans son jugement, de prudence dans
l'institution du traitement, dans le choix et le
plan de l'opération, afin de ne pas encourir
plus tard la responsabilité de conséquences
qu'il n'est pas toujours le maître de prévenir,
mais dont on lui saura gré d'avoir annoncé d'a-
vance la possibilité. » (*Compendium de chirurgie.*)

# CHAPITRE IV.



TRAITEMENT.

Dans les chapitres précédents, où chaque espèce de tumeur a trouvé une description spéciale,
nous avons insisté sur le traitement qui convenait
à chacune d'elles.

Ainsi nous avons conseillé la compression
contre l'exophthalmos cachectique, la ligature ou
l'injeçtion de perchlorure dans le traitement des
anévrysmes, l'injection iodée daus le cas de kyste
séreux, etc.

Pour ne pas grossir ce volume, déjà trop long
peut-être, nous nous bornerons à quelques considérations sommaires; nous laisserons de côté
l'historique des procédés opératoires employés ou
proposés pour l'ablation des tumeurs de l'orbite,
qui, elles aussi, ont eu le privilége d'augmenter
l'arsenal de la chirurgie dans les siècles précédents; ainsi nous ne dirons rien du couteau spécial, du forceps, et de la bourse de Fabrice de
Hilden [1]; nous passerons également sous silence le

[1] Voir centurie I, observations 1 et 2.

procédé de la ligature anciennement employé, mais qui déjà n'était plus du goût des chirurgiens que nous venons de citer [1].

Nous ne parlerons donc que des procédés actuellement employés.

Tout ce que nous allons dire ne se rapporte point aux tumeurs extra-orbitaires qui viennent faire saillie dans l'orbite, puisque leur apparition dans cette région n'est qu'une complication d'affections diverses étrangères à la cavité orbitaire, et qu'elles ne réclament d'autre traitement que celui de la maladie qui les a produites.

Nous ne reviendrons pas non plus sur ce que nous avons dit des procédés opératoires applicables aux tumeurs enkystées, le type par excellence des orbitocèles (voir p. 416).

Ici nous allons nous borner aux considérations relatives au traitement chirurgical de toute orbitocèle, quelle qu'en soit la nature.

Les incisions par lesquelles on arrive à ouvrir plus ou moins largement la cavité des tumeurs liquides, et celles qui sont nécessaires pour parvenir à extraire de la cavité orbitaire des produits pathologiques solides, peuvent être divisées en

---

[1] Fabrice de Hilden, centurie **VI**, observation 1.

deux grandes classes : 1° les incisions qui intéressent la cavité oculo-palpébrale ; 2° les incisions qui portent sur la peau, la muqueuse étant respectée.

1° On comprend que si une tumeur peu volumineuse solide vient soulever la conjonctive, elle puisse être enlevée à l'aide d'une incision qui diviserait la membrane muqueuse dans le point où elle recouvre la tumeur. (L'ouverture palpébrale serait préalablement agrandie, si cela était nécessaire.) A plus forte raison peut-on, par cette voie, donner issue au liquide d'un kyste.

Dans quelques cas d'abcès à marche aiguë qui viennent faire une saillie bien marquée au grand angle de l'œil, peut-être pourrait-on avec avantage les ouvrir à travers la conjonctive.

Cependant le procédé opératoire que l'on pourrait appeler *conjonctival*, ne manque pas d'offrir quelques inconvénients. Quelle que soit la nature du produit enlevé, la cavité qui le renfermait s'enflammera, donnera lieu à un écoulement de pus plus ou moins abondant. L'œil, en contact continuel avec ce pus, pourra s'enflammer et de graves accidents en être la conséquence. De plus, quand la cicatrisation définitive s'opérera, n'est-il pas à craindre qu'une adhérence plus ou moins étendue ne se forme entre la conjonctive oculaire et la conjonctive palpébrale, et qu'il ne survienne dans les mouvements de l'œil une gêne plus ou moins notable ?

2° Les procédés opératoires les plus importants par lesquels on se donne accès dans l'orbite en incisant la peau sont au nombre de deux.

Remarquons tout d'abord que, quel que soit celui auquel il donne la préférence, le chirurgien doit avoir présentes à l'esprit certaines notions anatomiques importantes : il peut en effet intéresser : à la partie interne, le sac lacrymal ; en haut, le tendon du grand oblique ; en dehors et en haut, l'appareil sécréteur des larmes ; en bas, l'insertion du petit oblique.

Des deux procédés employés pour pénétrer dans la cavité orbitaire, l'un consiste à fendre verticalement les paupières, l'autre à pratiquer une incision courbe suivant le bord de l'orbite.

Par le premier, quand la section verticale des paupières est faite, la conjonctive oculaire est disséquée, détachée, les lambeaux formés par les paupières sont relevés pour la paupière supérieure, abaissés pour l'inférieure, et le chirurgien procède à l'ablation de la tumeur d'après la marche que nous indiquerons plus loin.

Ce procédé opératoire a ce double inconvénient d'exposer au symblépharon d'une part, et de l'autre au coloboma. Pour ces raisons, à moins de circonstances particulières qui se présentent si souvent dans la pratique de la chirurgie, je préférerais le procédé attribué à Acrel, bien qu'il expose à une certaine rétraction des paupières. Il consiste à pratiquer à la base des paupières une incision curviligne. L'ouverture qui en est le résultat donne un facile accès, et, quelle que soit leur nature, toutes les humeurs orbitaires peuvent être attaquées par cette voie. C'est là le procédé généralement préféré et suivi par les chirurgiens.

Lorsque la tumeur à enlever est mise à découvert, il faut, soit qu'on veuille l'extirper tout entière ou en partie seulement, comme cela a lieu quelquefois pour les kystes, il faut, dis-je, détruire les adhérences de la masse morbide avec le globe oculaire et les parties circonvoisines. Cette dissection, pour ne pas léser les parties, se fera autant que possible avec le manche d'un scalpel ou tout autre instrument mousse. Cela fait, on saisit la tumeur par la partie postérieure et on l'amène au dehors en la faisant basculer d'arrière en avant, ou en exerçant sur elle des tractions directes. Les prolongements de la tumeur, les adhérences intimes qu'elle peut avoir contractées avec le globe oculaire rendent souvent ce temps de l'opération long et difficile.

Nous avons indiqué ailleurs les cas dans lesquels le chirurgien pouvait être forcé de sacrifier le globe oculaire et de l'enlever avec la tumeur, nous n'y reviendrons pas ici.

Il arrive souvent que le produit morbide adhère tellement aux parois de l'orbite, qu'il est presque impossible de l'en détacher complétement. Dans ce cas, après avoir enlevé ce qu'on peut enlever, et avoir débarrassé la cavité orbitaire, si on a sacrifié l'œil, on détruira par les caustiques les restes de l'affection. Dans le cas de cancer, quelques chirurgiens ont poursuivi avec la rugine dans les parties osseuses les débris de la tumeur. Si la paroi supérieure était le siége de ces adhérences, on comprendra quelle réserve il faut apporter dans une opération qui, faite sans prudence, pourrait conduire l'opérateur dans la cavité encéphalique.

*Complications.* — Parmi les accidents auxquels peuvent donner lieu les opérations dont je viens de parler, les uns sont immédiats, les autres consécutifs. Je n'insisterai que sur ceux qui sont liés, en quelque sorte, à la région et aux conditions anatomiques des parties qu'elle contient.

Qu'une hémorrhagie survienne, le sang pourra s'accumuler dans la cavité orbitaire et chasser l'œil au dehors ; cela résulte des faits rapportés dans cette thèse. Le plus souvent, pour peu que la perte soit abondante, il coulera à l'extérieur. Lier le vaisseau ouvert, telle est l'indication pressante, comme dans tous les cas d'hémorrhagie. S'il ne pouvait y parvenir, le chirurgien aurait la ressource du perchlorure de fer ; cependant ce précieux hémostatique devra être employé avec une grande modération, dans les opérations où l'on aura conservé le globe de l'œil.

Dans les cas où l'hémorrhagie ne sera pas trop abondante, on emploiera une douce compression sur le globe oculaire et les réfrigérants ; de cette sorte, on pourra combattre et l'hémorrhagie et l'exorbitisme considérable qui peut en être la suite.

L'hémorrhagie sera plus facile à arrêter quand on n'aura pas à ménager le globe de l'œil, ou quand la cavité orbitaire aura été vidée entièrement ; dans ce cas, on aurait la ressource du tamponnement ; mais nous avons déjà dit (p. 341) combien cette méthode est douloureuse ; il ne faudra donc y recourir qu'à la dernière extrémité.

Les accidents consécutifs sont une inflammation qui peut exercer du côté du cerveau une action fatale. L'œil, au centre de ce foyer inflammatoire, se prendra peut-être et arrivera à une fonte complète.

L'infection purulente a été quelquefois la suite d'une de ces opérations ; cela résulte d'un fait observé par M. Aran[1]. Tous ces accidents divers d'inflammation ou de suppuration trop abondante seront combattus suivant les règles de l'art, et des pansements convenablement renouvelés préviendront le croupissement du pus au fond du foyer.

[1] Voir l'observation .p. 408.

FIN.

# INDICATION DES OUVRAGES

CITÉS DANS LE COURS DE CE VOLUME.

## A

AÉTIUS. Tetrabiblos.

AMMON. Atlas des maladies de l'œil humain.

ASTRUC. Traité des tumeurs.

## B

BAILLIE. Series of engravings illustrative of morbid anatomy (London, 1799).

BALLONIUS. Epidemiorum et Ephemeridum lib. II.

BAUDENS. Traité des plaies d'armes à feu (1836).

BEER. Lehre von den Augenkrankheiten.

BELL. System of Surgery (Edimburg, 1801).

BÉRAUD. Note sur les glandes lacrymales (*Société de biologie*, 1858).

BERTHERAND. Des plaies d'armes à feu de l'orbite (*Annales d'oculistique*, 1851).

BEYLIER. Des tumeurs intra-orbitaires ou orbitocèles (Thèses de Strasbourg, 1845).

BOERHAAVE. Maladies des yeux (1749).

BONET. Sepulcretum.

BORDENAVE. Maladies du sinus maxillaire (*Mémoires de l'Académie de chirurgie*).

BOREL (Pierre). Centuries.

BOYER. Pathologie chirurgicale.

BURSERIUS. Institutiones medicinæ practicæ (Lipsiæ, 1798).

BLASIUS. Observationes medicæ.

BROCA. Traité des anévrysmes.

# C

CARRON DU VILLARDS. Traité des maladies des yeux.

—          Mémoire sur l'exophthalmie (*Annales d'o-
culistique*, 1858).

CHARCOT. De la cachexie exophthalmique (*Société de biologie*, 1856).

—          De la maladie de Basedow (*Gazette hebdomadaire*, 1859).

CHASSAIGNAC. Traité de la suppuration et du drainage chirurgical.

CHELIUS. Ophthalmologie.

CORNAZ. Des abnormités congénitales des yeux et de leurs annexes
(Lausanne, 1848).

CRUVEILHIER. Anatomie pathologique.

# D

DATIN. De l'exophthalmie séreuse (Thèse, 1854).

DELAFIELD. Notes to Travers synopsis.

DELPECH. Clinique chirurgicale de Montpellier.

DEMOURS. Précis théorique et pratique des maladies des yeux (1818).

DENONVILLIERS. Compendium de chirurgie.

DESMARRES. Traité des maladies des yeux.

DEZEIMERIS. Maladies des sinus frontaux (journal *l'Expérience*,
1838-39).

# F

FABRE. Dictionnaire de médecine.

FABRICE D'AQUAPENDENTE. De vulneribus singularum partium.

FABRICE DE HILDEN. Centuries.

FERRO. Zodiacus medico-gallicus.

FISCHER. Klinischer Unterricht über in der Augenheilkunde (Prague,
1832).

FISCHER (Paul). De l'exophthalmos cachectique (*Archives de médecine*,
1859).

FLAJANI. Collezione d'osserv. e rifless. di chir. (Roma, 1800).

FRANK. Traité de médecine pratique.

FREER (Georges). Observations d'anévrysmes et de maladies du système artériel (Birmingham, 1807).

FRONMUELLER. Observations ophthalmologiques (Furth, 1850).

FURNARI. Note sur l'hydrophthalmie et l'exophthalmie en Afrique (*Journal de chirurgie*, 1843).

## G

GARENGEOT. Des opérations de chirurgie (1731).

GENDRIN. Leçons sur les maladies du cœur.

GENDRON. Màladies des yeux (1770).

GERDY. Des polypes (Thèse, 1833)..

GILIBERT. Adversaria medico-practica.

GIRAUD-TEULON. Note sur la statique du globe oculaire.

GLUGE. Atlas der pathologischen Anatomie.

GOSSELIN. Compendium de chirurgie.

GRAEFE et WALTER. Journal de chirurgie (Berlin).

GRAVES. System of clinical medicine (Dublin, 1843).

GROS. Note sur la cachexie exophthalmique (*Société de biologie*, 1857).

GUTHRIE. Lectures on the operative Surgery of the eye (London, 1823).

## H

HENRY. De l'anévrysme artérioso-veineux (Thèses, 1856).

HOFFMANN (Frédéric). Medicina rationalis systematica (1740).

HORSTIUS. Observationes.

HOWSHIP. Practical observations in surgery.

## J

JOURDAIN. Traité des maladies de la bouche.

## L

LAFARGUE. Des difficultés de diagnostic (*Société médicale de Bordeaux*).

LAMZWERDE (J.-B. de). Appendice à l'Armamentarium de Scultet.

LANGENBECK. Neue Biblioteck für die Chirurgie (Hannover, 1819).

LARREY. Clinique chirurgicale.

LAWRENCE. Treatise on the diseases of the eye (London, 1841).

LEBERT. Traité d'anatomie pathologique générale (1857).

— Traité des maladies cancéreuses.

LEGORCHÉ. Des altérations de la vision dans la maladie de Bright (Thèses, 1858).

LEDRAN. Consultations de chirurgie (1765).

LEVRET. Observations sur la cure des polypes.

LOUIS. Des maladies de l'œil (*Mémoires de l'Académie de chirurgie*).

# M

MACKENZIE. Traité des maladies de l'œil et de ses annexes, 4e édition ; traduction Warlomont-Testelin.

MAITREJEAN. Traité des maladies de l'œil (1740).

MARCHETTI (Pierre DE). OEuvres. Traduction Warmont (Thèses de 1858).

MASLIEURAT-LAGEMARD. Du squirrhe de la glande lacrymale (*Archives de médecine*, 1840).

MIDDLEMORE. Treatise on the diseases of the eye (London, 1835).

# N

NÉLATON. Pathologie chirurgicale.

# O

O'FERRAL. Des tumeurs de l'orbite (*Dublin hospital Gazette*, 1846).

# P

PAMARD. De la mélanose oculaire (*Annales d'oculistique*, t. XXIX).

PANIZZA. Annotazioni anatomico chirurgiche sul fungo midollare dell' occhio (Pavie, 1821).

PAUL D'EGINE. OEuvres.

PELLIER DE QUENGSY. Recueil de mémoires sur l'œil (1788).

PERCY. Manuel du chirurgien (1792).

PETIT (J.-L.). OEuvres.

PIORRY. Clinique médicale.

# R

RIBERI. Des abcès de l'orbite (*Journal de Rognetta*).

RICHERAND. Nosographie chirurgicale.

RICHET. Anatomie chirurgicale.

RICHTER. De morbis sinuum frontalium.

—          Observationes chirurgicæ (Gottingue, 1776).

ROGNETTA. Traité des maladies des yeux.

ROGNETTA. Annotations au traité des maladies des yeux de Scarpa.
ROUX. Mélanges de chirurgie.
RUNGE. Discours sur les maladies des sinus frontaux et maxillaires.


## S

SABATIER. Médecine opératoire.
SAINT-YVES. Traité des maladies des yeux (1722).
SCHMIDT. Ueber die Krankheiten des Thränenorgans (1803).
SCHOTT. Controverse über die Nerven des Nabelstrangs (1836).
SCULTET. Armamentarium (édition de 1656).
SICHEL. Iconographie ophthalmologique.
—  Note sur une espèce particulière d'exophthalmos (*Bulletin de Thérapeutique*, 1846).
SPRENGEL. Histoire de la médecine.
STOEBER. Manuel d'ophthalmologie pratique.


## T

TAVIGNOT. Traité des maladies des yeux.
—  Réflexions pratiques sur les tumeurs développées dans l'orbite (*Journal des Connaissances médico-chirurgicales*, t. XXXI).
TESTA. Delle malattie del cuore, etc. (Bologne, 1811).
TESTELIN. Annotations et traduction de la 4e édition de Mackenzie.
TRAVERS. Synopsis of the diseases of the eye (1820).
TULPIUS. Observationes medicæ.
TYRREL. Recherches cliniques sur les maladies des yeux (Londres, 1840).


## V

VELPEAU. Article *Orbite* du Dictionnaire en trente volumes.
—  Anatomie chirurgicale.
VERDUIN. Deuxième appendice à l'Armamentarium de Scultet.
VESIGNÉ. Essai sur la fistule lacrymale (Thèse, 1824).
VON GRAEFE. Archiv. für Ophthalmologie (Berlin).

# W

WALTER. Musée anatomique.

WALTON. Operative ophthalmic Surgery (London, 1855).

WARDROP. Observations on Fungus hæmatode (Edimburg, 1809).

— Essays on the morbid anatomy of the human eye.

WARE. Observations on the treatment of the epiphora (London, 1818).

WARLOMONT. Annotations et traduction de la 4e édition de Mackenzie.

WARMONT. Traduction de Pierre Marchetti (Thèses de 1858).

WELDON. Cases and observations on Surgery.

WELLER. Maladies des yeux.

WENZEL. Dictionnaire ophthalmologique.

WHITE. Cases in Surgery (London, 1770).

WHITE COOPER. Leçons sur les plaies de l'orbite (*Annales d'oculistique*, t. XXXIII).

WUTH. Beiträge für Medizin (Berlin, 1844).

---

*Mémoires de l'Académie de chirurgie.*

*Bulletins et mémoires de la Société de chirurgie.*

*Bulletins de la Société anatomique.*

*Les divers Dictionnaires de médecine.*

*Catalogue du Musée Dupuytren.*

*Annales d'oculistique.*

*Archives d'ophthalmologie (françaises et allemandes).*

*Annales de la chirurgie française et étrangère.*

*Journal de Corvisart, Leroux et Boyer.*

*Nouveau journal de médecine.*

*L'Expérience.*

*Schmidts Jahrbücher.*

*Medico-chirurgical transactions.*

*Ophthalmic hospital reports.*

Et les divers journaux de médecine contemporains, tant en France qu'à l'étranger, où se trouvent une foule de documents dont nous n'avons pu mentionner les auteurs dans la table précédente.

# TABLE DES MATIÈRES.

----



## LIVRE I.

### TUMEURS AYANT LEUR ORIGINE HORS DE LA CAVITÉ ORBITAIRE.

## LIVRE IV.

### TUMEURS DE L'ORBITE EN GÉNÉRAL.

FIN DE LA TABLE DES MATIÈRES.

www.ingramcontent.com/pod-product-compliance
Lightning Source LLC
LaVergne TN
LVHW050448060726
842526LV00001B/85